W0035795

Allegría

Die Autorin

Sabrina Fox beschäftigt sich seit fast fünfundzwanzig Jahren mit ganzheitlichen Themen. Von 1988 bis 2005 lebte sie in Los Angeles und begann dort ein intensives spirituelles Training. Sie absolvierte Ausbildungen als Hypnosetherapeutin, Mediatorin und Konflikt-Coach und studierte Bildhauerei und Gesang. Davor arbeitete sie als Moderatorin für das deutsche Fernsehen. Sie ist Mutter einer erwachsenen Tochter und lebt jetzt wieder in ihrer Geburtsstadt München. Ihre Bücher haben eine Gesamtauflage von über einer Mio. Exemplaren.

Von Sabrina Fox sind in unserem Hause erschienen:

BodyBlessing –
Der liebevolle Weg zum eigenen Körper

Kein fliegender Wechsel –
Jede Frau wird älter, fragt sich nur wie

SABRINA FOX

Auf freiem Fuß

Ein Jahr ohne Schuhe?

Ein Experiment

Ullstein

Besuchen Sie uns im Internet:
www.ullstein-taschenbuch.de
www.facebook.com/allegriaverlag

Allegria im Ullstein Taschenbuch

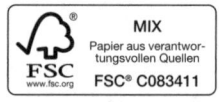

Ullstein Taschenbuch ist ein Verlag
der Ullstein Buchverlage GmbH, Berlin.
Originalausgabe im Ullstein Taschenbuch
1. Auflage Oktober 2015
© 2015 by Ullstein Buchverlage GmbH, Berlin
Lektorat: Ralf Lay
Umschlaggestaltung: Sukey Brandenburger, München,
unter Verwendung privater Fotos der Autorin
Innenillustrationen: © Sabrina Fox
Gesetzt aus der Minion
Satz: Keller & Keller GbR
Druck und Bindearbeiten: CPI books GmbH, Leck
Printed in Germany
ISBN 978-3-548-74533-6

Inhalt

Gewidmet in Dankbarkeit
der Münchner Straßenreinigung

Irgendwann in der Zukunft

»Mama, schau mal, was ich da gefunden habe!«
»Das sind Fotos. Damit haben sich in früheren Zeiten
die Menschen erinnert.«
»Was haben die denn da alle an den Füßen?«
»Das sind Schuhe.«
»Schuhe?«
»Damit hat man früher die Füße abgedeckt.«
»Ja, aber …«
»Ich weiß, aber damals dachte man, dass man sie braucht,
und sie waren eben mal modern.«

»Wo sind denn Ihre Schuhe?«

Der Mann, der mit mir an der roten Ampel wartet, schaut mich überrascht an, als er mir diese Frage stellt.

»Sie sind zu Hause in meinem Schrank.«

Ich lächle ihn an und merke im selben Moment, dass das so eigentlich nicht ganz stimmt. Meine Schuhe sind in *drei* Schränken untergebracht.

Ich habe hundertzwei Paar. Ich hatte zwar immer gewusst, dass ich viele Schuhe besitze, aber dass es so viele sind, hätte ich nicht gedacht. Niemand braucht hundertzwei Paar Schuhe (wie viele man wirklich braucht, würde ich bald herausfinden).

Allein Flipflops habe ich elf Paar! Ich besitze erstaunlicherweise zehn Paar schwarze Stiefel: schwarze Cowboyboots, flache Stiefel mit Lammfell und flache Stiefel ohne Fell. Overknees mit hohem Absatz und Overknees mit flachem Absatz. Ich habe einmal hohe Stiefel bis unters Knie mit breitem Absatz und einmal mit elegantem Absatz. Ebenfalls in unterschiedlicher Absatzhöhe besitze ich zwei Paar Ankleboots (auf Deutsch die gute Stiefelette, die knöchelhoch ist), vorn abgerundet, und zusätzlich noch zwanzig Jahre alte Ankleboots, die vorn spitz zulaufen. Die werden bestimmt wieder modern. Wann ich die zum letzten Mal getragen habe? Ich kann mich nicht erinnern. Zwölf, dreizehn Jahre ist das bestimmt her. Und dann besitze ich noch ein Paar schwarze australische Uggs. Die habe ich als Stiefel gar nicht mitgezählt, weil die eher so was wie ein Fell-Hausschuh für draußen sind. Ich mag meine Uggs. Sie sind so elegant wie ein Traktor, aber so nützlich wie eine Küche. Davon habe ich ein weiteres Paar in Hellbraun und noch eines in Dunkelblau. Da kann man einfach bequem rein- und rausschlüpfen.

Ich habe Schuhe, die ich seit zwanzig Jahren nicht mehr getragen habe. Jedes Mal, wenn ich in meinen Schränken aufräume und Sachen hergebe – Sie werden es nicht glauben, aber das mache ich tatsächlich –, habe ich dieses bestimmte Paar Wanderstiefel in der Hand, von denen ich immer wieder glaube, dass ich sie doch noch mal anziehe. Vielleicht brauche ich die mal, wenn ich über die Alpen wandere? Oder diese zwei Paar handbestickter Pantoletten von Emma Hope. Das sind Kunstwerke! Die hatte ich letztes Mal, lassen Sie mich nachdenken, 1991 an. Die haben ein Vermögen gekostet! Und sie sehen toll aus – in meinem Schrank.

In meinen drei Schränken.

Es gibt Schuhe, die ich vielleicht einmal im Jahr anziehe. Davon habe ich jede Menge: meine witzigen lila High Heels zum Beispiel. Weiße Pumps, die man wirklich so gut wie nie braucht. Und dann gibt es Schuhe, die habe ich noch nie getragen: beige Ankleboots mit schwarzer Spitze. (Was mich da geritten hat? Ich weiß es nicht.) Wie viele ich wirklich oft regelmäßig trage? Vielleicht fünfzehn, vielleicht achtzehn Paar.

In meinem rechten Schuhschrank befindet sich auch eine Schale mit Blasenpflaster für meine sehr empfindlichen Füße. Jedes Frühjahr, wenn sie aus den dicken Winterschuhen und den Socken in die Sommerschuhe mit den entzückenden Riemchen wechseln wollen, brauche ich Blasenpflaster. Jede Menge Blasenpflaster.

Ich habe *immer* Blasenpflaster in meinem Portemonnaie. Vor Jahren habe ich auch diese Gel-Pflaster entdeckt, die den Druck wegnehmen. Einfach hinten in den Schuh reindrücken, und schon wird er erträglich.

Ja, erträglich. So war das noch bis vor Kurzem.

»Was ist denn da passiert?«, werden Sie sich jetzt möglicherweise fragen.

Seit knapp fünfundzwanzig Jahren beschäftige ich mich mit dem Zusammenhang von Seele, Körper und Geist. Gerade in den letzten Jahren legte sich der Fokus meiner Arbeit stärker darauf, unser Instrument – unseren Körper – zu verstehen: wie er mit uns kommuniziert, wie wir ihn unterstützen können, welche Warnzeichen er uns gibt, was wir über ihn wissen können, damit wir in unserer Gesamtheit ein glückliches und erfülltes Leben führen können. Wir – als unendliche Seele – können nur hier leben, wenn wir einen Körper haben. Und die Qualität unseres Lebens wird entscheidend davon beeinflusst, wie wohl wir uns in unserem Körper fühlen und mit welcher Sorgfalt wir ihn beachten. Der Körper lügt nicht. Wenn wir aufmerksam sind, erkennen wir seine Zeichen.

Ich schreibe in meinen eigenen Büchern seit Jahren auch immer über das Barfußgehen: darüber, die Füße zu erden, länger barfuß zu gehen und sich der eigenen Wurzeln wieder bewusst zu werden. Auf meiner Fan-Facebook-Seite gibt es einmal die Woche eine Übung, und immer mal wieder heißt es: »Schuhe aus und Mutter Erde spüren.« Mittlerweile ist das schon so etwas wie ein Running Gag geworden. Einer der Kommentare dazu kam eines Tages von einer Frau, die das Buch *Füße gut. Alles gut* von Carsten Stark gelesen hatte und es mir empfahl: »Da ist jemand, der auch über das Barfußgehen spricht. So wie Du.«

Ich flog von München nach Hamburg, um ein paar Termine wahrzunehmen, und ich las in dem Buch. Darin werden diverse Übungen vorgeschlagen, die ich in Reihe 14C allerdings nicht machen konnte, und so freute ich mich darauf, sie bei meinen Freunden Eva und Wolfram auszuprobieren.

Während unseres gemeinsamen Abendessens erzählte ich ihnen von meinem neuen Lesestoff und den Übungen. Bei der ersten sollten wir barfuß stehen, dann den großen und den kleinen Zeh entspannt am Boden liegen lassen und die drei mittleren Zehen nach oben und unten bewegen – so als ob sie winkten.

Drei Augenpaare starren jetzt auf meine nackten Zehen, die sich entweder alle oder gar nicht bewegen. Bei Eva und Wolfram klappt es auch nicht wie im Buch beschrieben. So weit ist es also schon mit uns gekommen: Wir haben Muskeln, die wir nicht mehr eigenständig bewegen können. Ich weiß, früher konnten wir auch mit den Ohren wackeln, was mittlerweile eine seltene Begabung ist, die nicht so oft gebraucht wird – aber die Zehen benutzen wir doch sehr viel häufiger in unserem Bewegungsapparat.

Die zweite Übung soll den Unterschied zwischen Fersen- und Ballengang aufzeigen. Wir stehen dazu auf, stecken uns Finger in die Ohren und gehen ein paar Schritte, wie wir normalerweise gehen würden: auftretend mit der Ferse. Gleichzeitig schauen wir uns erschrocken an: Meine Herren, ist das laut! *Wum! Wum! Wum!* Ich verspüre das dringende Bedürfnis, mich bei meinem Körper zu entschuldigen. Ich hatte ja keine Ahnung, was er mit jedem Schritt auf die Ferse aushalten muss.

Dann geht es weiter mit dem zweiten Teil der Übung: wieder die Finger in die Ohren und jetzt mit dem Vorderfuß – also dem Ballen – zuerst auftreten. Davon abgesehen, dass wir so aussehen, als wanderten wir vorsichtig über glühende Kohlen, ist es beglückend still im Körper.

Im Buch steht viel über den Ballengang, also unsere Möglichkeit, zuerst mit dem Vorderfuß aufzutreten, statt mit der Ferse hart aufzukommen und nach vorn abzurollen, wie wir das alle brav gelernt haben. Beim Barfußlaufen kommen wir automatisch zuerst mit dem Ballen auf. Die Ferse berührt nur am Schluss leicht den Boden. Wenn wir Schuhe tragen, ist es fast immer umgekehrt.

Ich gehe nachdenklich ins Bett. Was tue ich da mit jedem normalen Fersenschritt meinem Körper an? Ich fühle mich, wie sich ein Kinderschläger fühlen muss, dem mit einem Mal klar wird, dass Prügel keine Erziehungsmaßnahme ist. Auch ich schlage meinen Körper mit jedem Schritt. Das kann nicht richtig sein. Das klingt nicht gut!

Ich bin ein Klangmensch. Ich singe jeden Tag, und Töne sind für mich wichtig. Dieser Krach, das sind die »Töne«, denen mein Körper ständig ausgesetzt ist.

Am nächsten Morgen machen wir mit den zwei kleinen Hunden einen Spaziergang im Wald. Ich will gleich umsetzen, was ich gelesen habe, und ziehe meine Schuhe und Socken aus. Dieser Waldweg ist ideal fürs Barfußgehen: einfach nur eingestampfte Erde. Glatt. Gelegentlich kleine Steinchen, denen man ausweichen kann. Eva zieht ihre Schuhe auch für eine Weile aus, genießt das Erspüren des Waldbodens und übt – wie ich –, vorn aufzutreten. Wolfram ist vorausgejoggt und probiert es am Ende seines Laufs auch mit dem Ballengang. »Interessant«, meint er.

Beide sind nur halb so begeistert wie ich. Ich aber bebe innerlich. Mich hat's erwischt. Das kenne ich schon: Mit diesem ersten Impuls wird bei mir ein Forscherdrang ausgelöst, der so stark ist, dass ich ihm weder ausweichen kann noch ausweichen will. Ich werde auf dieser Spur bleiben, bis ich das gelernt habe, was für mich wichtig ist, auch wenn ich die Einzige auf weiter Flur bin. Was ich dann auch sein soll, wie ich schon bald merke.

Aber zuerst geht es zurück ins Auto. Einen Blick auf meine Füße, und mir wird klar, dass ich den halben Waldboden mit ins saubere Auto schleppen würde. Die beiden Hunde müssen hinten in den Kombi. Ich in Zukunft auch? Gott sei Dank habe ich immer Taschentücher dabei und reinige damit meine Fußsohlen. Mit Schuhen wäre ich einfach eingestiegen, obwohl ich da genauso viel Dreck ins Auto gebracht hätte. Nicht die einzige absurde Selbstverständlichkeit, die mir noch auffallen sollte.

Auf dem Rückweg zum Flughafen lese ich im Taxi. Ich lese, während ich beim Einchecken am Gate warte, ich lese im Flieger; und kurz bevor wir in München landen, bin ich dann fertig.

Mit dem Buch und mit den Schuhen.

Was wäre, so frage ich mich, wenn ich wirklich sehr viel öfter auf Schuhe verzichtete? Ich wohne zwar nicht mehr in einem Haus mit Garten, wo das Barfußgehen auf dem Rasen kein Problem wäre, sondern seit zehn Jahren mitten in der Stadt, und der weitläufige Englische Garten von München ist zwanzig Minuten zu Fuß von meiner Wohnung entfernt. Aber ich habe auch immer gedacht, dass auf Steinen zu gehen ungesund sei, doch jetzt lese ich, dass dies gar nicht stimmt. Es kommt darauf an, *wie ich auftrete:* laut oder leise, mit der Ferse oder mit dem Ballen.

Ich spüre, dies ist ein neues Abenteuer. Eins, das nicht von mir erwartet, dass ich in fremde Länder reise, neue Sprachen lerne oder ein enormes Risiko eingehe. Sondern das im Grunde nur eines von mir verlangt: die Schuhe auszuziehen.

Ich entschließe mich, das auf der Stelle auszuprobieren. Wir sind schon im Landeanflug, als ich mir die Turnschuhe samt Socken ausziehe. Der Sitzplatz neben mir ist frei, niemand bemerkt etwas.

Sofort meldet sich eine meiner inneren Stimmen: »Also jetzt spinnst du ja komplett! Du wirst wahrscheinlich am Flughafen sofort wegen ungebührlichen Verhaltens verhaftet werden. Zieh dir sofort wieder deine Schuhe an! Das macht man nicht! Außerdem ist es kalt. In München hat's geregnet.«

Seit vielen Jahren beobachte ich mit großer Aufmerksamkeit diese inneren Stimmen, sprich Gedanken, in meinem Kopf, um sie zu entschlüsseln und sie dann gegebenenfalls zu beruhigen oder zu verstärken. Sie lassen sich mit Archetypen vergleichen. Archetypen sind Vertreter einer Idee. Diese inneren Stimmen, die wir mehr oder weniger alle hören, sind zu unserem Wachstum da. Je bewusster wir uns entscheiden, welcher wir zuhören und folgen wollen, desto wacher werden wir. Das sind keine »Wesen«, die mit uns sprechen und dabei eine unterscheidbare individuelle Sprache und Tonlage haben, sondern das sind Gedanken, die aus der Vergangenheit kommen.

Die Stimme, die sich jetzt gerade meldet, basiert auf einer Vorstellung davon, wie ich mich gefälligst zu verhalten habe. Diese Vorstellung kommt aus meinem genetischen Material, meiner Erziehung, meinen Erlebnissen und meinen Lernprozessen. Zusammen formt das meine Persönlichkeit beziehungsweise mein Ego.

Im Laufe des Lebens können wir unser Ego entweder wachsen lassen oder zurückfahren. Es wächst zum Beispiel durch Arroganz, Hass, Angst, Geltungstrieb oder Gier. Es wird zurückgefahren durch Freude, Wohlwollen, Respekt, Liebe und Demut. Aber um diese Stimmen – und ihren Ursprung – leichter einzuordnen, habe ich ihnen Namen gegeben.

Die gerade erwähnte heißt bei mir »Frau Obrigkeitshörig«. Meistens schmunzle ich, wenn ich sie wahrnehme. Früher hat sie mein Leben entscheidend beeinflusst. Ohne ihre »Erlaubnis« habe ich wenig unternommen. Heute ist sie ein Relikt meiner

Vergangenheit wie eine Narbe auf der Haut, die zwar noch da ist, aber keinen Einfluss mehr auf mein Leben hat. Trotzdem nervt sie ab und zu.

Wie auch »Frau Pflichtbewusst«, die mir immer wieder einzureden versucht – manchmal auch erfolgreich –, dass Freude und Leichtigkeit frivol sind und nicht zu einer ernsthaften Person gehören. Sie ist es, der nie etwas gut genug ist und die mir gern sagt, was ich alles noch zu lernen, zu tun und zu machen habe.

Dann gibt es noch die Stimme der »Herbergsmutter«. So hat mich mal ein Freund vor dreißig Jahren genannt und meinte damit, dass ich mich – wie die Leiterin einer Herberge – um alles und jedes kümmere. Damals fand ich das nett, denn mir war nicht klar, dass ich harmoniesüchtig war. Frau Herbergsmutter will es ruhig im Haus haben: keine Probleme, keinen Streit, niemanden, der unglücklich ist. »Herberge« ist ein veraltetes Wort, und doch passt es – weil ich es auch als eine veraltete Angewohnheit von mir betrachte.

Alle drei Stimmen will ich nicht ganz loswerden. Ich mag Frau Pflichtbewusst und ihre guten Seiten. Das harmonische Umfeld, das die Herbergsmutter mag, ist auch mir wichtig, und selbst Frau Obrigkeitshörig ist gelegentlich nützlich. Aber sie müssen sich meinem Wachstum als Mensch unterordnen. Und diese Unterordnung fällt allen dreien sehr schwer.

Die innere Stimme, die ich »Frau Schönermachen« nenne, meldet sich auch gern. Sie liebt Harmonie und Balance. Sie mag es sauber und aufgeräumt: aufgeräumte Gedanken wie aufgeräumte Schuhschränke. Sie liebt es, Dinge zu verbessern und zu verschönern. Sei es der Abfall, der auf der Straße liegt, die Weltlage im Allgemeinen, eine energetisch schwere Wohnung, die Frisur einer Freundin. Sie liebt intelligente Entscheidungen und die Möglichkeit, dazuzulernen. Natürlich hat sie auch ihre Schattenseite. Ihre Herausforderung ist es, nicht immer alles

»besser« machen zu müssen, nicht alles »perfekt« zu erledigen, sondern neben dem Genießen auch zu akzeptieren, was ist.

Eine weitere Stimme ist die von »Frau Freude«, die sich ihren Platz immer mal wieder erkämpfen muss. Ich verspreche ihr regelmäßig, mehr auf sie zu hören. Frau Pflichtbewusst kann sie überhaupt nicht leiden, und die Herbergsmutter empfindet sie als egoistisch – aber das ist bei den unterschiedlichen Aufgabengebieten auch kein Wunder.

Als ich die Schuhe auszog, meldete sich zuerst Frau Freude, aber sie wurde sofort von Frau Obrigkeitshörig unterbrochen. Meistens ignoriere ich ihre Ausbrüche, manchmal spreche ich mit ihr – wie jetzt – in der Hoffnung, dass sie sich weniger meldet: »Frau Obrigkeitshörig. Du reagierst nach antiquierten Vorstellungen aus meiner Kindheit. Wir können unsere Schuhe ausziehen, wenn wir das möchten. Da wird uns niemand davon abhalten. Wir sind erwachsen.«

»Erwachsen? Das sieht nicht nach erwachsen aus. Du gehst hier barfuß! Das ist kindisch! Kindisch und dumm! Wir werden auffallen!«

Tja, das ist allerdings blöd. Ich falle nicht gern auf. Im Berufsleben ist das etwas anderes. Wenn ich einen Vortrag halte, ist es ganz praktisch, wenn man mich bemerkt. Aber sonst, abseits einer Bühne, freue ich mich über Unauffälligkeit.

»*Freutest* du dich über Unauffälligkeit«, schimpfte Frau Obrigkeitshörig in mir. »Das ist mit deinen nackten Füßen vorbei. Überleg dir das gut.«

Das Flugzeug landet mit einem sanften Aufprall, und ich blicke auf meine Füße, die jetzt auch gelandet sind. Sie sehen eigentlich ganz entspannt aus, wie sie da auf dem Flugzeugteppich mit ihren manikürten beige lackierten Nägeln herumstehen.

Ich mag meine Füße. Das hilft wahrscheinlich beim Barfuß-gehen. Manche Füße sind wie ungewöhnliche Skulpturen. Da ich unter anderem auch Bildhauerin bin und mit Ton arbeite, hatte ich bei meinem Studium viel mit dem aufmerksamen Be-trachten von Körperteilen zu tun. Füße übten schon immer eine Faszination auf mich aus. Sie können mich beglücken, aber auch anekeln. Sie können Persönlichkeit ausstrahlen oder auch Witz. Die Zehen meiner Schwester Susanne sind wie Schauspieler in einem Stück: die Heldin (große Zehe), mächtig, selbstsicher und stolz. Daneben die Anti-Heldin: sehr viel schmäler und nicht gerade glücklich darüber, die Nummer zwei zu sein. Das könnte jetzt ein Zwei-Personen-Stück werden, wenn sich nicht die drei viel kleineren Zehen auf die Bühne drängelten.

Die mittlere Zehe ist sehr unglücklich über den Größenunter-schied von fast einem Zentimeter zu den anderen beiden. Da hilft es nichts, dass sie die Schönste ist: Sie hat den schönsten Nagel, die tadelloseste Figur, die eleganteste Ausrichtung. Aber das tröstet sie nicht, weil sie sich in der Mitte nicht wirklich beachtet fühlt. Der zweitkleinste Zeh sucht ihre Nähe, aber die Mittelzehe ist daran nicht interessiert. Sie will mit dem Klein-zeug nichts zu tun haben. Tja, und wir können uns vorstellen, was das mit dem zweitkleinsten Zeh macht: konstante Zurück-weisung! Auch vom kleinsten Zeh, der nach unten schaut. In Amerika würde der kleinste Zeh Pinky heißen, der einzige Zeh, der einen eigenen Namen hat, aber hier wird er nur herumge-stoßen: Stühle, Türen, Tische, Steine. Jeder scheint es auf ihn abgesehen zu haben. Kein Wunder, dass er den Kopf einzieht.

Die Zehen meiner Schwester sind großes Kino. Meine dage-gen sind langweilig. Sie stehen etwas uninspiriert in Reih und Glied. Von meinen Zehen schert niemand besonders aus der Reihe. Meine Füße zeigen auch keine besondere Persönlichkeit. Bis auf die Ausbuchtung des äußeren Mittelfußknochens an der Hälfte meines Fußes, der den schönen und nicht wirklich merkfähigen Namen »Tuberositas« hat. Sie finden Ihren, wenn Sie auf Ihrem Fuß an der Außenkante entlangstreichen. Ziemlich genau in der Hälfte spüren Sie eine kleine, harte Ausbuchtung. Das ist das besagte Ende des äußeren Mittelfußknochens, der als reines Knochengerüst immer so aussieht, als wäre da etwas abgebrochen. Bei eleganten Füßen ist das kaum sichtbar, und der Fuß geht in der Mitte zusammen wie bei einer schmalen Taille. Meine hingegen sind in der Mitte fast genauso breit wie am Ballen. Trotzdem habe ich relativ schmale Füße.

Ich habe Schuhgröße 39½. Als meine Mutter mich zum ersten Mal aus der Windel schälte, fiel ihr auf, dass meine Füße größer waren als die der anderen Babys in der Säuglingsstation. Genau genommen waren meine doppelt so groß. Erschrocken zeigte sie der Krankenschwester ihr Neugeborenes. Wenn der Fuß so weitergewachsen wäre, hätten wir uns auf Schuhgröße siebzig einstellen müssen.

»Keine Sorge. Das verwächst sich. Ihre Tochter lebt eben auf großem Fuß«, beruhigte die Schwester.

Ich mag Füße und bin empfindlich, was Füße angeht. Ungepflegte Füße sind mir ein Gräuel. Bei zu langen Zehennägeln muss ich wegschauen, und vielleicht sind deswegen meine auch immer besonders kurz gehalten. Ich weiß, es gibt Leute, die den Anblick von Füßen allgemein nicht ertragen können. Obwohl es mit der Einführung der Flipflops kaum einen großen Unterschied zu meinen nackten Füßen gibt.

Es ist Juli. Die Leute haben sich schon an nackte Füße gewöhnt. Hoffe ich.

Das Flugzeug leert sich, und ich hole mir meinen Rollkoffer oben aus dem Gepäckfach. Werde ich auffallen, oder merken es die Leute gar nicht?

»Völlig egal. Geh einfach und genieß es.«

An dieser Stimme und an diesen Gedanken erfreue ich mich am meisten: Das ist die Stimme meiner Seele, die mir eine weise Instanz ist und deren Klarheit mich immer wieder entspannt. Ich atme tief durch und hole mich wieder von der Außen- in die Innenwahrnehmung. Ich beachte aufmerksam die Fahrt des Rollkoffers vor mir, bedanke mich beim Rausgehen bei den Flugbegleitern und mache meinen ersten Schritt in ein neues Land.

Ein Barfuß-Land.

Willkommen im Barfuß-Land

– Juli –

Ich ging seit vielen Jahren barfuß, aber immer an den üblichen Plätzen. Zu Hause. Auf einer Wiese. Am Strand. In meiner Yogastunde. Noch nie hingegen waren meine Füße auf den Gehwegen einer Stadt, in einem Restaurant, in einem Museum oder in einem Geschäft unbeschuht. Ich machte etwas, was »man« nicht macht. Und so fühlte es sich auch ein wenig an, als würde ich etwas falsch machen. Ich trat vom Flugzeug auf den dunklen Bodenbelag des Landefingers und war überrascht, wie viel kühler der doch war. Ich spürte Temperaturschwankungen, die mir bisher völlig entgangen waren.

Dann betrat ich den Flughafen und damit den Flughafenboden. Ich war begeistert! Ich hatte keine Ahnung, wie angenehm der Münchner Flughafenboden war. Da muss eine Fußbodenheizung drunterliegen. Ich ging langsam und bemüht im Ballengang. Streckte den Fuß wie eine Ballerina nach vorn, setzte zuerst den Ballen auf und sank erst dann ganz zum Boden. Ich musste mich konzentrieren, damit ich nicht automatisch mit der Ferse aufkam. Wenn meine Füße Augen gehabt hätten, hätten sie mich erstaunt angeschaut. Doch meine Augen waren beschäftigt. Wir suchten eine Apotheke.

Nach meinem gestrigen Spaziergang im Wald war mir klar, dass ich in Zukunft etwas zum Abwischen brauchte, was besser funktioniert als meine trockenen Taschentücher. Ich bin praktisch veranlagt. Ich würde ja nicht nur in meiner Wohnung barfuß gehen, sondern auch in den Wohnungen von Freunden oder Freunden von Freunden. Da wollte ich nicht mit schmutzigen Füßen herumlaufen. Ich brauchte ein Waschbecken. Zu Hause kein Problem, aber in einem Restaurant zum Beispiel schwierig umzusetzen. Ich musste also etwas mit mir herumtragen, was mich unabhängig von diversen Waschgelegenheiten sein ließ.

An der Schwelle zur Apotheke blieb ich kurz stehen. Darf man da überhaupt barfuß rein?

Frau Obrigkeitshörig meldete sich vehement: »Also nein, du wirst doch jetzt nicht in einen Laden einfach so …«

»Guten Abend. Haben Sie feuchte Abwischtücher?«

Vielleicht wären ja auch Abschminktücher ganz praktisch?

Die Apothekerin zeigte mir verschiedene Packungen. Ich entschied mich für die dickste. Wer weiß, wie oft ich die benutzen muss und wie viele Tücher ich jedes Mal brauche? Reicht da ein Tuch? Oder eines pro Fuß? Eine andere Apothekerin kam an die Theke, um eine neue Kundin zu bedienen. Ich stellte meinen Rollkoffer so, dass er meine Füße verdeckte.

Frau Obrigkeitshörig meldete sich: »Wundere dich nicht, wenn du eine schwere Hand auf deiner Schulter spürst und dich jemand anschnauzt, dass du gefälligst anständig bekleidet hier rumlaufen musst. *Ich* habe dich gewarnt.«

Auch die Herbergsmutter in mir war unglücklich. Sie mag keine Abenteuer. Nichts, bei dem man etwas tut, was andere eben nicht machen. Sie will keine Blicke auf sich ziehen und keine abschätzenden Kommentare hören. Da ist sie sich mit Frau Obrigkeitshörig ganz einig. Ihr Beweggrund ist allerdings ein anderer: Sie will es harmonisch.

Ich ging durch den Bereich der Zollkontrolle, und zwei Beamte starrten auf meinen Rollkoffer, um zu sehen, woher ich komme. Daneben gingen meine nackten Füße. Die Herbergsmutter bestand auf ein harmloses Lächeln, und Frau Obrigkeits-

hörig fühlte sich verängstigt und schickte mir kalten Schweiß.
Ich konnte es nicht fassen: »Wie alt sind wir noch mal?«

Beide zogen sich beleidigt zurück.

Wir sind nicht verhaftet worden.

Ich schlängelte mich durch die Gruppe von wartenden Ab-
holern und konzentrierte mich auf meinen Vorderfußgang. Das
war gut so. Da fiel mir gar nicht auf, ob mich jemand beobach-
tete. Ich sah die verglaste Drehtür, durch die ich nach draußen
kommen würde. Meine Augen sagten: »Brrr. Es ist zehn Uhr
abends, und dieser Sommer war ja wirklich kein Sommer. Wir
müssen uns Schuhe anziehen. Siehst du nicht, dass es kalt ist?«

Ich sah es schon, aber ich ging trotzdem einfach weiter. Meine
Füße machten den ersten Schritt nach draußen. Schlagartig
wurde mein Körper wacher. Ein kühler Wind ließ mich meine
Jacke zumachen, aber meine Füße fanden das spannend. Wenn
man den Gedanken »Kalt ist gleich unangenehm« weglässt,
dann erlebt man das recht entspannt. Natürlich gab es einen
Unterschied vom warmen Flughafenboden zum nasskalten
Gehweg, aber unangenehm ist das nicht. Im Gegenteil. Es war
ein anderes Gefühl. Ein waches Gefühl. Jeder Schritt war eine
neue Offenbarung.

Meine Füße schickten Informationen des Wohlbefindens
nach oben: »Was wisst ihr als Augen schon von Kälte? Ihr sitzt
schön verpackt mitten im Kopf! Wir mögen das.«

Die Augen schauten erstaunt. »Das ist ja interessant, dass ihr
das mögt. Und wir wollten euch schützen.«

Es war dunkel, und ich sah nicht genau, wo ich hintrat. Das
wird schon irgendwie gehen.

Meine Füße bahnten sich neugierig den Weg von den Geh-
wegplatten zum Fliesenboden im Aufzugsbereich des Parkhau-
ses. Immer im Ballengang. Nichts war mehr übrig von einem
automatischen Gehen. Hier wurde Aufmerksamkeit verlangt.

Wie wenn ich meditieren würde. Ich zahlte für mein Parkticket, ging in den Aufzug und dann zum Auto. Ich begegnete niemandem. Ich wischte mir meine Füße ab, die gar nicht so schmutzig waren, wie ich angenommen hatte, und startete mein Auto. Eiskalte Luft blies auf meine nackten Füße. Ich schaltete die Heizung an – mitten im Juli – und fuhr los.

Barfuß.

Darf man das überhaupt?

Frau Obrigkeitshörig zwang mich anzuhalten. Ich zog brav mein Smartphone heraus und googelte mit folgenden Suchwörtern: barfuß, Auto, fahren.

Man darf. Es ist nicht verboten. Würde ja auch keinen Sinn machen, denn schließlich habe ich mit nackten Füßen ein sehr viel besseres Gespür. High Heels, Flipflops oder dickes klobiges Schuhwerk wären da deutlich gefährlicher. Außerdem rutscht man nicht ab, und Kraft wie früher braucht man bei den heutigen Autos auch nicht mehr.

Frau Obrigkeitshörig biss sich prompt an einer nebensächlichen Stelle fest: »Bei einem Unfall kann es mit der Versicherung kritisch werden.« Den Satz danach aber übersah sie: Es muss bewiesen werden, dass der Autounfall durch das Fehlen von Schuhen entstanden ist.

Es *kann* bei einem Unfall kritisch werden, stand da. Und das konnte nun wirklich alles bedeuten. Und wie man den ursächlichen Zusammenhang beweisen will, war mir auch völlig unklar.

Ich gab Gas und erfreute mich an der warmen Luft, die jetzt auch langsam meine Füße wärmte.

Regel Nummer eins: *Bewahre im Auto warme Schuhe zum Reinschlüpfen auf.*

In meiner Abendmeditation fiel mir auf, wie sehr meine Fußsohlen kribbelten. Ich hatte sie noch nie in einer Meditation so intensiv gespürt.

Am nächsten Morgen stehe ich vor meinem offenen Schuhschrank beziehungsweise vor meinen drei offenen Schuhschränken. Tja, das sieht nicht gut aus. Eigentlich sieht es gut aus – meine Schuhe sind ordentlich aufgereiht und in einem guten Zustand –, es sei denn, man ist von der schieren Masse schockiert. Jetzt stehen die Sommerschuhe unten und die Winterschuhe oben. Im Herbst wird getauscht. Dazwischen stehen die Schuhe, die jahreszeitenunabhängig sind.

Meine Schuhe waren bisher nach Farben geordnet. Jetzt ordne ich sie nach einem anderen Kriterium: Was kann ich noch tragen und was nicht? Alles mit dicker und inflexibler Sohle ist nicht barfußgerecht. Tja, damit fallen schon mal achtzig Prozent raus. Sohlen waren mir immer egal. Außer ich brauche Profil im Winter. Aber da ich jetzt in einem Schuh möglichst viel von einem Barfußgefühl haben möchte, brauche ich eine sehr dünne und bewegliche Sohle.

Barfußgerecht heißt auch ohne Absatz. Tschüs zu Pumps, High Heels, Sandalen und sogar Turnschuhen – die haben bei mir auch einen kleinen Absatz. Meine geliebten Birkenstock-Hausschuhe gehen auch nicht mehr. Birkenstock, der Inbegriff des gesunden Schuhs, hat aber für meine Zwecke eindeutig eine zu dicke und inflexible Sohle.

Es bleiben übrig: Flipflops und …

Flipflops. Gut, dass ich davon elf Paar habe und jetzt Juli ist. Zu meinem Schrecken fällt mir gerade ein, dass Flipflops auch nicht gehen – weil da die Zehen vorn den Schuh festhalten müssen. Der Fuß verkrampft sich.

Tja.

So schnell kann das gehen. Von hundertzwei auf null in zwei Minuten. Und nun?

Halt!

Von hundertzwei auf einen. Ich habe doch ein Paar von diesen Vibram-FiveFingers-Schuhen! Ich ziehe sie triumphierend aus dem Schuhschrank. Sie sehen wie Handschuhe für die Füße aus. Gewöhnungsbedürftig, allein schon visuell. Jeder Zeh hat seinen eigenen Platz.

Wer mehr als einen Fuß gesehen hat, weiß, dass Zehen nicht gleichmäßig sind. Allein die Zehen in meiner Familie sehen so aus, als ob wir verschiedenen Planeten angehörten. Wie diese unterschiedlichen Zehen in diese gleichmäßigen Zehenschuhe gehen sollen, war mir damals schon ein Rätsel. Aber da ich gern Neues ausprobiere und bereit bin, meine vorgefassten Meinungen immer wieder auf die Probe zu stellen, habe ich sie mir damals auch gekauft. Dünne Sohle. Obermaterial Leder.

Bis ich meine Zehen in die vorgesehenen Abteilungen geschoben hatte, war es Abend. Innerhalb der ersten halben Stunde hatte ich die erste Blase da, wo die Außenkante des Schuhs rieb, und seitdem hab ich diese Schuhe nicht mehr getragen. Dass ich sie jetzt plötzlich besser vertragen werde, ist höchst unwahrscheinlich.

Ich war eigentlich immer schon auf der Suche nach dem perfekten Schuh gewesen, einem Schuh, der bequem ist, zu allem passt, schön aussieht, mit dem man gut verreisen kann und der mir keine Schmerzen zufügt. Gelegentlich hatte ich Modelle, die viele dieser Ansprüche erfüllten, aber nie alle auf einmal.

Zum Beispiel meine Uggs, die dicken Fellstiefel zum Reinschlüpfen: Ich habe sechzehn Jahre in Kalifornien gelebt. Uggs gehören in Los Angeles zum Stadtbild, und zwar zu allen (Jahres-)Zeiten und allen Gelegenheiten: Man sieht sie auch im Sommer zu Shorts, in Restaurants mit luftigen Kleidchen, vor und nach dem Sport. Uggs sind nicht schön. Viel zu klobig. Die Füße sehen riesig aus. Aber trotz all meiner europäischen Abwehr habe ich dann doch irgendwann einmal nachgegeben. Ein bisschen nach dem Motto: Was ist denn bloß dran an diesen Fellschuhen, dass sie jeder so gern trägt? So hatte ich dann mein erstes Paar gekauft. Und damit war es um mich geschehen, denn Uggs sind auf jeden Fall bequem, blasenfrei, reiseideal.

Bequemlichkeit war schon immer ein Thema für mich. Einmal fand ich relativ flache Schuhe mit Korksohle, die ein breites, wie gestricktes Band über dem Fußrücken hatten. Nichts rieb. Nichts störte. Ich konnte stundenlang darin gehen, und meine Haut war noch in einem Stück. Die Schuhe waren bequem, blasenfrei und reiseideal – wenn man sich damit abgefunden hat, dass man wie seine eigene Großmutter aussieht.

Ich habe in den USA oft Turnschuhe getragen, denn die sitzen auch wirklich gut; und wenn man nur Hosen trägt, passen sie auch fast zu allem.

Und dann noch die doch relativ unverzichtbaren High Heels. Fehlanzeige in Sachen »bequem, blasenfrei, ideal für die Reise, passen zu allem« – aber sie sind schön! Tja, das sind sie. Hohe Schuhe sehen klasse aus. Ich weigere mich allerdings, Schuhe mit so hohen Absätzen zu tragen, dass ich rechts und links einen Mann zum Einhängen brauche, damit ich aufrecht über die Straße komme. Der sprunghafte Höhenanstieg von Absätzen wurde von Männern kreiert, die sie selbst nicht tragen müssen. Viele High Heels sind Kunstwerke und lassen den Fuß auch wirklich toll aussehen. Wie Stiefel, die aber leider viel zu viel Platz in Koffern brauchen.

Haben wir schon über Loafers gesprochen? Google-Übersetzer nennt sie »Halbschuhe«. Meine ganz persönliche Schuh-

Beziehungskrise: Ich mag sie. Sie mögen mich nicht. Das hat mich aber nicht davon abgehalten, sie im Laufe der Jahre immer wieder voller Hoffnung zu kaufen. Ich war sicher, dass ich einfach nur noch nicht das *richtige* Paar gefunden hatte. Ich habe sieben Paar Loafers. Alle schön. Alle für mich nur mit Blasenpflastern tragbar. Aber wie das so ist mit einer unerfüllten Liebe. Einer liebt mehr als der andere. Mit Hunderten anderer Frauen schienen diese Loafers prima zurechtzukommen. Aber nicht mit mir.

Das erinnert mich an die Sommerzeit mit einer weiteren persönlichen Herausforderung, den Sandalen: Die Riemchen zu hart. Die Verschlüsse an Plätzen, wo ich Knöchel habe, die Zehen zu eingequetscht. Bei Sandalen kann man keine Socken tragen. Nun ja, man kann, aber das machen in der Regel nur Männer. Bestimmte Männer. Manche würden sagen: kluge Männer. Männer, die keine Blasen von ihren Sandalen haben wollen.

Ja, aber es sieht einfach ... nicht gut aus.

Ballerinas und ich, das ist auch noch keine Liebesgeschichte geworden. Die Außenränder reiben sich an meiner Haut. Die kleinen Zehen bekommen Blasen. Die Ferse jammert. Und damit scheiden sie für Reisen aus.

Vielleicht sollte ich die Bewertung »reiseideal« erklären und warum das für mich so wichtig ist. Ich bin viel unterwegs. Viele Leute verreisen drei-, viermal im Jahr. Ich verreise drei-, viermal im Monat. Manchmal nur über Nacht zu Vorträgen, manchmal wochenlang für Workshops, manchmal einen Monat, um meine erwachsene Tochter zu besuchen. Deshalb nimmt das Kofferpacken mehr von meiner Zeit in Anspruch, als mir lieb ist, und meine Schuhe sollten wenig Platz im Koffer wegnehmen und so einsatzfähig wie möglich sein. Obwohl Uggs viel Raum in Anspruch nehmen, erhalten sie von mir das Prädikat »reiseideal«,

weil ich sie bei der An- und Abreise trage und sie überall ein-
setzbar sind. Besonders wenn man wie ich oft kalte Füße hat,
dann sind sie ein wahres Gottesgeschenk.

Immer noch vor meinem Schuhschrank, finde ich zwei Paar
Ballerinas. Zusammenklappbar. Wenn man zu lange in High
Heels unterwegs war, dann kann man sich diese kleinen Ballerinas aus der Handtasche holen. Ich hatte sie mir vor ein paar
Jahren gekauft und schnell wieder vergessen, denn ich konnte
nicht wirklich gut mit ihnen gehen. Sie sind komplett flach,
und irgendwie war mir das unangenehm. Vielleicht jetzt nicht
mehr, weil ich mit dem Ballen und nicht mit der Ferse auftrete?
Ich gehe mit ihnen in meiner Wohnung im Ballengang und
merke, dass ich mich jetzt in diesen Schuhen wohlfühle. Für
den Fersengang sind sie nicht genügend gepolstert. Glücklicherweise haben sie auch noch außen ein weiches Gummiband, das
nicht an meiner Haut reibt. Eingepackt in einem Säckchen sind
sie nicht größer als ein Paar zusammengefaltete Socken. Ideal
zum Mitnehmen. Voilà! Ich habe ein Paar Schuhe!
Beim näheren Betrachten steigen jedoch Zweifel in mir auf.
Die aufgeklebte Sohle ist eindeutig zu dick. Also brauche ich
doch noch ein Paar Schuhe, die mir ein Barfußgefühl vermitteln, mir den Ballengang erlauben und einfach zu transportieren
sind – und die es neuerdings unter dem Label »Barfußschuhe«
zu kaufen gibt. Natürlich will ich nicht den gleichen Fehler wie
mit meinen »richtigen« Schuhen machen: Plötzlich habe ich
einen vierten Schrank für Barfußschuhe. Ich verspreche mir,
aufzupassen – und dann wird mir die Absurdität bewusst: Ich
habe schon so viele Schuhe, wieso brauche ich jetzt noch mehr
Schuhe, damit ich ein Barfußgefühl habe? Ich lache laut auf
und beschließe, später darüber nachzudenken. Das mache ich
zwar schon seit meiner Teenagerzeit nicht mehr, aber irgend-

wann einmal sind alte Gewohnheiten wirklich nützlich. In diesem Moment zum Beispiel.

Ich bin kein großer Freund von Internet-Recherchen. Nach ein paar Minuten werde ich unruhig – so auch jetzt. Ich google »Barfußschuhe«. Hier wird bestätigt, was ich schon weiß: Ein Barfußschuh ist nur dann wirklich ein Barfußschuh, wenn er eine sehr dünne (drei, höchstens fünf Millimeter dicke) und flexible (!) Sohle hat, genügend Freiheit für die Zehen bietet und komplett flach, also ohne Absatz ist.

Ich scrolle durch die verschiedenen Anbieter und frage mich mehr als einmal: Gibt es die auch in Schön?

Die Vibram FiveFingers finde ich als Erste. Ein letzter Versuch mit meinen hat mir gezeigt, wie unbequem die sind. Obwohl sie meinem Schönheitsempfinden schon energisch widersprechen, weiß ich aber auch, dass es mir nicht schadet, meine gelegentlichen Eitelkeitsschübe weiter nach unten zu fahren.

Bei mir um die Ecke gibt es einen Laden für Gesundheitsprodukte, und ich erinnere mich, durch das Fenster Schuhregale gesehen zu haben. Soll ich da jetzt barfuß hingehen? Ich würde das gern tun, aber ich probiere schließlich Schuhe an und will sie nicht mit meinen Füßen verschmutzen. Obwohl ich meine Feuchtigkeitstücher dabeihabe, fehlen mir Erfahrungswerte. Wie sauber wird meine Fußsohle, wenn ich sie mit so einem Tuch abwische? Gerade eben wird mir klar, dass dieses gut trainierte Ritual beim Rausgehen (Schuhe anziehen, Handtasche und Schlüssel mitnehmen) jetzt gerade einem längeren Nachdenkprozess Platz macht. Ich entschließe mich, die zusammenklappbaren Ballerinas anzuziehen.

Im Laden haben sie eine Auswahl an FiveFingers. Sogar in dezentem Grau-Weiß. Sogar im Angebot. Sogar in meiner

Größe. Das Obermaterial ist elastischer Stoff. Die Schuhe schauen überhaupt sehr blasenfrei aus. Ich stecke meine Zehen in die vorgesehenen Kammern, und mein rechter kleiner Zeh meckert. Aber trotzdem sind sie auszuhalten. Ich gehe für ein paar Minuten im Ballengang auf und ab. Ich bin hoch motiviert, meinen Körper nicht mehr mit meinem harten Auftritt durch die Ferse zu prügeln. Ich wünsche ihm, dass er bei jedem Schritt von mir diese Ruhe bekommt, die ich von meinen Meditationen kenne. Ich schaue mir die FiveFingers an, seufze und bezahle sie.

FiveFingers sind fürs Laufen konzipiert worden. Das Joggen habe ich immer wieder mal probiert, aber bei mir wird da kein Glückshormon ausgeschüttet. Ich mag es, so lange zu sprinten, bis ich lachen muss, aber lange zu laufen macht mir keinen Spaß. Natürlich kann man mit den FiveFingers auch gehen. Allerdings sehen sie doch recht komisch aus.

Ich gehe über die Straße, und mir wird in dem Moment klar, dass ich schon wieder beim Schuhkauf einen kapitalen Fehler begangen habe: Ich habe sie draußen getragen. Es meckern beide meiner kleinen Zehen.

Das ist nicht gut. Das ist wirklich nicht gut.

Ich werde vorsichtiger sein müssen. Wirklich sehr viel vorsichtiger. Knappe achtzig Euro für Schuhe ausgegeben, die meine Zehen nicht mögen. Kein Wunder, dass ich über hundert Paar Schuhe habe! Manchmal frage ich mich, ob ich lernfähig bin.

Ich ziehe die Schuhe aus und gehe den Rest des Wegs barfuß nach Hause, hoch konzentriert im Ballengang. »Natürlich« gehen sieht anders aus. Ich bedanke mich bei der Münchner Straßenreinigung für ihre Arbeit. Auf dem Gehweg liegt wirklich nichts herum. Ich beobachte mich, wie ich aufmerksam den Weg vor mir betrachte. Werde ich jetzt immer nach unten schauen müssen, damit ich nirgendwo reintrete?

Ich bleibe stehen. Das mache ich auf keinen Fall.

Vor vielen Jahren in Los Angeles hatte ich schon mal eine Phase, in der ich viel barfuß ging. Ich hatte mich damals mit dem indianischen Schamanismus beschäftigt, und Mutter Erde zu spüren gehörte zum kleinen Einmaleins. Deswegen ging ich auch oft barfuß wandern. Auch da bat ich mein Energiefeld, sich darum zu kümmern, dass ich nicht irgendwo reinsteige. Ab und zu bin ich ganz automatisch irgendetwas ausgewichen, und beim Nachschauen – wo kommt denn jetzt bitte dieser komische Seitwärtsschritt her? – sah ich oft etwas, in das ich eben *nicht* hineingetreten war.

Ich schließe meine Augen und fühle mich in meinen Körper ein. Ich erspüre um meinen Körper herum mein energetisches Feld. Es wird sich darum kümmern, dass ich nirgendwo reintrete.

Das energetische Feld erspüren

Für diejenigen, die mit ihrem energetischen Feld, ihrer Aura, nicht so vertraut sind, gibt es eine Übung zum Ausprobieren: Wenn kein geeigneter Partner in der Nähe ist, strecken Sie Ihre Arme mit den nach innen deutenden Handflächen aus, als ob Sie jemanden umarmen möchten. Dann schließen Sie die Augen und führen die Hände vor Ihnen langsam zusammen. Wenn Sie sich dabei auf Ihre Handflächen konzentrieren, werden Sie einen Widerstand vor dem Zusammenführen spüren. So als wenn Sie durch Watte gehen würden. Das ist ein ganz subtiler Prozess, und manchmal muss man das ein paarmal machen, damit man es erspürt. Der Beginn dieses »Widerstands« ist der Beginn des Energiefeldes Ihrer Hände.

Wenn Sie einen Partner haben, können Sie sich in drei Meter Abstand gegenüberstellen. Halten Sie die Hände auf Brusthöhe mit den Handflächen in Richtung Ihres Partners. Dann schließen

Sie die Augen, konzentrieren sich wieder auf Ihre Handflächen und gehen sehr langsam aufeinander zu. Auch dabei werden Sie allmählich einen leichten Widerstand spüren. Wenn Sie Spaß daran haben, können Sie das mal beim Abendessen mit Ihrer Familie ausprobieren. Bei jedem gibt es einen anderen Abstand, ab dem Sie den Widerstand spüren.

Dass ich die Schuhe ausgezogen habe, macht meine kleinen Zehen glücklich, obwohl ich mir um die beiden Sorgen mache. Die haben schon einiges erlebt. Ich habe gelegentlich die Angewohnheit, mit ihnen barfuß an Stuhl- oder Tischbeinen hängen zu bleiben. Bei Türen mache ich das auch, und der kleine Zeh wird dann brutal und schmerzhaft nach außen gerissen, als ob ich ihn loswerden möchte. Werden meine kleinen Zehen mein Barfuß-Abenteuer überleben? Oder soll ich mich gleich von ihnen verabschieden?

Frau Obrigkeitshörig mischt sich noch mal ein (sie ist wirklich zurzeit sehr schwer loszuwerden): »Wir sind gesund, wenn ich dich daran erinnern darf. Dieses Barfußgehen mag vielleicht wirklich ganz praktisch sein für Leute, die Fuß-, Knie- oder Hüftprobleme haben, aber wir haben keine. Wir könnten uns verletzen. Und dabei schauen wir auch noch aus, als ob wir dumm wären!«

»Man kann nie gesund genug sein, und gelegentlich dumm auszusehen kann meinem Ego auch nicht schaden.« Frau Herbergsmutter und mein Ego zucken fühlbar zusammen. Dumm aussehen will keiner von beiden.

Thema beendet. Mal schauen, für wie lange.

Zu Hause gehe ich sofort auf Zehenspitzen ins Bad und wasche mir im Waschbecken meine Füße. Dankbar, dass ich durch dreißig Jahre Yoga meine Beine über jede Theke schwingen kann. Wieder sehen die Fußsohlen nicht so schlimm aus wie befürchtet. Ich habe sehr helle Fußsohlen und mag das auch. Ich schrubbe mit dicker Bürste und viel Seife meine Füße sauber. Das dauert nur ein paar Minuten. Dann creme ich sie ein.

Zurück im Home Office, google ich wieder nach Barfußschuhen. Manche laufen unter dem Label »Barfußschuhe« und haben doch Absätze oder dicke Sohlen. Manche sind lediglich hässlicher als normale Schuhe. Verkaufen da nur ein paar Geschäftsleute ihre »normalen« Treter einfach als Barfußschuhe, nur weil sie den Zehen mehr Platz lassen?

Dann finde ich bei Merrell die »Wish Gloves«. Die gibt es in Beige, Schwarz und Dunkelrot. Sie sehen von der Form her wie Ballerinas aus. Allerdings sind sie vorn am Ballen sehr viel breiter und oben mit zwei Gummibändern, die den Schuh sicher am Fuß halten. Optisch sind sie ganz in Ordnung. Sie erfüllen fast alle meine Kriterien. Auf jeden Fall sind sie unauffällig, und damit lande ich bei einem neuen Bewertungskriterium, das ich bisher noch nie für Schuhe angewendet habe: unauffällig. Ich kann mich gerade noch davon abhalten, sie in allen drei Farben zu bestellen. Ich entschließe mich für das neutrale Beige.

Ich erinnere mich an eine Übung im Buch von Carsten Stark, die ich nicht ausprobieren konnte, da ich sie im Flugzeug las. Beim Stehen überprüfen, wohin man das meiste Gewicht auf die Füße verlagert: nach vorn, nach hinten oder gleichmäßig verteilt.

Ich stelle mich zur Kontrolle seitlich vor meinen großen Garderobenspiegel. Mein Gewicht ist eindeutig vorn am Ballen. Meine Ferse wird kaum belastet. Ich sehe mich im Spiegel nach vorn lehnend. Meine Knie sind durchgedrückt. Wahrscheinlich muss sich mein Körper – ohne dass ich dies bewusst wahrnehme – beständig anstrengen, damit ich nicht nach vorn falle. Kann ich deswegen nicht lange stehen?

Als ich die Ferse mitbelaste, spüre ich, wie es meinen ganzen Oberkörper nach hinten zieht und ich jetzt gerade stehe. Das war's? Gleichmäßig Ballen und Ferse belasten? Warum musste ich fünfundfünfzig Jahre alt werden, bis ich das irgendwo lese, bis mir das irgendjemand erklärt?

Ich habe immer schon bemerkt, dass an meiner Haltung etwas nicht stimmt, und von Yoga über Pilates bis zur Alexander-Technik hat mich noch nie jemand darauf aufmerksam gemacht, dass ich nur das Gewicht gleichmäßig auf Ballen und Ferse verteilen soll. Vielleicht bin ich nicht die Einzige, die das nicht weiß?

Ich bin neugierig, ob es zu dem Vorderfußgang auch wissenschaftliche Untersuchungen gibt. Ich entdecke bei meiner Internet-Recherche Professor Daniel Lieberman, der an der Harvard-Universität »evolutionäre menschliche Biologie« lehrt und unter anderem dort das »Skeletal Biology Lab« leitet. Er und seine Kollegen untersuchten Läufer mit und ohne Schuhe, mit Fersen-, Ballen- und Mittelfußlauf (die eher ganz flach auftreten), um herauszufinden, welchen Impact das auf das Skelettsystem des Menschen hat. Ich schaue mir diverse Videos an, die alle einen klaren Unterschied zeigen. Ballenlauf beziehungsweise Mittelfußlauf ist eleganter. Unser Fuß ist so gestaltet, dass er beim Aufkommen mit dem Ballen mehr abfedern kann. Ich sehe Tests, die den Aufprall als Grafik zeigen. Der Unterschied ist also nicht nur hörbar, wenn man die Finger in die Ohren steckt, sondern auch messbar.

Beim Ballengang zeigt die Grafik eine Welle ohne Störungen, von unten nach oben. Beim Fersengang zeigt die Welle bei jedem Schritt harte Stufen und Einrisse. Mir fällt auf, dass der Fuß bei den Schuhträgern mit dicken Sohlen beim ersten Schritt nach vorn auch ziemlich nach oben gezogen wird. Das ist anstrengend für die Muskeln und Sehnen, die bei jedem Schritt den Fuß nach oben halten müssen. Beim Vorderfuß- oder Ganzfußlaufen passiert das nicht. Der Fuß ist entspannt.

Lieberman leitete ebenfalls Untersuchungen in Kenia. Er ging dorthin, wo noch nie jemand Schuhe getragen hat. Er und seine Mitarbeiter filmten diese Menschen beim Laufen und verglichen die Untersuchungsergebnisse mit den Schuhläufern aus den USA. Dabei stellten sie fest, dass die Läufer, die Schuhe mit dicken Polstern trugen (um den Aufprall abzuschwächen), *mehr* Aufprall aushalten mussten als die Kenianer, die barfuß mit dem Ballen aufkamen!

Professor Lieberman erklärte das in einem Fernsehinterview so: »Wenn wir mit der Ferse aufkommen, dann kommt ein gro- ßer Teil unseres Körpers auf einmal zu einem kompletten Still- stand. Man schlägt mit einer bestimmten Kraft auf dem Boden auf, und der Boden schlägt zurück! Leute, die barfuß laufen, landen auf dem Ballen, also genau vor dem Fußgewölbe. Dann erst kommt die Ferse nach unten. Das ist sehr viel bequemer. Der Grund dafür ist, dass dadurch ein sehr viel kleinerer Teil des Körpers zum abrupten Stillstand kommt. Seit über zwei Millionen Jahren sind die meisten Leute so gelaufen.«

Das ist nicht nur beim Laufen ganz einfach festzustellen. Auch wenn wir hochspringen – jetzt einfach so aus dem Stand –, kommen wir mit dem Ballen wieder auf. Wir kämen niemals auf die Idee, mit der Ferse zuerst zu landen. Das tut einfach zu weh.

Professor Lieberman glaubt – und da ist er nicht der Einzige –, dass wir Menschen zum Laufen geboren sind. Unser ganzer

Bewegungsablauf ist darauf eingestellt. Durch unsere Haut ohne Fell können wir uns durch das Schwitzen abkühlen und deswegen lange, lange laufen. Viele Tiere kühlen sich zum Beispiel über die Zunge ab. Bei jedem Hund ist das leicht zu beobachten. Ist ihm heiß, fängt er an zu hecheln. Wenn ein Tier in den Galopp fällt, dann kann es nicht mehr hecheln. Um sich abzukühlen, muss es dann irgendwo stehen bleiben. Lieberman und viele andere mit ihm glauben, dass dies der Grund war, warum wir – noch vor der Erfindung tödlicher Waffen – in der Lage waren, sehr viel größere Tiere zu erlegen: Wir haben sie zu Tode gejagt. Eine Gruppe von Läufern stöberte die Tiere immer wieder im schattigen Gebüsch auf und zwang sie weiterzulaufen, bis deren Körper die Hitze nicht mehr regulieren konnte und sie stehen blieben und umfielen. Durch einen Hitzschlag.

Am Abend kommt mich mein Freund Stanko besuchen, und ich zeige ihm die Übung mit den Fingern in den Ohren. Er geht sowieso oft barfuß und ist beeindruckt. Aber nicht halb so beeindruckt wie ich.

Am nächsten Morgen wache ich mit einem Muskelkater auf. Mein Schienbein und mein Vorderfuß tun mir weh – da, wo die Zehen aufhören und der Rest vom Fuß beginnt. Auch meine Waden blieben von meinem veränderten Gang nicht ganz verschont. Offensichtlich benutze ich Muskelgruppen, die ich bisher weniger gebraucht habe.

Die Wish Gloves kommen zwei Tage später mit der Post und erfüllen meine Erwartungen. Außer dass man sie nicht zusammenfalten kann. Mit meinen neuen Barfußschuhen klappt der Ballengang ganz gut. Sie sind vorn schon ein bisschen zu breit für meinen Geschmack, aber daran werde ich mich gewöhnen müssen. Ich habe also jetzt drei Paar Schuhe: die Wish Gloves und meine beiden zusammenklappbaren Ballerinas. Recht viel mehr Schuhe hatte ich als Kind auch nicht. Ich bin mit Sonderangeboten aufgewachsen. Es hat mir nicht geschadet, aber meine Füße haben diese Zeiten nicht besonders genossen. Mein Vater war der Meinung, dass man erst dann neue Schuhe braucht, wenn die alten kaputt oder wirklich viel zu klein waren. Ich erinnere mich, dass ich oft eingezogene Zehen hatte.

Meine Tochter ist mit großem Garten und Holzböden aufgewachsen, und als Baby trug sie, wenn überhaupt, nur diese Söckchen mit angenähten dünnen Lederstreifen. Obwohl auch ich die süßen Schuhe für Babys und Kleinkinder ganz entzückend fand, war mir klar, dass sie eher für Fotos als fürs Gehen geeignet sind. Mittlerweile hat auch da ein Umdenken stattgefunden. Ärzte haben bestätigt, dass Füße sich nur richtig entwickeln, wenn sie sich frei bewegen können. Ihre Muskeln, Sehnen und Knochen brauchen unterschiedliche Untergründe, um ausreichend trainiert und nicht schon im zarten Wachstumsalter mit Schuhen eingeschränkt und damit verweichlicht zu werden.

Da Julias Vater und ich zu Hause barfuß gingen, war das auch für sie lange eine Selbstverständlichkeit. Bis sie Teenager wurde, und ab da gab es kein Halten mehr: Es sollten Designerschuhe her. Je höher, desto besser. Da sie sich das von ihrem Taschengeld natürlich nicht leisten konnte, wartete sie auf ihre Sonderangebote.

Vor ein paar Jahren – vom Studium mal wieder zu Hause – erzählte sie mir beiläufig beim Abendessen, dass sie ihre Zehenspitzen schon seit einer Weile nicht mehr spüre.

»Wie?« Ich fuhr erschrocken hoch. Wir untersuchten ihre

Zehen, und gerade die mittleren fühlten sich taub an. »Ich habe dir zehn funktionierende Zehen mitgegeben. Was ist passiert?«

Sie lachte. Aber nicht mehr ganz so unbesorgt. Am nächsten Tag gingen wir zum Arzt. Ich befürchte Nervenschäden oder etwas ähnlich Ernsthaftes. Doch der Arzt warf einen Blick auf ihre Füße, dann auf sie und meinte: »Trägst du Schuhe, die zu klein sind?«

Sie nickte verschmitzt.

Ich war alarmiert – ganz Mama – und fragte nach: »Regelmäßig?«

Der Arzt antwortete für sie: »Ich kenne das. Da ist sie nicht die Einzige. Die Schuhe, die sie haben wollen, sind klasse, nur leider nicht mehr in der richtigen Größe vorhanden, und ja, dann werden eben die Zehen eingequetscht.«

»Bis sie abfallen?«, fragte ich mit Galgenhumor.

»Bis sie nichts mehr spüren«, antwortete der Arzt.

Zehen sind uns nicht viel wert. Sie haben nicht mal eigene Namen. Unsere Finger werden da ganz anders bewertet. Wir haben Zeigefinger, aber keinen Zeigezeh. Was vielleicht auch daran liegt, dass wir unsere Zehen nicht mehr richtig abbiegen, geschweige denn bewegen können.

In meinen Yogaklassen fällt mir immer wieder auf, dass es Leute gibt, die ihre Zehen nicht mehr abbiegen können. Eine Variation der Fersensitz-Übung verlangt, dass man sich auf die Fersen setzt und dabei die Zehen – statt entspannt nach hinten zu deuten – nach vorn im rechten Winkel abgebogen werden. So kann ich sehr lange sitzen. Die meisten stöhnen nach ein paar Sekunden.

Unsere Füße sollen gut aussehen und dekorativ unter Riemchen und schönem Design glänzen. Aber ihre Funktionsfähigkeit schränken wir tagtäglich ein. Unser Körper ist jedoch auch in dieser Hinsicht grandios und sehr lernfähig. Da passt der sehr treffende englische Satz: »Use it or lose it«, frei übersetzt: »Wenn du etwas nicht benutzt, verschwindet es.«

Ich bin gespannt, ob sich dieser Ausspruch auch bei meinen restlichen hundert Paar Schuhen bewahrheiten wird.

Ich packe meine Reisetaschen für einen Bildhauer-Workshop über Köpfe, den ich auch in diesem Juli in der Sommerakademie in Hohenaschau gebe. Zehn Teilnehmer, fünf Tage, viel Natur, ein großartiges altes Gutshaus und draußen, in dem herrlichen Garten, ein Zelt für meinen Bildhauerkurs. Stanko gibt zur gleichen Zeit einen Malkurs für Farbfelder; seine Spezialität. Drei bis vier Kurse laufen gleichzeitig. Juli ist ein herrlicher Sommermonat, aber auch einer mit viel Regen. Deshalb nehme ich immer Gummistiefel mit.

Gummistiefel? Regen … da kann man doch barfuß gehen, oder?

Frau Pflichtbewusst meldet sich: »Falls ich dich erinnern darf: Wir haben kalte Füße. Bei einem Workshop krank zu werden ist nicht vorgesehen.«

Das ist auch eine willkommene Gelegenheit für Frau Obrigkeitshörig, sich einzumischen: »Klar kannst du da auf der Wiese barfuß gehen. Da habe ich ja auch überhaupt nichts dagegen, aber ihr geht jeden Abend zum Essen, und da brauchst du auf jeden Fall Schuhe!« Sie sagt das leise drohend, um so jeden Zweifel sofort abzuwürgen. Wo sie recht hat, hat sie recht.

Frau Herbergsmutter hat dazu nichts zu sagen. Für sie kommt es nur drauf an, wie die Workshop-Teilnehmer damit umgehen. Wenn die damit einverstanden sind, ist sie es auch.

Außer den Bildhauerutensilien packe ich für die Woche meine Reisetasche: Regenjacke, T-Shirts, Jeans, was zum Drüberziehen, falls es kühler werden sollte. Jetzt würde normalerweise das Schuhsortiment beginnen. Dazu habe ich in den letzten Jahren Folgendes mitgenommen: Gummistiefel, Turnschuhe, Flipflops, ein Paar Ballerinas, Uggs. Plus die offenen flachen Sandalen mit dicker Sohle, die ich beim Arbeiten trage. Das sind sechs Paar Schuhe für fünf Tage. Meistens habe ich alle Schuhe gebraucht. Und noch meine Hausschuhe: marokkanische Lederschlappen, die ich liebe.

Und jetzt? Was packe ich jetzt?

Was brauche ich wirklich?

Gummistiefel? Nein, ich gehe im Regen barfuß.

Turnschuhe? Vielleicht.

Flipflops? Nein.

Ballerinas? Ja, da nehme ich die beigen Wish Gloves mit.

Uggs? Frau Pflichtbewusst meldet sich: »Klar nehmen wir die Uggs mit. Wir brauchen ein Paar warme Schuhe für alle Fälle.«

Nein, das brauchen wir nicht. Wir brauchen im Juli keine Fellschuhe!

Dann bleiben noch meine Arbeitssandalen: Kann ich darauf verzichten? Wenn man mit Ton arbeitet, wird er am Abend mit einer Plastikfolie umwickelt, damit er nicht austrocknet. Dazu nimmt man Reißnägel, um sie auf der Holzplatte festzuklemmen. Tja. Reißnägel. Keine schöne Idee für meine nackten Fußsohlen. Brauche ich zur Sicherheit Schuhe oder kann ich da einfach alle Teilnehmer bitten, aufzupassen? Ja. Ich kann. Und falls es kalt werden sollte, kann ich ja auch immer noch meine Wish Gloves anziehen.

Ich verreise mit nur einem Paar Schuhen. Ich fühle mich wie Kolumbus auf seiner ersten Expedition. *Ein* Paar Schuhe! Das habe ich noch nie gemacht. Ich habe viel weniger Gepäck als sonst. Allein dafür lohnt sich das Barfußgehen schon.

Ich genieße den Bildhauerkurs, meine Teilnehmer, den Holz-boden, die Wiesen drum herum und den eiskalten Gebirgs-bach in der Nähe, zu dem ich jeden Mittag zum Kneippen gehe. Dummerweise muss ich dabei über einen Kiesweg. Wir haben in Bayern viele Kieswege. Warum eigentlich? Bisher fand ich Kieswege schön. Jetzt merke ich, sie sind zwar schön, aber un-praktisch. Schön, aber schmerzhaft. Ob ich mich daran jemals gewöhnen werde?

Ich gehe zehn, fünfzehn Meter über einen Kiesweg – lang-sam, viel langsamer, als ich sonst gehe – und springe sofort zur Erholung auf jedes Stück Gras oder Wiese, das sich mir anbietet.

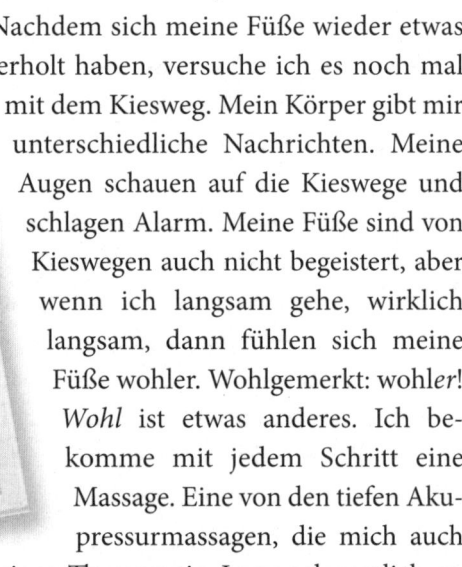

Nachdem sich meine Füße wieder etwas erholt haben, versuche ich es noch mal mit dem Kiesweg. Mein Körper gibt mir unterschiedliche Nachrichten. Meine Augen schauen auf die Kieswege und schlagen Alarm. Meine Füße sind von Kieswegen auch nicht begeistert, aber wenn ich langsam gehe, wirklich langsam, dann fühlen sich meine Füße wohler. Wohlgemerkt: wohl*er*! *Wohl* ist etwas anderes. Ich be-komme mit jedem Schritt eine Massage. Eine von den tiefen Aku-pressurmassagen, die mich auch bei meiner Therapeutin Lucy gelegentlich an die Decke gehen lassen. Allerdings merke ich, wie sich mein Oberkörper verkrampft.

Was heißt das jetzt? Ich mache meine Füße gesünder, aber dafür drehen meine Nackenmuskeln durch?

Es ist völlig unmöglich, schnell zu gehen. Jede Minute überprüfe ich, ob ich überhaupt noch im Ballengang gehe. Wenn ich stehe, passe ich auf, dass ich auch die Ferse belaste. Dass ich überhaupt in der Lage bin, einen zusammenhängenden Satz beim Gehen herauszubringen, verwundert mich. Etwas anderes fällt mir noch auf: Ich muss in meinem eigenen Rhythmus gehen. Ich kann mich niemandem mehr anpassen. Eine gute Übung für das Schärfen des eigenen Gespürs!

Jedes Mal, wenn wir vor einem Restaurant stehen, ziehe ich meine beigen Barfußschuhe an. Ich bin erstaunt, wie sauber meine Fußsohlen trotz des Barfußgehens sind. Ich habe Schlimmeres erwartet. Manchmal benutze ich gar kein Feuchtigkeitstuch, sondern steige so in die Schuhe, die glücklicherweise einfach in die Waschmaschine gesteckt werden können.

Im Restaurant ziehe ich meine Schuhe unterm Tisch wieder aus, was keiner sieht. Wenn ich auf die Toilette gehe, ziehe ich sie wieder an. Ein paarmal saß ich draußen im Biergarten barfuß. Einige Gäste haben mich verwundert angeschaut.

Wenn ich aus dem Restaurant gehe, ziehe ich meine Schuhe wieder aus. Ein lustiges Spiel, das natürlich von meinen Kursteilnehmern beobachtet wird. Einige Male werde ich von Leuten angesprochen, die mit mir das Restaurant verlassen. Was ich denn da mache?

»Ich übe das Barfußgehen«, sage ich. Und dann – wenn die Fragenden nicht schnell genug weggegangen sind – erzähle ich ihnen von dem Buch Carsten Starks, vom Ballengang, wie ungesund Schuhe sind, zeige ihnen, wie ich von der Belastung auf die Ballen jetzt beim Stehen auch die Ferse belaste, und dann – halte ich endlich den Mund.

Meistens geht meine Begeisterung mit mir durch, und ich merke zu spät, dass ich gerade mal wieder gegen eine meiner

Kardinalregeln verstoßen habe: nur meine Meinung zu sagen, wenn ich gefragt werde, und nach ein, zwei Sätzen mit dem Erklären wieder aufzuhören, um zu sehen, ob der andere auch mehr davon hören will. Vielleicht bin ich ja nur gefragt worden, um eine Konversation aufrechtzuerhalten?

Das Abwarten, ob mein Gegenüber auch nachfragt, fällt mir immer besonders schwer, wenn ich von etwas Neuem entflammt bin. Das ist das Problem. Nicht für mich, aber für die anderen, die einfach aus Überraschung über meine Schuhlosigkeit nur unschuldig fragen und dann ganz umsonst noch einen Vortrag dazubekommen.

Hohenaschau ist auch ein Städtchen für Sommerfrischler, und so wird mein Barfußgehen zwar bemerkt, aber nicht besonders kommentiert. Es ist Sommer. Sie ist barfuß. Passt schon irgendwie.

Am letzten Tag regnet es. Ich habe großen Spaß, barfuß im Regen herumzulaufen. Ich lache, als ich die Utensilien vom Zelt ins Auto trage. Meine Kursteilnehmer lachen mit mir, wie ich mit meiner Regenjacke mit Kapuze und barfuß durch den Matsch springe. Ich muss mir überhaupt keine Gedanken darüber machen, ob meine Schuhe dreckig werden oder ich in eine Pfütze trete.

Irgendwie hatte ich mir das mit dem Regen unangenehmer vorgestellt. Wahrscheinlich, weil es mit Schuhen auch so ist. Da werden die Socken und dann die Füße feucht. Hier sind meine Füße gleich völlig nass. Aber eben angenehm nass. Mit Schuhen müsste ich mir überlegen, ob sie den Regen überhaupt aushalten. Matsch auf hellen Ballerinas? Das wäre eine mühsame Reinigungsaktion. Hier gibt es überhaupt keine Reinigungsaktion. Warum habe ich nur immer Gummistiefel angezogen? Mit einem Mal erscheint mir das so völlig sinnlos.

Meine Füße wachen auf. Das merke ich richtig. In jeder meiner Meditationen – wenn ich also meine Gedanken runterfahre und nur aufmerksam erspüre – fühle ich meine Fußsohlen ganz deutlich. Es ist ein konstantes angenehmes Kribbeln an den Fußsohlen. Früher spürte ich in Meditationen eher die Herzgegend. Jetzt vibriert der ganze Körper, und ich fühle überall diese innerlichen Rhythmen und Bewegungen.

Ist sie betrunken?

– August –

Zurück in München merke ich, wie sehr mir die Natur fehlt. Hier gibt es keinen eiskalten Gebirgsbach, in den ich für meine täglichen Kneippkuren zwei, drei Runden im knietiefen Wasser gehen kann. Hier gibt es keine weitläufigen Wiesen vor dem Haus. Hier gibt es keine gemütlichen Pfützen. Hier gibt es allerdings auch keinen Kies, und so ist das Gehen in der Stadt sehr viel angenehmer für meine Füße. Manche der Steinplatten sind richtige Fußschmeichler: glatt und warm. Der Wechsel des Untergrundes ist spannend, und ich habe das Gefühl, als ob ich mit der Sensibilität meiner Fingerspitzen den Boden erspüre. Und noch etwas fällt mir auf. Wann immer ich auf etwas Spitzes am Boden steige – ein kleiner Stein zum Beispiel –, hebt sich der Teil meines Fußes, um dem Schmerz beim Auftreten auszuweichen. Wenn ich mit meinem Fersengang auftrat, trat ich immer unvermittelt und mit voller Wucht irgendwo hinein. Das ist jetzt anders. Durch mein leichteres Auftreten hat mein Fuß die Möglichkeit, diesen Schmerz zu umgehen, wohl auch, weil er beweglicher geworden ist. Ich bin beeindruckt. Meine Füße scheinen Augen bekommen zu haben.

Ich merke, es wird Zeit, eine Entscheidung zu treffen. Probiere ich das permanente Barfußgehen jetzt aus, oder ziehe ich ab und zu Schuhe an und ab und zu eben nicht?

Ich spreche mit Stanko darüber. Ich mache mir keine Sorgen, ob er damit klarkäme. Er ist Künstler. Sein Herz wie sein Verstand sind weit auf. Er meint augenzwinkernd zu meinen Überlegungen: »Du bist nicht der lauwarme Typ. Du bist entweder heiß oder kalt.«

Tja, das stimmt. Wenn ich zurückschaue, dann lasse ich gern mal das Pendel zur komplett anderen Seite schwingen, auch um zu sehen, was da passiert und was machbar ist. Und dann, wenn ich das eine wie das andere erlebt, meine Lehren daraus gezogen habe, dann pendle ich mich wieder da ein, wo es für mich am besten ist.

Einige meiner inneren Stimmen sind darüber nicht glücklich, aber das überrascht mich nicht. Allen voran die Herbergsmutter (»Was werden die anderen von uns denken?«) und Frau Obrigkeitshörig (»So etwas macht man nicht!«).

Frau Freude ist dafür, meine Seele sowieso, und Frau Schönermachen hat sich noch nicht entschieden.

Ich schaue mir wieder meine Schuhe in meinen Schränken an. Mein Gott, wie selten ich die meisten überhaupt angezogen habe. Reine Platz- und Geldverschwendung. Ich nehme ganz automatisch Schuhe heraus, die ich garantiert nicht mehr anziehen werde. Zwei große Tüten werden voll. Beide meiner Schwestern haben die gleiche Schuhgröße wie ich. Sie werden sich freuen.

Damit ist klar, dass ich mich auf das Abenteuer einlasse. Wirklich einlasse. Frau Obrigkeitshörig und die Herbergsmutter meckern: »Wir werden auffallen!«

Ja, das stimmt, aber es hilft nichts. Da werde ich wohl in den sauren Apfel beißen müssen. Vielleicht wird es ja auch gar nicht so schlimm? Möglicherweise fällt es den Leuten gar nicht auf?

Ich habe meiner Tochter, die in Los Angeles lebt, noch nichts von meinem neuen Abenteuer erzählt. Die Herbergsmutter in mir will das auch so belassen. Sie weiß, was kommt. Meine Tochter wird davon nicht begeistert sein, und das ist sehr untertrieben. Wir telefonieren vier-, fünfmal die Woche miteinander – was wegen der neun Stunden Zeitunterschied nicht ganz einfach ist. Es wird Zeit, dass sie auch davon erfährt. Ich erzähle ihr bei unserem nächsten Telefonat, dass ich jetzt mehr barfuß gehe. Sie ist auf dem Weg ins Büro und abgelenkt. »Ah ja«, sagt sie ganz entspannt. Ich weiß, sie hat mich nicht gehört. »Ah ja« ist keine Antwort, die sie mir auf so etwas geben würde. Ich warte ab, bis es gesackt ist.

»Du machst was?«, die Irritation ist durch den Telefonhörer spürbar.

»Ich versuche, viel barfuß zu gehen.«

»Was meinst du mit ›viel‹?«

»Ja, also nicht nur drinnen, sondern auch draußen.«

»Draußen? Wie in ›draußen auf der Straße‹?«

»Ja.«

Meine Tochter wünscht sich, glaube ich, manchmal eine normale Mutter – aber wer ist schon normal? Als Kind hat sie vieles, was ich gemacht habe, noch spannend gefunden. Nur bei uns zu Hause durfte sie mit ihren Freundinnen und mir im Garten um ein Feuer übernachten. Nur bei uns gab es einen »Tag des schlechten Benehmens«, wo all die guten Benimmregeln mal vergessen werden durften (ihre Schulkameradinnen reden noch heute darüber). Nur bei uns gab es eine Mama, die mittwochs mal für ein Jahr nicht sprach. Nur bei uns gab es ein echtes Tipi im Garten mit indianischen Zeremonien. Nur bei uns durfte sie barfuß in Pfützen springen und sich so richtig dreckig machen. Nur bei uns gab es einen Meditationsraum, der größer als das Wohnzimmer war. Alles war spannend – bis sie ein Teenager wurde.

Dann wurde ich nämlich peinlich – wie alle anderen Mütter auch. Nur im Gegensatz zu allen anderen Müttern bin ich immer noch peinlich.

»Das kann doch nicht dein Ernst sein!« Julia wird laut – was sie selten wird. »Hör bitte auf damit! Du kannst dich verletzen! Du kannst krank werden! Das ist doch völliger Unsinn! Dafür gibt es Schuhe, die sind für deinen Schutz da! Ich glaub es nicht! Warum musst du immer so komische Sachen machen?« Ihr gehen die Ausrufezeichen aus.

Ich merke, sie braucht Zeit, um sich an den Gedanken zu gewöhnen – falls sie sich jemals daran gewöhnen wird.

Bin ich über ihre Reaktion überrascht? Nein. Meine Tochter liebt Schuhe, und ohne Schuhe zu sein ist für sie so, als würde man ihr eine Glatze schneiden. Ich bin dreißig Jahre älter und erinnere mich sehr wohl daran, wie wichtig es für mich in ihrem Alter war, nicht unangenehm aufzufallen.

Kurz danach schickt sie mir eine SMS: »Tut mir leid, Mama. Aber ich mache mir Sorgen. Muss das denn sein?«

Ich schreibe zurück: »Danke. Ja, ich finde das spannend. Aber ich verspreche dir, dass ich in deiner Gegenwart Schuhe anziehe, wenn wir ausgehen.«

Früher hätte ich da keine Ausnahme gemacht. Ich hätte damals gefunden, dass ich das Erlebnis dadurch irgendwie verwässere. Heute sehe ich das anders. Ich möchte nicht, dass irgendjemand – am wenigsten meine Tochter – sich durch mein Barfußgehen unwohl in meiner Gegenwart fühlt. Das bringt uns nichts. Wenn ich ein paar Stunden lang Schuhe anziehe, wird mich das nicht umbringen.

Das ist einer der wenigen Vorteile, dass wir nicht in derselben Stadt wohnen. Sie wie ich können Sachen machen, die der andere nicht so richtig mitbekommt.

Ich lebe in einem hundert Jahre alten Wohnhaus. Es ist mit einem großen Eingangsfoyer ausgestattet, das so gebaut wurde, um die Pferdekutschen nach hinten in den Hof fahren zu lassen. Mitten im Gang gibt es eine große Treppe, an der die Herrschaften aus der Kutsche aussteigen konnten. Mittlerweile leben in diesem Haus zehn Parteien, und unsere Pferdekutschen sind die Fahrräder. Wir sind ein freundschaftliches Haus. Jeder kennt jeden. Mit einigen meiner Mitbewohner(innen) bin ich schon seit Jahren befreundet. Eine davon, Marion, treffe ich barfuß im Hausgang. Sie ist Künstlerin und eine großartige Erscheinung. Sie lacht, als sie mich sieht. »Barfuß! Wie klasse ist das denn?!«

Ich bedanke mich. Auch mal schön, gelobt zu werden. Ich bin ein überzeugter »Erklärer«. Ich glaube, es würde unser aller Leben sehr viel leichter machen, wenn wir uns mehr mitteilen. Leute erfinden Geschichten, wenn sie etwas nicht genau wissen. Und oft trauen sie sich nicht, die betreffende Person direkt zu fragen. Mein Ansatz ist ein anderer. Wenn ich meinen Mitbewohnern mitteile, dass ich jetzt für eine Weile barfuß gehe, müssen sie sich nicht mehr wundern.

So erzähle ich es Marion.

Sie freut sich drauf. »Da bin ich aber sehr gespannt, wie es dir damit ergeht!«

»Ich auch«, antworte ich.

Der erste Schritt aus meinem Haus ist neuerdings immer ein spannender. Wie fühlt sich der Boden an? Ist es so warm, wie meine Augen es vermuten? Was wird mir passieren, wenn ich jetzt rausgehe? Wird mich jemand fragen? Werde ich überhaupt auffallen? Ein Gang zur Post ist nicht mehr einfach nur ein Gang zur Post, sondern ein Ereignis.

Das Gehen hat sich zu einer spannenden Übung entwickelt. Ich erfreue mich an den unterschiedlichen Bodenbelägen. Merke, wie angenehm warm so ein Asphalt auf der Straße sein kann, und bin immer wieder überrascht, dass ich auf den Steinplatten so gut zurechtkomme. Mein Körper gibt mir überhaupt kein Zeichen von Unwohlsein. Falls ich Schuhe brauchen sollte, habe ich zur Sicherheit meine faltbaren Ballerinas in ihrem kleinen Säckchen in meiner Handtasche.

Während ich mal wieder an einer Ampel stehe, schaut ein junger Mann zu mir her und meint völlig überrascht: »Sie gehen barfuß!«

Wir lächeln uns an.

»Das sieht aber sexy aus.«

Ich weiß gar nicht, was ich darauf sagen soll. Zuerst kommt mir der Gedanke: »Junge, ich könnte deine Mutter sein.« Und dann antworte ich lachend, während wir über die Straße gehen: »Deswegen mache ich es nicht.«

Ich habe glücklicherweise das Talent mitbekommen, selten zu bemerken, wenn mich jemand anschaut. Vielleicht ist es aber auch eine Angewohnheit, die noch aus meiner aktiven Fernsehmoderatorinnenzeit übrig geblieben ist. Damals war ich recht bekannt, und es wäre mir zu anstrengend gewesen, wenn es mir dauernd aufgefallen wäre, sobald mich jemand wiedererkannte. Doch einige Reaktionen fallen mir natürlich auf. Besonders wenn sie mit einem intensiven und verwunderten In-die-Augen-Schauen verbunden sind. Manche bemerken meine nackten Füße und schauen verwirrt nach oben: Ist sie betrunken? Ist sie obdachlos? Hat sie Schuhe in den Händen, die sie schmerzen?

Alle drei Vermutungen können mit ziemlicher Sicherheit verneint werden. Ich bewege mich so, als sei es das Normalste der Welt, wenn man barfuß geht.

Was es ja auch eigentlich ist.

Was es ja auch eigentlich war ...

Ich lasse Leute verwirrt zurück. Ich passe nicht in das Bild, das man sich von barfuß gehenden Menschen macht. Ich bin kein Hippie, habe keine Rastalocken, trage keine langen Walleröcke und bettle Leute nicht um Kleingeld an. Meine Füße sind gepflegt, und der Rest von mir ist es auch. Barfuß und schicke Handtasche? Für viele geht das wahrscheinlich nicht zusammen. Ich trage meistens Hosen und einfarbige T-Shirts oder Blusen, darüber gern auch außergewöhnliche Jacken und Mäntel. Gerade meine Mäntel fallen öfter auf. Jetzt möchte ich aber nicht auffallen. Ich fahre alles herunter, was nur im Entferntesten auffallen könnte.

Ich merke, dass ich dem Barfußgehen kein zusätzliches Etikett anheften möchte. Das stimmt nicht ganz. Ich möchte kein zusätzliches *bestätigendes* Etikett anbringen: »Kein Wunder, dass die Frau barfuß geht, sie ist so ein Künstlertyp.« Oder: »Na ja, sie sieht ja komisch aus, da fällt das gar nicht weiter auf.« Oder: »Bei der bunten Jacke erwarte ich eigentlich nichts anderes.«

Ich wünsche mir, dass ich und meine nackten Füße so normal wie möglich aussehen. Leider schlägt die derzeitige Mode Röhrenhosen vor, und damit fallen meine unbeschuhten Füße sehr viel mehr auf. Ich suche in meinem Kleiderschrank nach Hosen, die unten ein bisschen weiter werden.

Dieses öffentliche Barfußgehen hat seine eigenen Herausforderungen. Die »kleine Sabrina« traut sich nicht, barfuß in Geschäfte zu gehen. Sie ist der Ursprung meiner Frau Obrigkeitshörig, die sich aus dieser Angst, »etwas Falsches zu tun«, entwickelt hat. Sie hat Angst vor einer möglichen Konfrontation. Bevor ich Geschäfte und Restaurants betrete, ziehe ich Schuhe an. Das ist beim Einkaufen manchmal etwas mühsam: Apotheke, Post, Schreibwaren-, Lebensmittelladen, Restaurant. An. Aus. An. Aus. An. Aus. Die Welt mit Schuhen ist eindeutig unkomplizierter.

Seitdem ich in den Wechseljahren bin, gehe ich drei-, viermal die Woche für fünf Minuten ins Sonnenstudio, um meine Vitamin-D-Produktion anzuregen. Bei schönem Wetter reichen fünfzehn bis dreißig Minuten in der Sonne, allerdings sollte dabei der ganze Körper den Sonnenstrahlen ausgesetzt werden und nicht nur Hände und Gesicht. Da dies nicht immer möglich ist, helfen da fünf Minuten im Sonnenstudio. Auch hier komme ich barfuß an. Innen gibt es eine Sitzgelegenheit für den Fall, dass man warten muss. Hier wische ich mir immer demonstrativ die Füße mit meinen Feuchtigkeitstüchern ab – auch damit man sieht, dass ich mich nicht mit schmutzigen Füßen auf eine Sonnenliege begebe.

Selbst dieses Abwischen braucht einiges an Überlegung: Wohin zeige ich mit meinen Fußsohlen, damit ich sie sehe, aber sonst niemand? Meistens drehe ich mich zur Wand. Nach dem Abwischen werfe ich das Feuchtigkeitstuch verschämt weg, als ob ich einen Drogenvorrat entsorgen müsste. Im Sonnenstudio wechseln die Mitarbeiter ständig, und so erkläre ich mich jedes Mal: »Ich gehe zur Zeit barfuß. Nur falls Sie sich wundern.«

Manche sagen: »Ach, das ist mir noch gar nicht aufgefallen.« Andere: »Ja, das hat mich jetzt tatsächlich gewundert.« Oder: »Das haben mir die Kollegen schon erzählt.«

Und das war die Antwort, von der ich wusste, dass sie irgendwann einmal kommen würde. Die Antwort, die die Herbergsmutter in mir befürchtet hatte; denn damit ist klar, dass ich jetzt Gesprächsthema bin. Ich bin die »komische Frau, die barfuß geht«.

Kurz danach treffe ich meinen Nachbarn Julian in unserem Treppenhaus: »Ach, du bist das, die barfuß geht. Ich bin schon darauf angesprochen worden, ob wir jetzt eine Verrückte bei uns im Haus haben.«

Ich erkläre ihm, was ich mache.

Er nickt amüsiert. »Tja dann, viel Spaß.«

Viel Spaß. Hm. Habe ich den noch, wenn man mich für verrückt hält?

Frau Obrigkeitshörig und die Herbergsmutter holen Luft, um etwas zu sagen. Ich grätsche dazwischen: »Ruhe da oben. Ihr seid still. Ich habe das Bedürfnis, barfuß zu gehen, dann mache ich es auch. Warum genau, weiß ich selbst noch nicht. Das wird sich noch zeigen. Aber bisher hat uns mein Wissensdurst und Forscherdrang noch nie geschadet, oder? Also, alles klar?«

Beide knirschen ein »Klar« zurück. Aber passen tut ihnen das nicht.

Mir fällt auf, dass ich weniger Hautcreme brauche. Ohne meine Cremedose in der Handtasche für meine Hände gehe ich üblicherweise nicht aus dem Haus, und meinen Körper creme ich zweimal am Tag ein. Meine Haut schreit nach dem Duschen regelrecht danach.

Jetzt allerdings ist es nicht mal mehr ein Flüstern. Ein paarmal habe ich vergessen, mich einzucremen, und das spüre ich normalerweise kurz danach und hole es nach.

Kann das mit dem Barfußgehen zu tun haben? Reguliert sich da irgendetwas?

Wir fahren nach Italien in Urlaub. Barfuß im Flughafen fühlt sich jetzt schon fast normal an. Wenigstens brauche ich mir um meine Schuhe bei der Sicherheitskontrolle keine Gedanken zu machen. Der Mann von der Security, der auch mein Ticket sehen will, schaut verwirrt in die zwei Boxen, in denen meine Handtasche, mein Computer und meine Flüssigkeiten in dem kleinen Plastikbeutel liegen. »Wo haben Sie denn Ihre Schuhe hingetan?«

»Ich habe keine dabei. Ich gehe seit ein paar Wochen barfuß.«

»Aha. Ja, das ist ja ganz praktisch hier bei uns. Da müssen Sie nichts ausziehen.«

Ich nicke zustimmend. Am anderen Ende stehen wie üblich zwei Polizisten. Ich lächle sie an. Sie lächeln zurück – also das vorsichtige Polizistenlächeln, was bedeutet, dass sie einen Mundwinkel kurzfristig nach oben schieben. Ich gehe barfuß an ihnen vorbei und werde nicht verfolgt. Keiner von den beiden hält mich auf. Frau Obrigkeitshörig schickt mir dieses Mal keinen Angstschweiß. Aha. So schnell kann man sich daran gewöhnen.

Ich versuche, Leute von meinen Füßen abzulenken. Ich bemühe mich, ihre Aufmerksamkeit auf mein Gesicht umzuleiten, wie die Zauberer, die so viel reden, dass man gar nicht merkt, wie sie aus dem Ärmel eine Karte ziehen. Ich lasse sie. Ich schaue die Menschen, die mir entgegenkommen, an und lächle. Manchmal klappt es, manchmal klappt es nicht.

Als ich ins Flugzeug steige, fällt der am Eingang stehenden Flugbegleiterin trotzdem auf, dass ich barfuß bin. Sie schaut mir schnell in die Augen. Ich lächle. Sie lächelt zurück, und ich gehe weiter zu meinem Sitz.

Immer wenn ich jemandem den Rücken zudrehe, spüre ich Frau Obrigkeitshörig. Sie wartet nun schon seit Wochen auf eine schwere Hand, die sich auf meine Schulter legt, und eine laute und scharfe Stimme, die mich mit einem »Ziehen Sie sich gefälligst Ihre Schuhe an!« zurechtweist.

Zwei Wochen Urlaub in einem Haus in Umbrien. Ich bin fast jeden Sommer dort und immer viel barfuß. Leider gibt es auch hier Kies. Vom Haus zum Gemüsegarten, von der kleinen Parkbucht zum Eingang, der Weg ums Haus herum. Mit Schuhen kein Problem. Barfuß immer noch eine Herausforderung. Italienischer Kies fühlt sich nicht besser als bayerischer an. Gestampfte Erde wäre mir lieber.

Manchmal besuche ich mit meinen Gästen die malerische Kleinstadt Orvieto. Mein Barfußgehen wird überrascht und gleichzeitig entspannt zur Kenntnis genommen. Nachvollziehbar ist es für meine italienischen Freunde nicht. Aber sie werden sich auch an das gewöhnen. Ich dagegen habe mich noch nicht ganz an den Ballengang und die gleichmäßige Gewichteverteilung beim Stehen gewöhnt. Es gibt immer noch viel zu denken. Wenn ich in Orvieto in ein Restaurant gehe, dann ziehe ich auch dort vorher meine Schuhe an. Unterm Tisch ziehe ich sie wieder aus. Gehe ich auf die Toilette, ziehe ich sie wieder an.

Meine Füße freuen sich jedes Mal, wenn ich die Schuhe ausziehe. Das ist spürbar. Es entsteht ein Gefühl der Freiheit. Und dieses Kribbeln an den Füßen erspüre ich jetzt nicht nur während meiner Meditationen oder abends im Bett, sondern den ganzen Tag über. Meinen Körper erlebe ich als Ganzes. Immer wieder übe ich, den großen und den kleinen Zeh am Boden und die drei mittleren Zehen winken zu lassen. Sie winken ein bisschen. Ein Taxi würde dafür nicht halten.

Bei meiner Massagetherapeutin

Vom Urlaub zurück, freue ich mich auf den Termin bei meiner Massagetherapeutin. Ich kenne Lucy Skibba nun schon seit knapp zehn Jahren. Neben ihren Ausbildungen in Osteopathie,

Akupunktur und Pulsdiagnose, Schröpfen und Triggerpunktmassage ist sie auch noch Heilpraktikerin. Ihr umfangreiches Wissen hat mich immer sehr beeindruckt. Sie arbeitet gegen Ende immer lange an meinen Füßen und drückt – häufig schmerzhaft und lange – meine Akupressurpunkte.

Ich liege auf dem Rücken, und Lucy nimmt sich meine Füße vor. Sie ist still. Ich bin neugierig. Wird ihr etwas auffallen? Sie fängt die Behandlung an, und ich spüre ein leichtes Drücken ihrer Daumen. So geht das ein paar Minuten weiter.

»Sag mal, was ist denn mit deinen Füßen passiert?«

»Wieso fragst du?«

»Das ist ja alles viel lockerer als das letzte Mal. Du zuckst ja nicht einmal mehr, wenn ich auf deinen Solarplexus drücke.«

»Du drückst drauf? Ich spüre da nicht viel.«

»Das meine ich ja. Normalerweise würdest du schon lange unter der Decke hängen.«

Ich erzähle ihr von meinem Barfußgehen. Lucy, bei ihren Behandlungen selbst barfuß, ist besonders begeistert von der Weite zwischen den verlängerten Zehenknochen am Vorderfuß. Normalerweise ist da wohl wenig Platz, da diese Stellen durch Schuhe eng zusammengedrückt werden, und bei mir war es natürlich auch so – aber jetzt nicht mehr! Nach nur sechs Wochen. Dabei erzählte sie mir von einem Freund, der auch im Winter nur barfuß ging.

Das war natürlich auch ein Gedanke, der mir gelegentlich kommt. Wie mache ich das im Winter? Offensichtlich gibt es einige Leute, die damit schon Erfahrung haben. Ich werde mich mal im Internet schlau machen. Doch jetzt erst mal erfreue ich mich an den so schnellen Veränderungen an meinen Füßen.

Ich schreibe nun zum ersten Mal auf meiner Fan-Facebook-Seite von meinem sechswöchigen Barfußgehen. Jeder hat etwas zu sagen. Die Reaktionen schwanken zwischen »Wozu das denn?« und »Das ist aber mutig« über »Igitt, wer weiß, wo ich da überall reinsteige?« bis zu »Da kann man sich ja wehtun« oder »Leider traue ich mich das nicht, weil ich Angst habe, was die anderen Leute sagen«. Alle Reaktionen kann ich verstehen. Alle kenne ich selbst.

Seit Jahren beschäftige ich mich mit dem Einfluss der Gedanken auf das Leben. Nicht nur auf unser Wohlbefinden, sondern auch auf die Erfahrungen, die wir machen. Sind wir der Meinung, dass alle gegen uns sind, dass wir nie Glück haben, dass alle Mitmenschen nur hinter unserem Rücken über uns reden, dann betrachten wir die Welt als Gefahrenquelle. Wir empfinden, dass alle gegen uns sind und wir uns schützen müssen. Werden wir da besonders liebevoll, großzügig oder nachsichtig sein? Eher nicht. Jedes kleine Fehlverhalten bestätigt unsere Meinung über die Welt: Sie ist schlecht.

Wenn wir hingegen glauben, dass die Leute in der Regel freundlich und hilfsbereit sind, wenn wir gelernt haben, völlige Verantwortung für unsere Gedanken, Worte und Taten zu übernehmen, und wenn wir Herausforderungen als Lernmöglichkeit sehen können, dann betrachten wir unsere Welt mit aufmerksamen, interessierten und verständnisvollen Augen.

Einer meiner geistigen Lehrer, Solano (gechannelt von LD Thompson), sagte mir einmal, dass wir eine viertel Sekunde Zeit haben, bevor ein Gedanke ein Gefühl wird. Eine viertel Sekunde!

Was bedeutet das jetzt für das Barfußgehen? Ein Bodenbelag ist erst einmal ein Boden. Da kann ich jetzt draufprojizieren, was ich möchte. Ich kann ihn einfach anschauen, oder ich kann vor meinem inneren Auge sehen, was auf diesem Boden alles passiert sein *könnte*. Und da gibt es an Ekelhaftem einiges, was einem hierzu einfallen kann. Sie haben bestimmt Ihre eigenen Bilder, die da sofort hochkommen. Und genau so passiert es: Ein bestimmter Gedanke erweckt ein bestimmtes Gefühl, und man reagiert mit einem »Igitt!«.

Dazu kommen die eingeimpften Hygienevorstellungen unserer westlichen Welt. Natürlich graust es mir vor einigen Dingen, aber ich entspanne dieses Gefühl, indem ich mir sage: »Das kann ich abwaschen.« Meine Füße bleiben am Boden. Ich strecke sie niemandem hin und stecke sie auch schon lange nicht mehr in den Mund. Also alles, was da drunten passiert, ist abwaschbar. Da ist die Haut einfach großartig konstruiert.

Was heißt das also, wenn ich barfuß gehen will? Ich muss aufpassen, dass ich bestimmte Gedanken nicht habe. Ich muss mich entscheiden: das Abenteuer Barfußgehen oder »Igitt«?

Erstaunlich eigentlich, dass ich vom Barfußgehen als Abenteuer schreibe. Eigentlich ist es doch völlig normal.

Eigentlich.

Ich fühle mich lebendiger

Immer noch erhalte ich Nachrichten zum letzten Posting auf Facebook.

»Wie fühlst du dich, seitdem du barfuß gehst?«

Ich fühle mich wacher. Lebendiger. Ich gehe schon seit ewigen Zeiten barfuß, aber eben nicht wie jetzt. Die unterschiedlichen Temperaturen und Texturen von Stein, Gras, Kies oder Holz sind so spannend. Da ist jetzt eine Verbindung zwischen meinen Füßen und meinen Hüften, die ich vorher nicht gefühlt habe. Der ganze untere Bereich wacht auf.

Eine andere Leserin schreibt: »Ganz barfuß gehen finde ich auch schwierig. Ich trage nun schon seit zwei Jahren Barfußschuhe, aber wenn ich bei kälteren Temperaturen barfuß laufe, bekomme ich immer wieder Krämpfe in den Füßen, und in Berlin liegt so viel Hundescheiße, das ist einfach nur eklig. Ich probiere mich auch schon seit einiger Zeit im Ballengang, und mittlerweile fühlt sich alles einfach nur noch komisch an. Ich kann nicht mehr zurück zum alten Fersengang und bin noch nicht richtig im Ballengang angekommen. Wie lange hast du gebraucht, bis du ganz selbstverständlich und entspannt im Ballengang laufen konntest?«

Ich habe auch noch das Gefühl, komisch zu gehen. Immerhin gehe ich seit fünfzig Jahren auf der Ferse ... da muss ich mir jetzt auch ein bisschen Zeit lassen, bis ich mich umgewöhne. Werde ich mich bei dem Umgewöhnen auf den Ballengang dann wie zwischen zwei Welten fühlen? Zwei Jahre, und immer noch fühlt sie sich unwohl damit. Wird mir das auch so gehen?

»Liebe Sabrina, mich reizt das Barfußlaufen (auch außerhalb des Gartens ;-)) total. Aber ich weiß, was mich abhält: die Angst vor den Blicken und Gedanken der Leute (obwohl ich die nicht mal höre) und vor spitzen Gegenständen, in die ich reintreten könnte. Ich krieg grundsätzlich die Angst vor den Reaktionen anderer nicht aus meinem Kopf. Ist das nicht schade? Dadurch fühle ich mich total eingeengt ... Ja, ich weiß ... Einfach ausprobieren und immer wieder machen, gell?«

Die Sorge, was die anderen von uns denken, ist ein Teil unseres Überlebensinstinkts. Wir wollen dazugehören. Das erfordert in vielen Bereichen Anpassung. Wir haben zugestimmt, uns bestimmten Gesetzen zu beugen. Wir haben zugestimmt, gewissen Lebensregeln zu folgen. Viele davon sind wichtig für ein funktionierendes Zusammenleben. Wenn unser Wunsch nach

Gemeinschaft allerdings zum Automatismus wird, dann besteht die Gefahr, dass wir uns selbst und damit unsere Individualität verlieren. Wie ein Orchester nur dann funktionieren kann, wenn jeder sein Instrument virtuos spielt, so funktionieren auch wir als Seele nur, wenn wir nach unserem eigenen Seelenplan leben. Diese Balance zu finden ist nicht einfach.

Natürlich gibt es ein paar Menschen, denen es völlig egal ist, was die anderen von ihnen denken. Ich gehöre nicht dazu. Meine Aufmerksamkeit liegt oft auf dem Wohlbefinden meiner Mitmenschen. Früher lag sie nur da. Daraus hat sich die Stimme der Herbergsmutter entwickelt. Es dauerte Jahre, bis ich wahrzunehmen lernte, was ich selbst brauche. Gerade diejenigen, die ihre Umgebung aufmerksam betrachten und ein ausgeprägtes Mitgefühl haben, sind eben auch für die Reaktionen anderer sehr sensibel. Wir erspüren Ablehnung sofort. Manch anderen fällt sie vielleicht nicht einmal auf. Eine Gabe, die ich mir gelegentlich wünsche.

Eine Leserin schreibt: »Liebe Sabrina, du bist mir Inspiration, sodass ich seit ein paar Tagen nur barfuß unterwegs bin … Es macht richtig Spaß – Freiheit für meine Füße pur! Und: So oft wie in den letzten Tagen bin ich auf der Straße bisher nicht angesprochen worden. Spannend, dass sich die Leute um meine Gesundheit sorgen. Aber gut – das ist ihre Sorge.«

Danach kommt von einer anderen: »Oh my God! Ich laufe gerade barfuß durch Stuttgart. Ich fahre U-Bahn & gleich noch mit dem Zug barfuß! Das ist das tollste Gefühl seit Langem!!!«

Und: »Also, ich würde im wahrsten Sinne des Wortes ›kalte Füße‹ bekommen. Hab es nur an einem Abend in einem Tanzsaal ausprobiert, weil mir meine neuen Schuhe wehgetan haben. Das scheint dann ein Hingucker zu sein. Man kann sich die Füße ja auch als Schuh anmalen, damit es nicht so auffällt.«

Das liebe ich an Facebook: das Miteinanderteilen von Erlebnissen. Ein Austausch, der so schnell geht, als ob jemand im Nebenzimmer sitzt.

Ich glaube, ich bin gewachsen. Zumindest fühlt es sich so an. In meinem Alter soll man ja angeblich langsam schrumpfen, aber ich fühle mich aufrechter, gerader. Heute Morgen beim Aufstehen erspürte ich mich anders. Es fühlt sich wie eine selbstverständliche Veränderung an. Nichts, was ich »gemacht« habe. Nichts, worauf ich mich konzentrieren musste. Nichts, was Übung oder Arbeit war.

Ich fühle mich aufrechter. Einfach nur so.

Als Geschenk.

Es ist Ende August, und ich packe für Los Angeles. Die dritte Reise innerhalb kürzester Zeit. Und das dritte Mal, dass Kofferpacken nicht mehr so mühsam ist. Ich packe die schwarzen zusammenklappbaren Ballerinas in meine Handtasche (die hatte ich mir damals mit den beigen gekauft und wiedergefunden) und die Wish Gloves in eine Ecke vom Koffer. Fertig.

Am Münchner Flughafen genieße ich den Boden und gehe mittlerweile recht entspannt durch die Sicherheitskontrolle. Für die USA-Reisenden gibt es immer noch eine zweite Kontrolle. Auch dort wird mein Barfußgehen nicht erwähnt. Ich steige in den Flieger und suche mir meinen Platz. Ich sitze in einer Reihe, in der vor mir keine Sitzreihe, sondern eine Wand ist. Der Mann, der nach mir in das Flugzeug gestiegen ist und dem schon beim Einsteigen meine Füße aufgefallen sind, nimmt neben mir Platz.

Wir nicken uns zu, und eine Sekunde später zieht er seine Schuhe und Socken aus. Dann lehnt er sich zurück und stützt seine Füße zu meinem Schrecken in Augenhöhe an der Wand ab. Das allein finde ich schon völlig unpassend – da hatte ich seine Füße noch nicht richtig gesehen. Seine Nägel sehen aus, als wäre er vor Jahren mal mit der Heckenschere drübergegangen. Alles an ihnen wirkt ungepflegt. Ich schaue erschrocken weg, als hätte ich jemanden aus Versehen hinter einer nicht verschlossenen Toilettentür erwischt.

Ich habe die Angewohnheit, meine Reaktionen zu überprüfen. Was schockiert mich hier? Sind es seine ungepflegten Füße, die geradezu nach einer Pediküre schreien? Ist es mein eigenes Empfinden von »Das macht man nicht«? Ekelt es mich, und wenn ja, warum? Kann ich seinen Fuß nicht einfach nur betrachten, wie ich ein Kunstwerk betrachte, was der Körper ja immer ist, egal, wie er aussieht? Woher kommt dieses Schönheitsempfinden, und ist es nützlich? Und geht es meinen Mitmenschen ähnlich, wenn sie meine Füße sehen – selbst wenn sie gepflegter sind und ich sie ihnen nicht auf Augenhöhe präsentiere?

Viele unserer Reaktionen kommen aus unserer Kindheit; aus Erlebnissen und Lehren, die wir daraus gezogen haben. Im Lauf unseres Aufwachsens haben wir bestimmte Strategien entwickelt, und die gilt es immer mal wieder zu überprüfen: Stimmen sie noch? Oder brauche ich, um ein anderes Leben zu leben, andere Strategien? Früher war ich zum Beispiel häufig beleidigt. Es war meine Strategie, um Aufmerksamkeit zu bekommen. Später hat sich das als überflüssig herausgestellt, und ich habe das Beleidigtsein völlig abgelegt. Doch was wird hier, bei den Füßen meines Nachbarn, in mir getriggert? Als Bildhauerin liebe ich Gesichter und finde die angeblich »schönen« meistens etwas langweilig. Mich interessieren die spannenden Gesichter. Warum kann ich das nicht auch bei den Füßen so sehen?

»Weil sie nicht spannend sind, sondern ungepflegt!«, ruft Frau Schönermachen.

Ja. Das stimmt. Es tut mir manchmal sogar körperlich weh, wenn ich sehe, dass ein Körper schlecht behandelt wird. Bei ungepflegten Füßen muss ich immer sofort an einen jungen Mann denken, in den ich mit sechzehn Jahren sehr verliebt war. Ich schmachtete ihn für Monate an, und dann endlich waren wir gemeinsam mit der Freundesgruppe am See beim Grillen. Er saß neben mir und legte seinen Arm um mich. Ich war bereit für unser zukünftiges Leben, die Kinder (zwei) und die Hunde (einen Mischling aus dem Tierheim), unsere gemeinsame Wohnung und unser Auto (VW-Bus) – und dann zog er seine Schuhe aus.

Ich warf einen Blick auf seine Füße, rutschte sofort weg, löste mich aus seinem Arm, und das war's dann auch mit der Liebe und unserer gemeinsamen Zukunft. Tja, was soll ich sagen? Da bin ich empfindlich.

Ich höre, wie mein neuer Nachbar die Flugbegleiterin fragt, ob es eine Möglichkeit gebe, mit seiner Frau, die ein paar Reihen hinter uns platziert wurde, zusammenzusitzen. Ich biete sofort an, den Platz zu tauschen. »Ich wechsle. Gerne. Gar kein Problem. Es ist mir ein Vergnügen.« Er ahnt nicht, *was* für eins!

Ich lande zwölf Stunden später nach Ortszeit am selben Abend. Die Maschine ist pünktlich, und ich verlasse gespannt das Flugzeug. Nach dem Gang, der das Flugzeug mit dem Terminal verbindet, gehe ich an zwei Sicherheitsdamen vorbei Richtung Rolltreppe. Dann höre ich einen lauten Schrei: »She has no shoes on!«, in der gleichen Stimmlage, in der man vor einem Terroristen warnen würde. Noch auf der Rolltreppe zerre ich die schwarzen Ballerinas aus meiner Tasche und ziehe sie an.

Hier will ich nicht auffallen. Frau Obrigkeitshörig nickt. Das ist keine gute Idee.

Meine Tochter holt mich ab, und dass ich Schuhe trage, ist für sie eine große Erleichterung. Ich hätte sie sowieso vor dem Rausgehen angezogen, da wir das so ausgemacht hatten. Ich befürchte, sonst hätten wir wohl die nächsten zwei Wochen die Wohnung nicht verlassen.

Nachdem ich viele Jahre in den Staaten gelebt habe, weiß ich um die Hygienethemen meiner amerikanischen Landsleute (ich habe auch einen amerikanischen Pass). In der Hippiezeit gab es ein Schild, das konservative Ladenbesitzer gern an die Tür hängten: No shirt, no shoes, no service. Wenn du kein Hemd und keine Schuhe trägst, dann bedienen wir dich nicht. Das mit dem Hemd verstehe ich – wer sitzt schon gern beispielsweise im Restaurant einem Herrn oben ohne gegenüber (bei Frauen würden die einen oder anderen vielleicht eine Ausnahme machen), aber Schuhe?

Ich merke, wie sehr viel unsicherer ich hier barfuß gehe. In Deutschland bin ich bisher selten darauf angesprochen worden. Man schaut zwar, aber es gibt kaum Reaktionen. Ich spürte da eine große Dankbarkeit, denn ich merkte, wie großzügig wir Deutschen doch geworden sind.

Hier in den Staaten bin ich mir nicht so sicher. Natürlich fehlt mir auch die Barfuß-Erfahrung, und doch hat sich Nordamerika verändert. »The land of the free« ist so frei nicht mehr. Und das nicht nur seit den Anschlägen vom 11. September. Als ich Ende der Achtzigerjahre nach Los Angeles zog, war ich überrascht, dass Hunde zum Beispiel nicht in ein Restaurant mitdürfen. Das sei unhygienisch, wenn sie brav unterm Tisch liegen.

Hygiene ist hier ein erstaunlich wichtiger Punkt. Ich habe es auch gern sauber, aber ich denke von mir, dass ich nicht fanatisch darin bin. Was vielleicht auch daran liegt, dass ich, bevor ich schwanger wurde, eher schlampig war und Dreck schlichtweg nicht sah.

Kann ich denn hier überall barfuß gehen, oder gibt es da offizielle staatliche Gesundheitsregeln, *health codes*, nach denen ich mich richten muss, und ist das Barfußgehen vielleicht wirklich oft verboten? Zuzutrauen wäre es ihnen. Ich finde im Netz die »Society for Barefoot Living«, eine internationale Gruppe von Barfußgehern. Auf der Seite dieser Barefoot Society (barefooters.org) sind jede Menge Informationen zum Barfußgehen aufgeführt. Unter anderem auch zum berühmten *health code*. Auf ihrer Seite schreiben sie dazu:

> Die USA sind angeblich das freieste Land der Welt, allerdings haben wir durch Gespräche mit anderen Barfußgehern weltweit festgestellt, dass wir eines der Anti-Barfußländer sind. Viele Leute haben in den USA folgendes Schild gesehen: »No Bare Feet – by Order of the Health Department.« (Keine nackten Füßen – Anordnung vom Gesundheitsamt.) Dies ist völlig aus der Luft gegriffen. Einige unserer Mitglieder haben sich die Mühe gemacht, die Gesundheitsämter von jedem Bundesland anzuschreiben, und wir haben euch die hier zum Runterladen aufgeführt, falls ihr das brauchen solltet.

Muss ich also jetzt mit einem Zettel in meiner Tasche und einer Bestätigung durch die Gegend laufen? Ich schaue mir auf der Website die Informationen unter dem Bundesstaat Kalifornien an. Da heißt es, dass das California Department of Public Health keine Gesetze oder Vorschriften hat, die das Barfußgehen in Restaurants oder anderen öffentlichen Plätzen verbieten.

Ich komme mir ein bisschen vor, als wenn ich mich als Tourist in eine gefährliche Zone begäbe. Wirklich so viel Aufhebens wegen nackter Füße?

Ich melde mich bei der Barefoot Society als Mitglied an. Dazu muss ich mich bewerben und Auskunft geben: »Wir würden gern mehr darüber wissen, wo du barfuß gehst und wie die Leute reagieren. Bitte teile mit uns eine interessante Barfußerfahrung.« Das mache ich natürlich, und kurz danach bin ich offizielles Mitglied.

Die Society hat ebenfalls eine Facebook-Seite. Die meisten Teilnehmer sind Amerikaner, und gerade beschweren sich einige über Ladenbesitzer und darüber, dass ihnen gesagt wird, sie sollen entweder gehen oder sich Schuhe anziehen. Ich zögere weiterzulesen. Will ich mich von negativen Erlebnissen anderer beeinflussen lassen? Jeder von uns kreiert sich sein eigenes Leben; und was wir von Situationen erwarten und wie wir damit umgehen, ist ein entscheidender Faktor in unserem Erleben. Ich beschließe, einen Kommentar dazu zu schreiben, in dem ich meine Gedanken ausdrücke, dass wir vielleicht Leute vom Barfußgehen abhalten, wenn wir hier nur über schlechte Erfahrungen schreiben.

Wie werde ich reagieren, wenn man mich auffordert, die Schuhe anzuziehen? Klar werde ich sie anziehen, da ich immer welche dabeihabe und nicht auf Konfrontation aus bin. Anschließend würde ich aber nachfragen, warum derjenige darauf besteht. Was seine Gründe sind? Und das natürlich in einem interessierten und verbindlichen Tonfall.

Ich merke, wie mich das Lesen dieser amerikanischen Erfahrungen beeinflusst hat. Wieder wird mir klar, wie sorgfältig ich bei der Auswahl von Informationen sein muss, die ich an mich ranlasse. Je mehr ich von Frust und Anstrengung höre, desto schwieriger ist es, das wieder aus dem Hirn zu kriegen.

Ich erinnere mich daran, dass meine Barfuß-Erlebnisse bisher alle sehr angenehm waren.

Was wäre eigentlich, wenn ich barfuß gehen könnte, ohne dass jemand merkt, dass ich barfuß bin? So könnte ich mich an der Erfahrung erfreuen, ohne groß aufzufallen. Das wäre doch eine ziemlich geniale Idee, oder?

Ich müsste also etwas um meine Füße haben, das beim ersten Eindruck so aussieht, als ob ich Schuhe oder Flipflops trage. Ob dann darunter eine Sohle ist, fällt dann niemandem mehr auf. Anmalen will ich sie nicht. Ein Tattoo ginge mir jetzt zu weit.

Wie kann ich das machen? Frau Schönermachen schlägt Barfußsandalen vor. Das sind gestrickte oder gehäkelte Dreiecke, die man mit einer Schlaufe um den zweiten Zeh wickelt und dann am Knöchel festbindet. Sie sind als Dekoration für den Strand gedacht. Allerdings kennt man die auch von dort, und die meisten wissen, dass da keine Sohle drunter ist.

Was wäre aber, wenn ich mir nur ein Band rumwickelte, sodass es von oben wie eine schmale Sommersandalette aussieht? Bänder. Hm. Schuhbänder?

Ich muss ohnehin zum Einkaufen und hole mir auch gleich Schuhbänder. Da ich eine Farbe brauche, die zu allem passt und die etwas auffällt – damit man die Bänder für Schuhe hält –, wähle ich Dunkelgrau. Zu Hause probiere ich unterschiedliche Schlingmethoden aus. Ich entscheide mich für ein Schlingen um den großen Zeh, dann überkreuze ich die Bänder oben am Rist und unten im Mittelfuß und binde sie mit einer Schleife hinten am Knöchel zu.

Ich bin völlig begeistert, und es sieht sehr überzeugend aus. Ich mache gleich ein Foto von meinem neuen Ersatzschuh und schicke es meiner Tochter aufs Handy. Sie schickt mir ein »lol« (für »lauthals lachen«) und ein »Daumen hoch« zurück.

Ich gehe sofort damit raus. Ich bin wieder unsichtbar und gehe überglücklich damit spazieren. Das Glück hält nur zehn Minuten, denn dann bewegt sich die Schleife hinten an meinen Knöcheln mit jedem Schritt nach vorn. Das Schuhband rutscht, und so wird die Schleife bald unter meinem Fuß landen, wo ich sie überhaupt nicht brauchen kann. Ich zerre die Schleife wieder zurück zum Ausgangspunkt und gehe weiter. Leider bleibt sie nicht da, wo ich sie haben will.

Also dann wieder runter damit und sich weiterhin einer Erfahrung aussetzen, die meinem Ego dabei helfen wird, kleiner zu werden.

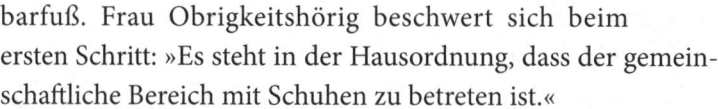

In dem Apartmenthaus in Los Angeles gibt es in jedem Stockwerk eine gemeinsame Waschküche. Die Hausgänge sind mit Teppich ausgelegt, und wenn ich die Wäsche wasche, gehe ich barfuß. Frau Obrigkeitshörig beschwert sich beim ersten Schritt: »Es steht in der Hausordnung, dass der gemeinschaftliche Bereich mit Schuhen zu betreten ist.«

»Ja, aber das macht doch wirklich keinen Sinn.«

»Das ist egal. Es steht in der Hausordnung.«

Ich mache es trotzdem und wünsche mir von Herzen, dass es mir egal wäre …

Es wird wärmer, und ich versuche immer mal wieder, draußen barfuß zu gehen. Aber das geht aus einem völlig anderen Grund als befürchtet nicht: Es ist *zu* heiß geworden. Ein paar Schritte, und meine Fußsohlen brennen. Da meine beiden paar Schuhe im Ballerina-Style sind, gehen mir meine Flipflops ab. Ich brauche eine Alternative und finde nach einer Internetrecherche die Xero-Schuhe.

Xero-Schuhe wurden inspiriert durch die Tarahumara-Indianer aus Mexiko, von denen ich jetzt zum ersten Mal höre. Um sich vor den spanischen Eroberern im sechzehnten Jahrhundert zu verstecken, zogen sie sich immer tiefer in das bergige Hinterland zurück. Ihre bevorzugte Fortbewegung ist das Laufen, sie können tagelang laufen, und sie tun das auch. Und das mit Freude. Etwas, was ich mir beim besten Willen nicht vorstellen kann. Ich habe vor zwanzig Jahren mal versucht, regelmäßig und fast täglich zu joggen. Angeblich soll sich nach einer Weile das »Runners' High« einstellen, ein euphorischer Zustand, der durch Endorphine ausgelöst wird, die nach längerem Laufen vom Körper ausgeschüttet werden. Meiner schüttete nichts aus. Auch nach einem Jahr nicht. Fünfundvierzig Minuten war meine tägliche Laufzeit – mit unserem Hund an der Seite, damit er auch was davon hat –, und keine Minute davon hat mir Spaß gemacht. Dem Hund übrigens auch nicht. Niemals kam mir der Gedanke, ob ich nicht mal einen Marathon laufen sollte. Laufen, das wurde mir klar, als ich es ein Jahr später aufgab, ist nichts für mich.

Die Minimal-Schuhe allerdings interessieren mich. Es gibt verschiedene Paare. Ich entschließe mich für den Amuri Cloud. Ein paar Tage später kommt er mit der Post: eine flache Gummisohle und ein paar Bänder und Schnallen, die den Fuß halten. Gleich beim Aufmachen fällt mir auf, wie breit er ist. Als ich die Schuhe anziehe, habe ich das Gefühl, ich schlurfe wie mit Schwimmflossen. Ich rufe bei Xero-Schuhe an und habe auch gleich Steven, einen der Gründer, am Telefon. Ob es die denn auch in schmäler gebe, will ich wissen. Er rät mir, sie entweder mit einer scharfen Schere zurechtzuschneiden oder sie gegen eine andere Version umzutauschen. Entweder kann ich sie selbst machen und bekomme dazu die Materialien, oder ich bestelle Schuhe, die für mich gemacht werden.

Ich habe gelegentlich die Tendenz, etwas ungeduldig zu sein, und Frau Freude rät mir, den Schuh doch einfach wieder zurückzuschicken und den anderen zu bestellen. Frau Schönermachen glaubt, wir können das selbst, und ich möchte nicht warten. Ich nehme die Schere, und nach ein paar Minuten stelle ich fest, dass die Schuhe jetzt zwar passen – aber schöner sind sie dabei auch nicht geworden.

Meine Tochter wirft einen Blick auf meine Schuhe und schüttelt den Kopf. Gleichzeitig öffnet sie ein Paket mit neuen Schuhen für sich selbst. Hochhackig, schwarz, geflochtene Bänder. Sehr sexy und elegant. Tja. Was soll ich sagen? Stolz und glücklich geht sie damit durch die Wohnung, und ich sitze im Sessel und schaue mir das an. Sie hat einen guten Schuhgeschmack.

»Komm, Mama, probier sie mal an.«

Wir haben fast die gleiche Schuhgröße. Meine Füße sind eine halbe Nummer größer, aber der Schuh passt sogar. Julia steht aufmerksam daneben, und ich kann sehen, was sie sich erhofft. Vielleicht wird der neue Schuh mich von dieser komischen Mission abbringen, barfuß zu gehen.

Es ist wirklich ein schöner Schuh.

Julia beobachtet mich, und ich beobachte mich. Regt sich da etwas in mir? Noch ein neues schickes paar Schuhe?

Daneben stehen meine flachen Xero-Treter, die eher so aussehen, als ob sie ein Surfer an den heißen Strand mitnimmt.

Unsere Blicke treffen sich.

»Ja, Mama. Deine Wahl.« Sie grinst. Ich gebe ihr die High Heels wieder zurück.

Ja. Meine Wahl.

Ich entschließe mich für die von Steven vorgeschlagene simple Version der Xero-Schuhe. Die, die ich jetzt habe, sehen mir zu sportlich aus. Sie sind nicht neutral genug, um sie wirklich überall zu tragen. Ich brauche etwas wirklich Einfaches, das auch eine gewisse Eleganz hat und genauso gut zu einer Hose wie zu einem Rock passt. Ich brauche einen Schuh, der unauffällig und schön ist. Eine Gummisohle und ein paar Bänder, so flach wie ein Briefumschlag. Einen Schuh, der leicht in meine Handtasche passt. Auf der Xero-Website gibt es ein Bild von einem Frauenfuß, der genau diese Schuhe trägt, die wirklich nur die Fußsohle abdecken. Wenn die Frau steht, würde man die Sohle gar nicht sehen. Es gibt eine große Farbpalette an Bändern wie an Sohlen, aber ich entschließe mich jetzt erst einmal für Schwarz.

Ich stelle meine Füße auf ein Blatt Papier, zeichne ihre Umrisse nach, mache einen Punkt an der Öffnung zwischen großem und zweitem Zeh – dort, wo das Band aus der Sohle herauskommen wird – und füge meine Maße in Inches hinzu. Dann scanne ich alles und schicke es per E-Mail los.

Ein paar Tage später sind sie da. Immer noch einen Tick zu breit. Aber vielleicht werden ja meine Füße vorn breiter, je länger ich barfuß gehe. Frau Schönermachen möchte die Schere holen, aber ich lasse sie liegen (doch lernfähig!). Ich verbringe die ersten fünfzehn Minuten damit, mir die Bänder zurechtzuzupfen. Wie eng müssen sie sein, damit ich nicht das Gefühl habe, ich schlurfe mit den Schuhen? Es stellt sich heraus: sehr eng. Das Gute daran ist, dass die Bänder so gestaltet sind, dass ich rein- und rausschlüpfen kann, ohne etwas binden zu müssen. Das Ende eines der Bänder ist mir zu lang, und ich schneide es ab, verknote es und versuche, es so zu arrangieren, dass es mir gefällt. Ich kann gut im Ballengang gehen, und ich fühle mich besser als mit meinen anderen paar Ballerinaschuhen. Die Bänder sind ebenfalls sehr angenehm. Diese sind unter den Schuhen, die ich jemals getragen hatte, eindeutig das absolute »Minimal-Paar«.

Ich trage die Schuhe beim Abendessen mit meiner Tochter in einem Restaurant in der Nähe. Auf dem Rückweg – endlich dunkel und der Gehweg nicht mehr so heiß – versuche ich, hinter ihr die Schuhe auszuziehen.

»Mama, zieh sie wieder an.«

»Aber es ist dunkel, und es sieht mich keiner.«

»Ich sehe dich.«

Ich ziehe sie wieder an. Sie hat recht, ich habe es versprochen.

An einem der letzten Tage dieser US-Reise entdecke ich bei uns in der Nähe ein »Strandrestaurant«. Mal davon abgesehen, dass es mitten in der Stadt am Santa Monica Boulevard liegt, sieht es aus, als wäre es direkt am Meer: bunte Sonnenschirme, Holzplanken wie an einer Strandpromenade und eine riesige Sandkiste für die Gäste mit Liegen, kleinen Tischen und Strandstühlen. Ich sitze beim Essen mit den Füßen im Sand – es ist herrlich.

Das Barfußgehen beschäftigt mich. Mehr als im Moment das neue Buch, das ich eigentlich schreiben wollte. In dem neuen Buch sollte es um Beziehungen gehen, doch die einzige Beziehung, die mich zurzeit wirklich interessiert, ist die zu meinen Füßen. Vielleicht sollte ich darüber ein Buch schreiben? Das würde meinem Barfußgehen eine Legitimation geben? Einen Auftrag sozusagen?

Frau Obrigkeitshörig meldet sich: »Na ja, besser als nichts. Schließlich schreibst du Bücher. Es ist immer noch schlimm genug, aber nicht mehr ganz so schlimm.«

Die Herbergsmutter sieht darin keinen Unterschied: »Ich bin nur für das Barfußgehen, wenn das auch alle anderen machen. Und ob du jetzt ein Buch darüber schreibst, ist für mich völlig irrelevant.«

Mal wieder merke ich, wie sehr sich da die anerzogenen, eher von meiner Mutter kommenden Anteile in mir melden. Die Anteile, die nicht auffallen wollen, die sich darüber Sorgen machen, was die Leute und die Nachbarn sagen. Und obwohl ich immer wieder aufmerksam dagegen arbeite, sind beide trotzdem noch in mir hörbar. Gleichzeitig hatte ich einen Vater, dem es anscheinend egal war, was die anderen von ihm dachten. Er fuhr zum Beispiel jahrelang ohne Führerschein, weil er es nicht einsah, dass er sich von offizieller Stelle bestätigen lassen muss, dass er gut Auto fahren kann.

In diesem Bereich scheint es mir, dass mein genetisches und anerzogenes Potenzial aufgeteilt wurde. Die Anteile meiner Mutter erlebe ich noch als Echo der kindlich geprägten Warnungen und Sorgen – allerdings nicht stark genug, dass sie mich und mein Leben bremsen oder meine Entscheidungen beeinflussen. Es ist ein eher inneres Wirken, und es zeigt sich besonders in Frau Obrigkeitshörig. Dagegen zeigen sich die Anteile meines Vaters im Äußeren: Ich mache es trotzdem.

»Ist Ihnen nicht kalt?«

– September –

Zurück in München – es regnet –, bin ich am nächsten Tag auf dem Weg zu meiner Änderungsschneiderei, um zwei Hosen kürzen zu lassen, damit sie beim Barfußgehen nicht nass werden. Ich war vorsichtig bei der Auswahl. Meine Lieblingshosen habe ich nicht mitgenommen, sondern eher die, deren Kürzung ich langfristig verschmerzen kann. Die Entscheidung, alle meine Hosen ändern zu lassen, habe ich auf später verschoben.

Wenn ich aus dem Haus gehe und die Handtasche nehme, habe ich jetzt statt Schlüssel, Geldbörse und Taschentüchern noch zwei zusätzliche Dinge in der Tasche: Xero-Schuhe und Feuchtigkeitstücher zum Füßeabwischen.

Der Regen ist herrlich! Warm und angenehm. Frau Freude ist überglücklich! Mit Absicht steige ich in die Pfützen und fühle mich wie eine fröhliche Fünfjährige. Oben Schirm – unten barfuß. Es muss komisch aussehen. Kurz bevor ich in den Laden gehe, überlege ich mir, meine Schuhe anzuziehen. Aber die anderen Leute mit Schuhen tropfen auch. Dann ist es doch egal. Ich schüttle meine Füße etwas und wische sie am Fußabstreifer ab, um nicht zu viel Feuchtigkeit mit reinzubringen.

Ich stehe vor der Theke und spreche mit der Mutter meines Änderungsschneiders. Sie ist nur ab und zu da und erinnert sich immer noch an mich. Ich höre hinter mir jemanden hereinkommen.

»Sabrina! Du bist ja wirklich barfuß!«

Ich drehe mich um und schaue in ein Gesicht, das ich nicht wiedererkenne. Das passiert mir leider häufiger. Ich habe – trotz wiederholten Trainings – immer noch kein gutes Gedächtnis. Weder für Namen noch für Gesichter. Früher versuchte ich dann, so zu tun, als ob ich jemanden sofort wiedererkenne. Heute warte ich ab. Vielleicht wird meine Erinnerung ja angestachelt. Ich lächle die Frau an.

»Ich habe auf deiner Facebook-Seite davon gelesen. Das ist ja witzig.« Sie dreht sich zur Änderungsschneiderin um. »Sie geht barfuß. Immer. Schauen Sie mal!«

Die Mutter meines Änderungsschneiders kennt mich seit zehn Jahren, und sie schaut überrascht über die Theke. »Ja, Sie haben ja wirklich keine Schuhe an! Ist Ihnen nicht kalt?«

Ich schüttle den Kopf. »Nein. Die Füße sind warm. Das ist, wie wenn man an einer Bushaltestelle wartet. Man friert, weil man sich nicht bewegt. Aber wenn man bei derselben Temperatur Rad fährt, wird einem warm. Das ist das Gleiche bei den Füßen.«

Aus der Kabine kommt eine Dame, die sich umgezogen hat und die sofort auf meine Füße schaut.

»Also, das habe ich ja noch nie gesehen. Was machen Sie denn, wenn es schneit?«

»Ich habe keine Ahnung. Das werde ich dann schon sehen.«

Nach einigem Hin-und-her-Geplänkel kommt ein Mann in den Laden. Unser Gespräch ist fast beendet, und ich warte, bis die Dame, die sich umgezogen hatte, ihren Rock abgesteckt bekommt. Dann gehe ich in die Garderobe und ziehe die Hosen an, die ich kürzer brauche.

Als ich den Laden verlasse und schon fast auf der anderen Straßenseite bin, höre ich jemand nach mir rufen: »Entschuldigen Sie bitte, könnten Sie einen Moment warten?«

Ich drehe mich um und erkenne den Mann, der ebenfalls

Kunde in der Änderungsschneiderei war. Während er über die Straße läuft, ruft er mir zu: »Sie gehen barfuß?« Fast auf der anderen Straßenseite, rutscht er aus, und ich erwische ihn gerade noch am Ärmel.

»Barfuß wäre Ihnen das wahrscheinlich nicht passiert«, schmunzle ich.

Er nickt. »Wahrscheinlich haben Sie recht«, grinst er zurück.

»Sie haben schöne Füße«, stellt er fest, um gleich darauf zu fragen: »Warum machen Sie das?«

»Weil es sich gut anfühlt.«

»Ja, im Urlaub schon. Aber hier?« Er wirft einen Blick auf den Gehweg und die Straße. »Da kann doch was passieren!«

»Ich mache das schon seit zwei Monaten, und mir ist noch nichts passiert.«

Er räuspert sich. »Wie kann man denn so eine Frau wie Sie kennenlernen?«

»Ich bin schon kennengelernt«, antworte ich schmunzelnd.

Mein Badezimmer sieht jetzt etwas anders aus. Mein linkes Waschbecken ist nun zum Fußwaschbecken erkoren worden. Daneben steht eine Schale mit meinen neuen täglich wichtiger werdenden Utensilien: Seife, Bürste, zwei verschiedene Bimssteine. Dann einen Korb mit allem, was man sonst noch braucht: Nagelpflege, Pinzette, Fußcremes, Feilen, Desinfektionsspray, Milchfettdose. Darin liegt auch ein batteriebetriebenes Hornhaut-Abschmirgelgerät. Als ich es das Jahr davor entdeckt hatte, war ich selig. Ich benutzte es gern zwischen meinen Pediküren und habe mir diverse Nachfüllrollen dazugekauft. Ein Fehler, wie sich jetzt herausstellt. Ich brauche es wegen des Barfußgehens nicht mehr. Ich habe keine Hornhaut, die weggerubbelt werden müsste. Der Bimsstein reicht völlig aus.

Am Boden vor dem linken Waschbecken liegt ein Nagelbrett. Nun ja, nicht ganz ein Nagelbrett, aber so was Ähnliches. Das nennt sich »Akupunkturmatte« und hat Tausende von kleinen, scharfen, hochstehenden Spitzen. Die sind eigentlich dafür gedacht, dass man sich mit dem Rücken drauflegt, aber man kann sie auch für die Füße benutzen, denn sie regen die Akupunkturpunkte an.

Ich hatte vergessen, Stanko davon zu erzählen; und als er ins Bad geht, höre ich kurz danach ein lautes »Au« und: »Was hast du denn da für ein Folterinstrument liegen?« Das Ding sieht beim kurzen Draufschauen recht harmlos aus und kann auch mit einer Fußmatte mit weißen Punkten verwechselt werden.

Wenn man draufsteht, allerdings nicht mehr.

Ich habe die Matte gekauft, um meine Fußsohlen zu trainieren. Und als ich sie zum ersten Mal ausprobiert habe, war das ein äußerst schmerzhaftes Erlebnis, obwohl ich mich sehr vorsichtig draufstellte. Bei jedem Einatmen hatte ich das Gefühl, als ob ich mich in einem Spionagefilm in der Folterkammer befinde. Hunderte von scharfen Plastikspitzen bohrten sich in meine Fußsohlen. Fünf, sechs Sekunden hielt ich es aus – und das auch nur, wenn ich mich nicht bewegte –, an länger war nicht zu denken. Ich konnte mir nicht vorstellen, jemals mit nur einem Bein darauf zu stehen und das andere zum Waschen ins Waschbecken zu halten. Wenn man mit dem Rücken draufliegt, verteilt sich das Gewicht. Sechzig Kilo auf einer kleinen Fußfläche balanciert, die auf scharfe Spitzen treffen, fühlen sich da gleich ganz anders an.

Weil ich das täglich trainieren will, liegt die Matte vor meinem Waschbecken. Es wird langsam, sehr langsam weniger schmerzhaft.

Auf dem Weg in die Tiefgarage überlege ich mir, ob ich nicht doch Schuhe anziehen soll. Aber was soll's? Da passiert schon nichts. Kurz bevor ich in den Wagen steige, schaue ich mir meine Fußsohlen an. Ein dunkler Benzinfleck. Tja, es ist immer praktisch, wenn man die Intuition, wenn sie sich zeigt, auch erkennt. Nun denn. Ich hole meine Feuchtigkeitstücher raus und wische mich ab. Auch nicht so schlimm. Fast so, wie wenn man am Strand von Santa Barbara in einen kleinen Ölklumpen steigt. Das passiert eben nicht nur dort.

Bisher hatte ich immer eine angenehme Blässe an meinen Fußsohlen – abgesehen von dem Ölfleck. Das ist jetzt nicht mehr so. Der Bereich von Ballen, Ferse und Außenseite ist sehr viel röter. Offensichtlich mehr durchblutet. Das andere war mir lieber. Das sah immer so schön sauber aus.

Ich merke, dass auch die Ballen auf der Seite dicker geworden sind. Und das Polster unter dem Tuberositas-Knochen ist ebenfalls dicker geworden. (Sie erinnern sich: der Knochen am Fußaußenrand, der bei mir größer ist.) So als hätte da eine Stabilisation stattgefunden. Dort schaut es jetzt genauso aus wie die Haut unter meiner Ferse und unter meinen Ballen.

Als ich meiner Familie von meinem neuen Abenteuer erzähle, lächeln sie nachsichtig. Sie kennen mich und meine Übungen schon. Meine Mutter ist siebenundachtzig Jahre alt und war immer großzügig mit allen meinen Lebensentscheidungen. Sie ist nicht mehr gut zu Fuß, und so gehen richtige Ausflüge mit viel Spazierengehen nicht mehr. Entweder sie kommt zu mir oder ich zu ihr, oder wir treffen uns bei meinen Schwestern. Da wir zu einer Familie gehören, die damit aufgewachsen ist, sich beim Nachhausekommen die Schuhe auszuziehen, ist mein Barfuß-sein in der Wohnung völlig normal.

Ich bin, wie meistens im September, beruflich viel unterwegs, um Vorträge zu halten. Das Thema ist mein letztes Buch: *Kein fliegender Wechsel. Jede Frau wird älter, fragt sich nur wie.* Ich überlege mir, ob ich dort wirklich barfuß auftreten soll. Wird dann das Wechseljahrthema von meinem Barfußgehen überrollt? Ich beschließe, weiterhin barfuß zu bleiben, aber es gleich am Anfang zu erklären. So sind die Leute dann nicht die ganze Zeit damit beschäftigt, zu überlegen, warum ich jetzt barfuß bin.

In den Pausen werde ich mehr über das Barfußgehen ausgefragt. Ist mir nicht kalt? Wieso mache ich das? Habe ich schon eine Blasenentzündung gekriegt?

Ich merke, wie neugierig die Leute sind, und es macht mir Spaß, den Ballengang zu erklären – und die berühmte Blasenentzündung, auf die meine Mutter schon seit zwei Monaten wartet.

Die Blasenentzündung, verbunden mit kalten Füßen, gehört ins Reich der Märchen und Sagen. Gleich neben der Geschichte, die noch meiner Mutter erzählt worden ist: »Wenn du dir während der Periode die Haare wäschst, kannst du einen Blutsturz kriegen.«

Eine Blasenentzündung ist üblicherweise eine bakterielle Angelegenheit. »Zystitis« lautet der offizielle Name, und die Erkrankung kommt zu einem Großteil dadurch, dass Bakterien aus der Darmflora nach vorn wandern. Wie sie in die Nähe der Blase kommen? Zum Beispiel durch Geschlechtsverkehr. Gelegentlich antworten mir Frauen, dass dies aber ihre Erfahrung ist: Bei ihnen lösen kalte Füße eine Blasenentzündung aus. Hm. Vielleicht kriegen sie beim Sex eben auch kalte Füße, oder das ist wieder eines dieser eindrücklichen Beispiele dafür, dass das, was wir wirklich ganz fest glauben, sich im Körper manifestieren kann.

Jedes Mal, wenn ich während meiner Buchtour ein neues Hotelzimmer betrete, wird mir klar, wie sehr ich mich schon verändert habe. Noch bis vor zwei Monaten wäre ich barfuß nur im Notfall über den Teppich gegangen. Bis dahin war ich auch immer mit marokkanischen Lederschlappen unterwegs, die ich als Hausschuhe benutze.

Mir wird jetzt erst bewusst, mit welcher Konsequenz ich den Gedanken an Schmutz und Hygiene meine Füße betreffend aus meinem Kopf verbannt habe. Würde ich immer noch erlauben, dass meine Gedanken imaginäre »Igitt-Szenarios« durchspielen, wäre dieses Barfußerlebnis nicht möglich.

Unsere Idee von Hygiene ist ganz widersprüchlich. Uns graust es vor nackten Füßen am Boden, aber meistens nicht vor Händen, die wir schütteln. Ich weiß, wo die Füße waren. Die sind am Boden und bleiben auch dort. Aber ich weiß nicht, wo die Hände meines Gegenübers waren. Außerdem übertreiben wir es gelegentlich mit der Hygiene. Je »sauberer« unsere Umwelt, desto weniger Möglichkeiten hat unser Immunsystem, zu üben. Wir sind von Billionen von Bakterien bevölkert, ohne sie könnten wir gar nicht überleben. Und dennoch wären wir am liebsten keimfrei. Je sauberer wir uns empfinden, desto »besser« fühlen wir uns. *Wir* setzen uns damit ab von den »unsauberen« Menschen. *Wir* sind entwickelter als Spezies. *Wir* wissen es besser. Manche von uns schrubben sogar den Salat mit Seife ab. Vaginalduschen – die gesunde Milchsäurebakterien entfernen und damit das Infektionsrisiko erhöhen – werden trotzdem noch von vielen Frauen als tägliche »Hygienemaßnahme« vorgenommen. In der westlichen Welt haben sich Allergien vervielfacht. Was zum Teil auch daran liegt, dass wir so »sauber« sind, dass wir nicht mehr genügend Abwehrkräfte entwickeln können. Manche von uns finden es normal, zweimal am Tag ausführlich zu duschen, und übersehen völlig, wie anstrengend das für den Schutzmantel unserer Haut ist.

Dazwischen bin ich mal wieder zu Hause und möchte herausfinden, wie viel Dreck ich eigentlich in die Wohnung bringe, wenn ich draußen barfuß gehe. Ich lege vier weiße DIN-A4-Blätter nebeneinander auf den Boden, um das auszutesten. Am Abend komme ich zurück und gehe – ohne meine Füße abzuwischen – über die Papierfläche. Ich habe keinen Abdruck hinterlassen.

Nichts.

Also wenn Schmutz auf meiner Fußsohle kleben bleibt, dann bleibt er offensichtlich kleben und löst sich nur durch das Abwaschen. Das beruhigt mich.

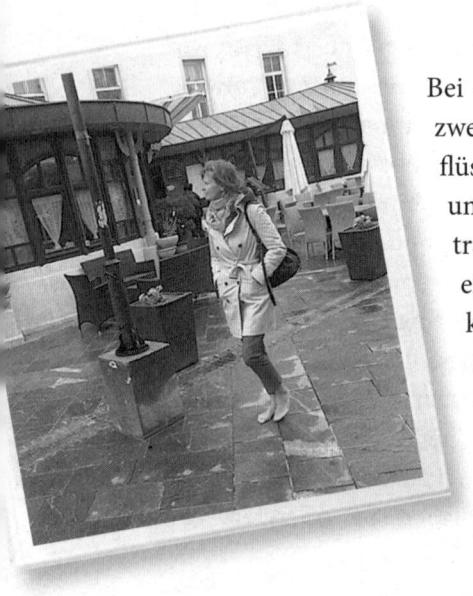

Bei einem Spaziergang merke ich, wie zwei Kinder hinter mir mit ihrer Mama flüstern. Dann gehen sie an mir vorbei, um mich unauffällig von vorn zu betrachten. Sie sind verwirrt. Wie kann eine völlig normal aussehende Frau keine Schuhe tragen? Sie gehen zurück zu ihrer Mutter. Es ist still hinter mir. Ich drehe mich um und schaue sie aufmunternd an. Sie lächeln vorsichtig, so als ob sie befürchten, mein Kopf würde sich plötzlich um dreihundertsechzig Grad drehen. Soll ich sie fragen, ob sie wissen wollen, warum ich barfuß gehe?

Ich lasse es bleiben.

Mal schauen, ob ich das mal ändern werde.

Jedes Mal sprechen mich Zuhörerinnen nach einem meiner Vorträge oder Workshops wegen meines Barfußgehens an. Eine davon erzählt mir, wie empfindlich ihre Füße sind und dass sie überhaupt nicht überlegen würde, keine Schuhe zu tragen. Ich schlage ihr vor, es doch erst einmal zu Hause auszuprobieren und ihre Fußsohlen zu trainieren. Da ich beim Hereingehen gesehen hatte, dass die Buchhandlung auch Akupunkturmatten verkauft, hole ich ihr eine.

Ich stelle mich drauf, rechne mit dem Schlimmsten – und bin völlig überrascht. Das ist ja überhaupt nicht mehr schmerzhaft! Vielleicht ist diese Matte mit weniger scharfen Spitzen versehen? Aber nein, sie ist exakt die gleiche, die ich auch habe. Kann es an der Plastikverpackung liegen?

Ein paar, die dabeistehen, ziehen auch ihre Schuhe aus und wollen sich nach meinem Vorbild auf die Matte stellen. Die Erste springt sofort wieder runter: »Das tut ja weh!«, ruft sie erschreckt.

Jetzt erkenne ich, wie viel sich da schon an meinen Fußsohlen getan haben muss.

Es wird langsam kühler, und ich werde irgendwelches Schuhwerk brauchen, das ich mit meiner neuen Gangart benutzen kann. Und es muss ja so etwas wie die »Society for Barefoot Living« auch in Deutschland geben, die mir wahrscheinlich Schuhwerk empfehlen kann, das ich nicht unbedingt erst vom anderen Ende der Welt einfliegen lassen muss. Ich finde das »Hobby? Barfuß!-Forum«, ebenfalls eine Gruppe von begeisterten Barfußgehern.

Ich melde mich an, stelle mich auch dort vor und lese, was die Mitglieder schreiben. Mir fällt auf, dass sie hier viel entspannter sind als einige von der Barefoot Society. Dort ist Barfußgehen gelegentlich eine Frage von Leben und Tod: »Es ist mein Recht, barfuß zu gehen, und ich werde mein Recht verteidigen! Und wehe, jemand sagt mir, dass ich nicht barfuß in deren Läden oder Restaurant sein kann.« Die Betreffenden beschreiben dann einen Streit oder ein wütendes Verlassen des Ladens mit entsprechender Geräuschkulisse und Drama. Einmal schrieb ein Mann, dass er seinen geliebten Chor aufgeben wird, weil er da nicht barfuß sein kann. Auf meine erstaunte Frage, ob es das denn wert sei, antwortete er: »Ja. Ich werde mich doch von denen nicht unterkriegen lassen. Das ist mein Recht! Das ist mir genauso wichtig wie meine Freiheit!«

Wahrscheinlich hat er keine Tochter wie ich.

Das »Hobby! Barfuß!-Forum« ist da viel gelassener. Wenn es unbedingt sein muss, dass man Schuhe anzieht, dann macht man das eben. Da geht die Welt nicht gleich unter. Das ist mir sehr sympathisch. Ich bin besonders angetan von der Erfahrung der Mitglieder. Natürlich gibt es auch Neulinge wie mich. Jeder unterstützt einen und ist höflich und aufmerksam. Dort lese ich auch von den Leguanos, Schuhen, die wärmer sind als meine Xero-Schuhe.

Ich schaue sie mir an. Die Variation für die kälteren Tage sehen wie dunkle Socken aus, die über die Knöchel gehen und deren dünne Sohle Noppen hat.

Socken.

Frau Schönermachen mag es kaum glauben.

Die Herbergsmutter findet das auch nicht besonders witzig:

»Du wirst doch nicht in Socken auf die Straße gehen? Das ist doch so was von lächerlich!«

Aber es hilft nichts. Ich brauche wärmere Schuhe und bestelle sie mir. Es wäre herrlich, wenn es meine Uggs mit dünnerer Sohle gäbe. Aber was soll ich machen? Vielleicht kann man die Leguanos auch irgendwie verschönern?

»Mit Pailletten?«, höhnt Frau Obrigkeitshörig.

Die Leguanos kommen und sind wie erwartet sehr bequem. Da kann weiß Gott nichts drücken. Meine Zehen bewegen sich frei, und ich kann sehr gut im Ballengang gehen.

Ich will wissen, ob die Schuhe wirklich so auffallen, wie ich mir das einbilde, und stelle mich vor meinen Spiegel. Ich trage Jeans, und drunter sieht man … Socken. Ich lache laut auf.

Okay, Sabrina, wie weit wollen wir hier gehen? Vielleicht kann ich sie ja nur im Dunkeln tragen? Vielleicht kann man da Leder draufnähen, und sie sehen dann aus wie normale Schuhe? Oder irgendeine Art von Gamasche? Da muss doch was mit diesen Schuhen zu machen sein? Vielleicht hat die Firma ja selbst schon daran gedacht und etwas in Planung? Da ich nicht glaube, dass man immer das Rad neu erfinden muss, und es viele Leute gibt, die Lösungen von Problemen schon vor mir gefunden haben, rufe ich in der Firma an.

Kurz darauf bin ich mit einem der Geschäftsführer verbunden. Er freut sich natürlich, dass ich Kundin geworden bin und gern auf den Leguanos gehe, aber seine Begeisterung geht entscheidend zurück, als ich eine Verschönerung vorschlage. »Die meisten unserer Kunden sind Frauen, und da hat sich noch keine beschwert.«

Ich kann es mir kaum vorstellen, dass jeder mit Begeisterung Socken als Schuhe trägt. Aber gut.

»Doch es wird Schnürschuhe geben, die sind allerdings noch nicht produktionsreif und brauchen noch ein paar Monate.«

Dann ist der Winter aber schon vorbei. Tja, dann werde ich da wohl selber ranmüssen. Ich verbringe den Rest des Abends damit, etwas Passendes im Internet zu suchen. Die Gamaschen sehen fast alle aus, als ob die entweder aus dem Film »Bonnie and Clyde« geklaut worden wären oder in eine Faschingsdekoration gehörten. Alles, was ich sehe, gefällt mir nicht. Meine Freundin Nana ist Designerin, ich telefoniere mit ihr, und ich schicke ihr gleichzeitig das Foto vom Schuh.

Sie lacht.

Warum haben sich Schuhe eigentlich zu so einem Standard entwickelt? Die Frage stellte ich mir bis vor ein paar Monaten überhaupt nicht. *Natürlich* brauchen wir Schuhe. Wir brauchen Schutz. Vor Gefahren. Vor Kälte. Vor Hitze. Dem Himmel sei Dank, dass sie erfunden worden sind.

»Und wir fallen damit nicht auf und können uns anpassen«, wirft die Herbergsmutter ein. »Ein sehr wichtiger Punkt!«

Das mag sein, aber brauchen wir sie wirklich immer?

Das erinnert mich ein bisschen an den Siegeszug der Sonnenbrille. Ja, sie ist praktisch: Wenn wir in den Bergen Ski fahren. Wenn die Sonneneinstrahlung so stark ist, dass wir beim Autofahren nichts sehen würden. Wenn unsere Augen zum Beispiel eine Netzhauterkrankung haben. Allerdings macht sie uns auch lichtempfindlicher und somit abhängiger. Gerade bei Kindern ist es ungesund, denn die Augen brauchen alle Lichteinflüsse, um sich richtig zu entwickeln. Da sind sie unseren Füßen ähnlich. Offensichtlich kann die Menschheit auch ohne Sonnenbrillen und Schuhe auskommen.

Allerdings waren unsere Vorfahren nicht halb so cool wie wir.

Schuhe sind eine Selbstverständlichkeit, exklusive Modelle sogar zu Statussymbolen geworden. Und Leute, die keine Schuhe tragen, müssen verwirrt sein – was manche wahrscheinlich auch von mir vermuten.

Das erste Paar Schuhe wurde von Archäologen auf 8000 vor Christus datiert, und es sieht meinen Xero-Schuhen ähnlich: eine Sohle (hier natürlich aus einem geflochtenen Material) und ein paar Bänder. Der Grund dafür war wohl, dass die Bewohner in der Nähe eines Vulkans lebten und sie Schutz brauchten.

Das älteste Paar Lederschuhe, das gefunden wurde, ist etwa 3500 vor Christus getragen worden. Sie sehen wie ein Lappen aus, der am Vorderfuß mit ein paar Bändern befestigt wird. Sie sind entstanden, so wird vermutet, weil sich einige unserer Vorfahren in Schneegebieten aufhalten wollten und mehr Schutz brauchten.

Ab dem dreizehnten Jahrhundert waren Schuhe dem Adel vorbehalten, und in der Mitte des achtzehnten Jahrhunderts begannen wir, Schuhe für uns alle zu machen: Als wir von der aufwendigen Einzel- in die serielle Produktion gingen, wurden diese billiger. Damals wie heute wollte man entweder zeigen, was man hat, und/oder »dazugehören«. Anfang des neunzehnten Jahrhunderts wurde der Turnschuh erfunden, und daraus entwickelte sich der Sportschuh und damit auch der Grundgedanke, dass der Fuß nicht wirklich gut konstruiert ist. Da gibt es etwas Besseres: Wir machen Laufen gesünder und bequemer mithilfe von Schutz und Schonung. Und wir mögen es bequem. So bequem, dass unsere Füße sich zurückentwickeln: zu weniger Kraft, weniger Durchblutung, weniger Beweglichkeit.

Übrigens, meine Mittelzehen können jetzt winken. Nach nur drei Monaten!

Viele meiner Gedanken kreisen ums Barfußgehen. Ja, ich habe früher auch ab und zu über Schuhe nachgedacht, aber nur dann, wenn ich welche kaufen wollte, mir welche für ein bestimmtes Outfit aussuchte oder meine Koffer packen musste. Meine Füße waren auch kein großes Gesprächsthema. Doch jetzt habe ich das Gefühl, fast ausnahmslos mit dem Thema beschäftigt zu sein. Legt sich das wieder? Wird das Barfußgehen für mich so normal werden, dass ich keine Gedanken mehr daran verschwenden muss? Oder wird es immer etwas Besonderes sein?

Ich hoffe, nicht. Ich will noch über andere Dinge nachdenken als über meine Füße.

Es ist Mitte September, und ich lese von einer Veranstaltung in den Bergen: Felsenzauber für Nachtwandler. Interessant beschrieben mit »Räumen und Träumen aus Wasser, Licht und Klängen in der oberbayerischen Gießenbachklamm Kiefersfelden«. Der Lichtkünstler Ingo Bracke gestaltete eine der spektakulärsten Schluchten in ein begehbares Kunstwerk. Die Fotos auf der Website sprechen mich an. Felsen beleuchtet in Blau oder Gelb. Wasser in Lila. Bäume in Rot. Nachts zu wandern reizt mich enorm. Stanko und ich fahren abends um sieben Uhr von München los. Ich bin gespannt. Wie wird das so barfuß sein? Schaffe ich das? Immerhin ist es eine Schlucht, und es ist dunkel. Mute ich mir da zu viel zu? Ich verspreche mir, auf meinen Körper zu hören.

Ich vergesse immer wieder, dass es in den Bergen deutlich kühler ist als in der herbstlichen Großstadt. Es ist zwar noch nicht Handschuhzeit, aber knapp davor. Wir schlendern gemeinsam vom Parkplatz zum Ort des Geschehens. Vor und hinter uns Leute mit Nordic-Walking-Sticks und dicken Wanderschuhen. Stanko hat Turnschuhe an. Ich nichts, aber vorsichtshalber meine Leguanos in der Umhängetasche. Als wir unsere Eintrittskarten lösen, lese ich auf einem großen Schild: »Bergschuhe mit griffiger Sohle verwenden.«

Tja. Zu spät.

Neben mir steht ein älteres Ehepaar in kompletter alpiner Wanderausrüstung und den notwendigen spitzen Stecken. Die Frau ist hochbesorgt: »Ja, Sie sind ja barfuß! Da müssen Sie aufpassen!«

»Ja, auf Ihre Stecken!«, sage ich lachend, und dann gehen wir los. Es ist mittlerweile fast neun Uhr, und die meisten Besucher sind schon weg. Wir freuen uns auf Kunst über 2,3 Kilometer Länge mit 215 Höhenmeter Unterschied. Es geht durch Waldstücke, am breiten Gebirgsbach vorbei, an Felswänden entlang. Manche Wege sind fast völlig dunkel, dann öffnet sich die Dunkelheit und gibt den Blick frei auf mystisch beleuchtete Baumgruppen oder Videoprojektionen auf Granitmassive. Die Musik, das Rauschen des Wassers und die Farben fühlen sich an, als wenn man durch einen Traum wanderte. Wege, Bäume und das Flussbett schauen in Rot, Grün, Türkis und Gelb anders und surrealistisch aus. Das Erlebnis ist einzigartig. Der Weg ist ein getrampelter Pfad mit einigen Kieselsteinen drauf. Alles in allem geht es gut, und da wir viel zu schauen haben, gehen wir auch angenehm langsam. Für den Weg hoch zur Schlucht haben wir uns über eine Stunde Zeit genommen, und oben gibt es ein Gasthaus.

Die Füße sind erstaunlicherweise nicht besonders kalt – der Rest von mir ist es schon. Wir freuen uns an der Suppe, dem Käse und dem Rotwein und beschließen, statt auf den Shuttlebus zu warten, den Weg zu Fuß wieder zurückzugehen. Die letzten zwanzig Minuten sind plötzlich anstrengend für meine Füße. Ich überlege mir immer wieder, Schuhe anzuziehen, lasse es dann aber doch. Noch ist es okay. Der Weg nach oben war überhaupt kein Problem, und ich verstehe nicht, warum das plötzlich schwierig wird. Ich müsste doch jetzt daran gewöhnt sein? Es wird doch nicht der Alkohol in dem einen Glas Rotwein gewesen sein, der meine Füße mit einem Mal so empfindlich gemacht hat?

Die Komfortzone verlassen

Ich bin neugierig, was Experten dazu zu sagen haben, und teile mein Erlebnis und die Frage auf der Facebook-Seite der Barefoot Society.

Preston Curtis antwortet mir: »Es braucht eben, bis man sich ans Barfußwandern gewöhnt hat. Das ist der physikalische Aspekt: Die Fußsohlen brauchen Zeit, um stärker zu werden, und am Ende werden sie sensitiver. Du gehst über deine Komfortzone hinaus, und das ist gut so, denn nur dadurch wirst du stärker. Nach vielen Jahren finde ich es jetzt einfacher, zurückzugehen. Und wenn deine Füße abgehärteter werden, wirst du das wahrscheinlich auch so erleben.«

Stephanie Welch schreibt: »Das passiert mir auch. Meine Sensitivität wird höher, je länger ich eine herausfordernde Übung mache. Zum Beispiel bin ich ein Fünf-Kilometer-Rennen gelaufen, und die ersten drei waren auf angenehmen Pflastersteinen und der vierte auf einem Pfad. Und der Pfad war wirklich anstrengend. Als ich dann bei dem letzten Kilometer wieder auf den Pflastersteinen ankam, dann taten mir die harmlosesten Unebenheiten weh.«

Die Erklärungen meiner Barfußexperten helfen mir. Ich verstehe, dass meine Füße dann besonders sensitiv werden, wenn sie genug haben. Etwas, was ich ein paar Tage später auch gleich bei anderen erleben darf.

Der Körper lügt nicht

– Oktober –

Das *Engelmagazin* plant eine meditative Wanderung, und ich werde gebeten, mitzugehen. Da ich regelmäßig für das Magazin schreibe, ist es mir eine Freude, besonders weil das eine Gelegenheit bietet, Leser und Leserinnen zu treffen. Erst vor Kurzem habe ich einen Artikel über das Barfußgehen und meine bis dahin gesammelten Erfahrungen verfasst. Norbert Parucha hat ein Buch über meditatives Wandern geschrieben, und ich freue mich darauf, ihn kennenzulernen. Wir sind ein paar Hundert Leute und treffen uns morgens am Bahnhof von Oberammergau. Schnell bin ich umringt von Lesern und Leserinnen, die mich barfuß sehen wollen.

Norbert Parucha und ich werden einander vorgestellt. Und ich frage ihn, ob es denn in Ordnung wäre, wenn ich vielleicht anrege, bei dieser Wanderung gelegentlich die Schuhe auszuziehen. Er erzählt mir, dass er selbst oft barfuß unterwegs ist und das genießt.

Die Gruppe wird von Chefredakteur Tonio Montel begrüßt, und dann verlassen wir erst einmal den Ort. Nach einer halben Stunde entspanntem Aufsteigen treffen wir uns in einer Lichtung. Nachdem Norbert die Gruppe eingeführt hat, schlage ich vor, dass ich am Ende der Gruppe wandere, und wer Lust hat, kann mit mir das Barfußgehen ausprobieren. Zwei Dutzend Neugierige ziehen schon mal ihre Schuhe aus. Der Weg ist nicht ganz einfach. Es gibt neben Wiesen am Wegesrand viele Schotterstellen. Ich erkläre den Ballengang und bitte darum, aufmerksam zu sein. Wenn es zu viel wird, bitte aufhören. Wir gehen langsamer als der Rest der Truppe. Das ist wahrlich meditatives Wandern.

Einige probieren es nur für ein paar Meter und ziehen dann ihre Schuhe wieder an. Andere wollen es länger machen. Ich bleibe bei den Barfußgehern und passe auf. Barfuß ist der Weg jetzt keine gänzlich schmerzfreie Erfahrung. Obwohl meine Füße sehr flexibel geworden sind und sich nach oben wölben, um den Schmerz zu vermeiden, ist nicht jeder Schritt angenehm. Meine Füße werden massiert, und das ist auch bei einer Massagetherapeutin nicht immer ein reines Vergnügen.

Nach zwei Stunden machen wir Pause auf einer großen Wiese, um dort zu meditieren und zu singen. Ich bin dankbar für diese Erholung. Auf Gras zu stehen ist pures Vergnügen, und ich genieße es sehr.

Auf dem Rückweg sind noch eine Handvoll Teilnehmer ohne Schuhe. Beim Vorbeigehen schaue ich immer aufmerksam in die Gesichter der anderen. Die meisten sind entweder hochkonzentriert oder lächeln. Bei einer sehe ich ein schmerzverzerrtes Gesicht.

»Was sagen denn Ihre Füße?«, frage ich sie. »Wollen sie weitermachen?«

»Mein Ego will, dass ich aufhöre, aber ich halte durch.« Sie lächelt mich entschuldigend an.

»Ist es Ihr Ego oder sind es Ihre Füße, die aufhören wollen?«

Sie denkt nach. »Ach, Sie meinen, es sind meine Füße, die aufhören wollen?«

»Es hört sich für mich eher so an, als ob Ihr Ego weitermachen will, aber Ihre Füße um Hilfe schreien.«

Wir lächeln uns an. Ihre Augen leuchten auf. »Ja, dann werde ich doch mal auf meinen Körper hören.«

»Wie fühlt sich das an, wenn Sie sich jetzt die Erlaubnis geben, Schuhe anzuziehen.«

»Ich bin erleichtert.«

»Das ist doch schon ein gutes Zeichen.«

Es ist nicht immer einfach zu unterscheiden, wer denn da in uns spricht. Viele, die sich für ein spirituelles Erwachen entscheiden, hören die unterschiedlichsten Ratschläge. Gerade in Meditationen, bei denen manche Lehrer darauf bestehen, im ungewohnten Schneidersitz zu lange zu verharren, entsteht häufig der Eindruck, dass man den Körper – und die Zeichen von Schmerz und Unwohlsein – ignorieren soll, um sich zu entwickeln. Das hatte ich auch lange versucht, bis mir klar wurde, dass ich keine gleichberechtigte Beziehung mit meinem Körper aufgebaut hatte, sondern ein autoritäres Verhalten zeigte: »Ich (Ego) sage dir (Körper), was du zu tun hast, und du hältst dich gefälligst daran.« Damit verhindern wir ein waches und aufmerksames Leben, denn wir erkennen nicht, dass unser Körper unsere Antenne ist und uns klare Zeichen gibt.

Der Körper lügt nicht. Er fühlt sich entweder wohl oder unwohl.

Natürlich bedeutet das nicht, dass der Körper gern tagelang und unbeweglich auf dem Sofa liegen will. Haben wir uns vorher zu sehr erschöpft, mag das gesund und notwendig sein. Aber den durchschnittlichen Sofasitzer betrifft das eher nicht. Es ist der Verstand – sonst sehr praktisch und nützlich –, der sich hier einmischt. Er hat unter anderem eine Aufgabe, die dem modernen Menschen nicht so viel nützt: unnötige Kraftanstrengungen zu vermeiden. Denn die Kraft brauchen wir vielleicht später noch. Das kommt noch aus der Zeit, in der wir den diversen Säbelzahntigern ausweichen mussten und es nicht jeden Tag etwas zu essen gab.

Der Körper will und braucht Bewegung. Wenn wir also vor der Treppe oder dem Aufzug stehen, sagt unser Körper: »Lass uns bewegen.« Während unser Hirn sagt: »Nein. Wir nehmen den Aufzug. Wer weiß, ob wir unsere Kraft nicht im vierten Stock für den Säbelzahntiger brauchen.« Deswegen kostet es uns immer etwas Überwindung, Sport zu machen. Säbelzahntiger hin oder her.

Auch mein Verstand meckert jedes Mal, wenn ich morgens Yoga mache. Doch mittlerweile hat er verstanden, dass es praktisch für mich ist. Und selbst nur, damit ich meine Füße zum Waschen auch weiterhin übers Waschbecken schwingen kann.

Auch ich bin nach fünf Stunden Barfußwandern an meiner Grenze. Auch ich frage mich, ob es denn *mein* Ego war – meine Frau Pflichtbewusst –, das sich hier keine Blöße geben wollte. Obwohl ich mich während des Wanderns immer wieder eingespürt habe, bleibe ich jetzt noch mal stehen, um meine Füße zu fragen, ob ich es übertrieben habe. Meine Fußsohlen sind hochaktiv. Summen. Pulsieren. Jede Zelle ist wach. Wie hieß es bei den Antworten von der Barefoot Society? Sie werden empfindlicher, wenn es zu viel wird. Empfindlicher sind sie nicht geworden.

Wir gehen nach der Wanderung in Oberammergau noch in ein Restaurant. Der Boden dort ist mit eiskalten Fliesen bedeckt. Das stört meine Füße jetzt enorm, und ich ziehe mir meine Leguanos an. Meine Füße sind dankbar. Ich bin es auch.

Mir fällt auf, dass ich mich schon seit Wochen nicht mehr angehauen habe: Meine kleinen Zehen haben bisher an meiner neuen Art zu gehen nicht gelitten. Offensichtlich wissen meine Füße jetzt, wo sie sind. Vielleicht ist das Schuheausziehen vergleichbar damit, dass man aus einem dunklen Zimmer in gleißend helles Licht geführt wird? Da sieht man auch eine Weile erst einmal nichts. Vielleicht ist das der Grund, warum wir uns zunächst die Füße anhauen. Offensichtlich sind meine Füße nicht nur wacher, sondern auch aufmerksamer geworden. Oder die Verbindung zwischen den unteren Extremitäten und dem Rest vom Körper ist koordinierter.

Ich bin begeistert und mal wieder in großer Dankbarkeit für dieses grandiose Instrument unserer Seele, das wir Körper nennen.

Auf einer der Barfuß-Webseiten zeigt eine Frau stolz ihre schwarzen Fußsohlen. Sie trägt schon seit über zwanzig Jahren keine Schuhe mehr und hält ihre Füße triumphierend in die Kamera. Ich will nicht, dass meine Füße jemals so aussehen.

Ist es Eitelkeit? Wahrscheinlich. Ich wasche mir meine Füße so lange, bis sie wieder sauber sind.

Ich bin auf dem Weg zur Pediküre. Normalerweise mache ich das einmal im Monat. Aber jetzt kümmere ich mich so viel um meine Füße, dass es nicht mehr notwendig erscheint. Meine Nägel kann ich mir auch gut selbst lackieren.

Ich entscheide mich dennoch für die Pediküre, weil ich sehen will, ob es dort jetzt für mich einen Unterschied gibt und ob meine »Barfußfüße« auffallen. Da ich nicht möchte, dass die Mitarbeiter erst den Schmutz von der Straße runterwaschen müssen, komme ich in meinen Xero-Schuhen. Der junge Mann, der mir zugeteilt wird, ist in Gesprächslaune. Allerdings nicht mit mir. Er unterhält sich quer über den Raum mit allen anderen Kolleginnen und widmet meinen Füßen nicht einmal ein Zehntel seiner Aufmerksamkeit. Beim Waschen stört es mich nicht, aber als er den großen Hobel herausholt, zucke ich zusammen.

Ich kenne den Hobel. Der hat mir noch nie etwas ausgemacht. Im Gegenteil. Ich mochte ihn. Doch jetzt bekomme ich Herzklopfen. Ich merke, dass ich mich schützend vor meine Füße stellen will: »Halt! Das ist mein Fuß! Ein hochsensibles Instrument! Das sind sechsundzwanzig Knochen, etwa genauso viele Gelenke, zwanzig Muskeln, über hundert Bänder, zweihundert Sehnen und über tausend Nervenendigungen. An meinen Füßen sind mehr Sinneszellen als in meinem Gesicht. Meine Füße sind die Basis eines hochkomplexen Bewegungsablaufs und nicht nur dazu da, um eine schicke Farbe auf die Nägel zu kriegen und die Hornhaut wegzuhobeln, die ich nicht habe! Bitte unterhalten Sie sich nicht mehr, sondern legen Sie Ihre volle Konzentration in diese besondere Operation. Stellen Sie sich vor, jemand würde mit einer groben spitzen Feile über Ihre Fingerspitzen rubbeln, denn so fühle ich mich, wenn Sie da einfach unaufmerksam drüberhobeln. Bitte seien Sie *vorsichtig!*«

Was ich stattdessen sage, ist: »Bitte benutzen Sie den Hobel ganz vorsichtig. Ich gehe barfuß und brauche meine Haut.« Ich schaue ihn eindringlich an. Er mich, als ob ich vom Mars käme. Er zögert kurz und widmet sich meinen Fußsohlen. Ich sitze in höchster Anspannung auf dem Behandlungsstuhl und starre ihn an. Ihm ist das egal. Er unterhält sich nach der Schrecksekunde wieder weiter in seiner Landessprache, und jetzt gerade bin ich sicher, sie unterhalten sich über mich. Am Schluss will er mir in meine Xero-Schuhe helfen, damit der Nagellack nicht verwischt. Ich winke ab. Ich gehe barfuß. In seinem Blick steht blankes Entsetzen.

»Wirklich?«

»Wirklich!«

An der Tür kommt mir ein Mann entgegen und warnt mich fürsorglich: »Sie haben Ihre Schuhe vergessen!«

Zu meinem Geburtstag hat mir Stanko eine Reise nach Wien geschenkt. Das letzte Mal war ich als Zwanzigjährige dort. Wir fahren mit dem Zug. Niemand macht eine Bemerkung. Auch im Hotel ist es kein Problem, dass ich barfuß bin. Vor dem Reingehen wische ich mir meine Füße mit meinen feuchten Tüchern ab. Langsam mache ich mir keine Gedanken mehr, ob ich mit Schuhen in ein Restaurant gehen darf.

Die Wege in Wien sind viel schmutziger als in München. Mir wird gesagt, dass nur die Straßen, aber nicht die Gehwege regelmäßig gereinigt werden. Ja, das kann ich sehen. Dafür kommen die Straßenbahnen und U-Bahnen in sehr viel schnelleren Abständen.

Abends sind meine Fußsohlen schwarz, und ich brauche doppelt so lange, bis ich sie wieder ganz sauber kriege.

Die Münchner schauen unauffälliger oder tun vielleicht auch so, als würden sie es nicht sehen. Die Wiener schauen mehr. Wir kommen aus der U-Bahn, und eine Familie fährt vor mir auf der Rolltreppe hoch. Erwachsener Sohn und Vater haben mich zuerst gesehen und sagen es der Mutter. Alle drei drehen sich um und starren mich fassungslos an.

Ich winke freundlich lächelnd zurück. Keine Regung. Sie sind im Schock.

Beim Schlendern durch den Wiener Naschmarkt sehe ich einen Mann barfuß und gemütlich essend vor einem Stand sitzen. Seine Zehennägel sind schwarz lackiert, seine Kleidung zwischen schlampig und obdachlos. Ich freue mich, ihn zu sehen, und wir lächeln uns an.

Stanko und ich gehen in Museen, Ausstellungen, ins Theater, ins Konzert (Walzer, ich komme!), und wir sind sogar im »Sisi Museum« (das konnte ich mir nicht entgehen lassen). Alles sehr entspannt. Die Wiener eben.

Ein bisschen wie die Münchner: leben und leben lassen.

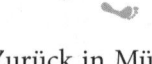

Zurück in München, fahre ich zu einem Termin mit der Straßenbahn. Mir fällt eine Frau auf, die vielleicht um die siebzig Jahre alt ist und mich fassungslos ansieht. Sie sucht einen Sitzplatz, und da es nur noch neben mir einen freien gibt, lässt sie sich dort nieder. Ich spüre ihre Unruhe.

»Also jetzt muss ich Sie schon fragen, warum Sie hier barfuß sind?«

»Weil es Spaß macht.« Ich lächle entwaffnend.

»Wer hat Ihnen das denn eingeredet?« Sie schüttelt unwillig den Kopf.

Wer hat Ihnen das denn eingeredet? Fast hätte ich laut losgelacht. Ich bemühe mich um Ernsthaftigkeit. Offensichtlich kann sie sich in ihren kühnsten Träumen nicht vorstellen, dass so etwas Spaß machen kann. Sie macht auch nicht den Eindruck, als ob Spaß auf ihrer Prioritätenliste ganz weit oben steht.

»Das ist meine Erfahrung.« Ich lächle wieder.

»Aber bedenken Sie, was da alles auf der Straße herumliegt!« Sie schaut angeekelt.

»Wenn ich das bedenke, dann mache ich es nicht. Das ist, wie wenn man dauernd bedenken würde, was schiefgehen kann. Dann macht man auch nichts mehr.«

Sie versteht mich nicht. Sie betrachtet mich wie jemanden, der gerade laut gerülpst hat. »Aber Sie können irgendwo reinsteigen und sich verletzen!«

»In den letzten drei Monaten bin ich noch nie in etwas reingestiegen.« Ich lächle und versuche, die Irritation aus unserem Gespräch zu bekommen.

Sie hebt drohend den Zeigefinger. »Das kommt noch in einem Jahr!«

Ich weiß nicht, was ich darauf sagen soll, und warte. Sie wird unruhig, und ich spüre, dass sie es in meiner Nähe kaum aushält.

»Ich muss mal kurz nachschauen, wo ich bin.« Sie steht auf.

Ich hätte ihr sagen können, wo sie ist. Sie ist immer noch auf dem Weg zur nächsten Station. Die Straßenbahn hat noch nicht gehalten. Aber sie wollte von mir keine Antwort. Sie wollte weg. Als die Straßenbahn hält, steigt sie aus. Ich beobachte sie. Sie bleibt an der Haltestelle stehen, offensichtlich ist sie noch nicht an ihrem Ziel angekommen. Da hier nur eine Linie fährt, kann sie auch nicht umsteigen. Sie wartet lieber fünfzehn Minuten auf die nächste Straßenbahn, als neben mir zu fahren.

Ich fühle mich plötzlich schlecht. Ich schließe die Augen und spüre in mich hinein. Was hat dieses Gefühl ausgelöst? Jeder von uns lebt in seinem eigenen Niveau an Wohlgefühl. Vor zwanzig Jahren war mir das nicht besonders bewusst, denn ich dachte, dass mein Zustand von Angestrengtheit normal ist. Als ich mich veränderte, veränderte sich auch das Niveau meines Wohlgefühls. Wenn meines sinkt, dann schaue ich nach, warum. Dabei beginne ich zuerst mit dem, was ich gedacht habe.

Mir zeigt sich der Gedanke: »Will ich ab jetzt ein Außenseiter sein?« Barfußgehen ist für einige ekelhaft. Mich ekelt es auch manchmal. Ich kann das verstehen. Aber will ich in Zukunft der Auslöser sein? Sehe ich barfuß ekelhaft aus?

Nachdem ich mir über meine eigenen Gedankengänge klar geworden bin, schaue ich nach, ob ich etwas »aufgefangen« habe. Offensichtlich war die Frau in der Straßenbahn von mir entsetzt. Wahrscheinlich lebt sie ihr Leben sehr viel mehr nach der Norm als ich. Ich erahne, warum ich mich schlecht fühle: Es war ihr Urteil und ihre Bewertung, die sich wie eine schwarze Wolke über mich legten. Um dieses Gefühl loszuwerden, muss ich es erst völlig erspüren. Wo genau sitzt es? Ich spüre eine Schwere in meiner Herzgegend, als ob eine Metallplatte auf mir läge. Ich beobachte dieses Gefühl und widme ihm meine vollständige Aufmerksamkeit. Ich denke nicht mehr nach, sondern erspüre nur die körperlichen Konsequenzen – bis sie sich auflösen. Ich erinnere mich daran, wer ich bin: eine unendliche Seele, die eine menschliche Erfahrung macht, und mein Wohlgefühl kehrt wieder zurück. Dann bedanke ich mich innerlich bei dieser Frau in der Straßenbahn für die Möglichkeit der Reflexion.

Ich hole meine Mutter zu einer Ausstellung ab. Es ist kühler draußen, aber für meine Füße immer noch angenehm.

Ich klingele, und meine Mutter öffnet die Tür. Sie wirft einen Blick auf meine Füße und schimpft: »Jetzt bist du aber alt genug, um mit dem Schmarrn aufzuhören! Es ist Oktober!« Sie schüttelt missbilligend den Kopf, hebt ihre Hand und zählt: »Bei Monaten mit ›r‹ darf man nicht barfuß gehen: September! Oktober! November! Dezember! Januar! Februar! März! April!«

Ich bin völlig geplättet. Meine Mutter hat noch nie so auf etwas von mir reagiert. Ihre Einstellung war und ist immer: »Mach, was du machen musst.« Als ich ihr vor sechsundzwanzig Jahren sagte, dass ich einen Amerikaner heiraten werde, meinte sie nur: »Ja, dann lerne ich jetzt Englisch.«

»Mama, ist alles okay mit dir?«, frage ich.

Aber Mama ist noch nicht fertig: »Du kriegst eine Blasenentzündung!«

Auf meinen Einwand, dass man die nicht vom Barfußgehen bekommt und ich nach über drei Monaten immer noch keine habe, winkt sie energisch ab: »Die kommt noch!«

Draußen treffen wir eine ältere Dame, die mit Gehstock und Hund meine Mutter auf ihren Rollator anspricht, weil sie sich einen kaufen möchte. Wir reden ein bisschen über den Rollator, und dann fallen ihr meine nackten Füße auf.

»Das ist ja toll!« Sie strahlt begeistert. »Ich sollte auch wieder öfter barfuß gehen, und« – dabei wirft sie einen Blick auf meine Mutter – »uns ist ja noch eingeredet worden, dass man davon eine Blasenentzündung bekommt, nicht wahr?« Sie lacht. »Mein Arzt hat gesagt, die kommen von Bakterien und nicht von kalten Füßen. Außerdem ist Kälte gesund, dann ist man ein bisschen mehr abgehärtet.«

Meine Mutter steht daneben und nickt.

Später in der Ausstellung werde ich von ein paar Besuchern angesprochen. Begeistert fragen sie mich aus. Meine Mutter steht daneben und erklärt triumphierend: »Das ist ja auch sehr gesund.«

Ich habe Lust, barfuß klettern zu lernen, und rufe eine der Kletterhallen in München an. Ich werde ins Büro weiterverbunden und erkläre, dass ich gern barfuß klettern möchte.

»Barfuß können Sie keine Spannung aufbauen«, sagt man mir als Erstes. Das verstehe ich nicht, aber da ich zu wenig vom Klettern weiß, diskutiere ich das nicht. »Außerdem ist es unhygienisch. Da, wo die anderen ihre Hände hintun, haben Sie ja dann vorher Ihre Füße gehabt.«

»Ich wasche mir meine Füße. Und ich weiß nicht, ob die anderen ihre Hände gewaschen haben.« Ich lache durch den Telefonhörer, um dem Ganzen die Schwere zu nehmen. »Sie sind sauber, wenn ich zum Klettern komme. Das kann ich Ihnen versprechen.«

»Ja, aber die anderen wissen das nicht. Und dann ziehen die sich auch ihre Schuhe aus, und Sie wissen ja …«

Das verstehe ich. Füße, die sich aus Schuhen schälen, riechen nicht immer gut. Füße, die dauernd an der frischen Luft sind, riechen nicht. Wie auch? Die Geruchsbildung entsteht dadurch, dass der Fuß in einer dunklen, warmen Umgebung zu schwitzen anfängt und dadurch im Schuh ein feuchtes Klima entsteht. Der Schweiß zersetzt die Hautbakterien. Das riecht dann nach Käse – weil die Bakterien mit denen aus der Käseproduktion verwandt sind.

Das Gleiche gilt für Fußpilz. Auch der kann sich nur entwickeln, wenn das Milieu dunkel und feucht ist. Also wird man sich barfuß nicht in einem öffentlichen Bad anstecken können, außer man verschließt seine Füße anschließend für mindestens zwölf Stunden in einem dunklen, feuchten Raum – sprich Schuh.

Natürlich gibt es Füße, die einfach nicht oft genug gewaschen oder gepflegt werden oder am nächsten Tag wieder in den gleichen ungewaschenen Socken verschwinden. Und manche Mitmenschen haben sich vielleicht längst an ihren eigenen Körpergeruch gewöhnt, oder ihr Geruchssinn ist nicht mehr besonders ausgeprägt, sodass es ihnen gar nicht mehr auffällt.

»Also, zusammengefasst bedeutet es, dass ich nicht barfuß bei Ihnen klettern darf, weil die anderen ihre Füße nicht pflegen?«

»So ähnlich.« Ich höre das Schmunzeln durch das Ende der Leitung. »Aber im Freien können Sie das natürlich gern machen. Nur bei uns geht das nicht.«

Meine Frau Schönermachen hat einen Vorschlag: »Was wäre denn, wenn ich mir ein T-Shirt anfertigen lasse, wo draufsteht: ›Ich bin Barfußgeher, und meine Füße sind sauber‹?«

Die Dame vom Kletterpark lacht.

Schade eigentlich. Ich hatte das ernst gemeint. Wenn ich so einen Kletterpark hätte, dann würde ich eben ein Schild anfertigen lassen, auf dem das erklärt wird, oder sogar einen Bereich für Barfußkletterer anbieten. Das probieren vielleicht dann auch mehrere aus. Daneben kann ich ja immer noch ein paar Wannen mit Wasser und Seife aufstellen.

Aber ich habe keinen Kletterpark, und ich werde mir auch keinen zulegen. Frau Schönermachen war gerade dabei, zur Höchstform aufzulaufen. Sorry. Nicht dieses Mal.

Sie ist enttäuscht.

Ich bin es auch.

Beim Spaziergehen im Englischen Garten sehe ich vor mir eine Frau, die barfuß geht. Auch sie hat keine Schuhe in der Hand. Nicht einmal eine Tasche. Ich spreche sie an, und wir begrüßen uns wie wiedergefundene Schulkameradinnen. Wir lachen und erzählen uns von unseren Erlebnissen und machen Fotos von uns beiden.

Sie erzählt mir, dass sie mal in Berlin beim Barfußgehen von einem Mann ein schnoddriges »Immer diese Hartz-IV-Empfänger« gehört hat, und einmal wollte ihr eine Frau ganz erschüttert Geld für Schuhe in die Hand drücken.

Ich erzähle ihr von der Frau in der Straßenbahn.

Hanna geht schon seit vier Jahren barfuß und genießt es offensichtlich. Eine tolle Frau! Mal wieder bin ich begeistert.

Wieder bei Lucy

Lucy massiert mich, und ich bin gespannt, was sie erspürt. Am Ende gibt sie mir eine Zusammenfassung: »Also, ich begleite dich ja jetzt schon seit acht, neun Jahren als Therapeutin und bemerke, dass dein Körper sich verändert. Als Erstes ist mir aufgefallen, dass die Durchblutung deiner Füße noch besser geworden ist. Die Haut der Fußsohle fühlt sich anders an. Ledrig, erstaunlich weich, keine Hornhaut weit und breit, und deine Zehen sind beweglicher geworden. Wie schon das letzte Mal sind die bei dir immer wieder mal auftretenden schmerzlichen Reflexpunkte an den Füßen erheblich besser und teilweise komplett verschwunden. Die ganze Fläche deiner Fußsohle ist entspannter. Deine Hüften sind etwas weiter geworden. Wahrscheinlich auch durch eine Entspannung. Deine Wirbelsäule ist auch mobiler als sonst, und dein siebter Nackenwirbel«, dabei drückt sie mir auf die Stelle, wo der Hals sich mit dem Oberkörper verbindet, »der stand immer sehr weit raus, und jetzt ist er sehr viel mehr in der Spur.«

»Also, du bist zufrieden.«

»Mehr als zufrieden. Ich bin begeistert!«

Ich erlebe ein erstaunliches Gefühl von Freiheit. Aus dem Haus zu gehen, ohne Schuhe zu suchen, auszusuchen, anzuziehen, lässt mich immer wieder erstrahlen. Obwohl ich sonst gern gehe, kann ich einem Aufzug kaum widerstehen. Doch jetzt macht es mir Spaß, die alten Holztreppen nach unten zu laufen.

Dann der Weg nach draußen. Immer wieder die Überraschung, dass es nicht so kalt ist wie angenommen und dass meine Füße das mögen, selbst wenn es kühler ist. Das kannte ich nicht. Meine Füße waren immer sehr empfindlich. Oft eiskalt. Manchmal bin ich nachts wieder aufgestanden, um mir Socken anzuziehen, weil ich mit diesen kalten Füßen nicht einschlafen konnte. Das ist völlig verschwunden.

Das Fahrrad, das vor der Tür steht und eigentlich mein Hauptverkehrsmittel ist, ignoriere ich. Barfuß gehen macht jetzt so viel mehr Spaß. Der Weg zur Post, zur Reinigung, zum Markt, zum Restaurant, zum Kino. Alles leicht zu gehende Wege. Alles leicht in mir. Vielleicht beginnt Frieden unten an den Füßen?

Frau Obrigkeitshörig hat sich schon lange nicht mehr gemeldet. Muss ich mir Sorgen machen?

Ich bin auf dem Weg nach Rom, um mit meiner Improvisationsgruppe »All the way in« für eine Woche unter der brillanten Führung von Rhiannon zu üben und Spaß zu haben. Wir sind zwanzig Sänger und Sängerinnen und kommen aus den unterschiedlichsten Ländern. Jede(r) von uns mit Erfahrung im Improvisieren und dankbar, von der Erfahrung Rhiannons lernen zu können, die mit ihren siebzig Lebensjahren eine wunderbare Inspiration ist. Gesangliche Improvisation ist Musik, die aus dem Moment entsteht. Natürlich üben wir – aber wir üben Improvisieren. Freies Singen, das harmonisch oder interessant mit den anderen zusammen klingt. Herrlich für mich, die sich keine Texte merken kann und es liebt, spontan zu reagieren.

Bei sich selbst zu bleiben und gleichzeitig auf die anderen zu hören; sich ab und zu zurückzuziehen und dann wieder mit einem Solo hervorzutreten – dieses improvisierte Singen hat die gleichen Komponenten wie die eines aufmerksamen Lebens. Immer wieder gibt es da ein gemeinsames Schwingen, ein intuitives Erahnen, einen berührenden Klang, der uns die größte Freude schenkt. Und da die »Pflicht« in meinem Leben immer noch eine dominierende Rolle spielt, hilft mir das Singen dabei, diese Schwingung der Freude mehr und mehr in meinem Körper und in meinem Leben zu verankern. Hier in Rom ist unsere dritte und letzte Woche, die über das Jahr verteilt unsere Improvisationsfähigkeiten stärkte.

Ich habe am Flughafen in München noch etwas Zeit und schaue mich um. In einem der Schaufenster sehe ich eine Kapuzenjacke in Hellgrau, wie ich sie schon lange suche.

»Das ist ja toll, dass Sie barfuß sind. Das fühlt sich bestimmt gut an«, werde ich von einer reizenden Verkäuferin beim Eintreten begrüßt.

Eine willkommene Gelegenheit, mal eine Frage loszuwerden. »Ist es Ihnen eigentlich recht, wenn ich hier barfuß reinkomme?«

»Es ist doch egal, ob man ohne Schuhe oder ohne Jacke kommt. Schuhe sind bestimmt auch nicht sauberer.«

Während des Flugs nach Rom muss ich auf die Toilette. Bisher habe ich dazu immer Schuhe angezogen. Wir sind gerade erst abgeflogen, also ist die Toilette noch unbenutzt. Ich sitze in der zehnten Reihe und kann das gut überblicken. Die Herbergsmutter wird unruhig: »Du wirst doch nicht auf eine Toilette barfuß gehen! Das ist völlig ausgeschlossen.«

»Warum?«

»Ist das nicht offensichtlich?«

»Es war vor mir noch niemand drin.«

»Vielleicht sind sie nicht richtig geputzt worden.«

»Vielleicht aber doch. Und ich kann auch immer ein Papierhandtuch auf den Boden legen.«

»Und die anderen Passagiere!«

»Was ist mit den anderen Passagieren?«

»Die sehen dich barfuß in die Toilette gehen. Was werden die über dich denken?«

»Tja. Das kann ich mir vorstellen.«

»Siehst du, das sage ich doch.«

»Aber wir wollen uns ja nicht von dem beeinflussen lassen, was die Leute über uns denken.«

Sie ist still. Das ist der Teil der Diskussion, den sie nicht mag. Das ist der Moment, in dem sie weiß, dass sie nicht weiterkommen wird, denn sie weiß, dass mein Wachstum ganz oben auf meiner Prioritätenliste steht.

Ich stehe auf und gehe auf die Toilette. Sie ist sauber, und ich verlasse sie so, wie ich sie vorgefunden habe. Auf dem Rückweg sehe ich ein etwa zehnjähriges Mädchen fragend seine Mutter anstupsen. Diese sieht auf meine Füße, verzieht ihr Gesicht angeekelt und dreht es dann weg. Das Mädchen macht den Gesichtsausdruck nach. Ich lächle die Tochter an, die Mutter erreiche ich nicht mehr. Jetzt weiß sie nicht mehr, wie sie schauen soll. Sie hebt fragend die Augenbrauen. Ich nicke ihr herzlich zu und gehe zurück zu meinem Sitz.

Die Herbergsmutter ist entsetzt: »Siehst du, jetzt weißt du, wie sich das anfühlt! Ich habe dich gewarnt.«

Ja. Ich habe die Abwehr der Mutter gespürt.

Ich habe aber auch – und das viel mehr – meine Trauer darüber gespürt, dass ausgerechnet eine Frau so reagiert. Ist es nicht schön, wenn Frauen zusammenhalten und wenn wir die Wahl, die jede von uns individuell trifft, auch wirklich akzeptieren können? Ich beobachte die Schwere auf meinem Herzen, die sich kurz danach auflöst. Ich erlaube mir keinen weiteren Gedanken dazu.

Ich treffe einige meiner Mitsängerinnen am Flughafen im Rom, und wir fahren gemeinsam weiter. Wir sind alle in einem von Klosterschwestern geführten Hotel untergebracht, und ich frage mich laut, ob sie wohl was gegen mein Barfußgehen haben werden.

»Jesus war auch barfuß«, meint Ines trocken. »Das ist doch ein gutes Argument.«

Wir lachen.

Rom ist für mein Barfußgehen viel anstrengender. Wir sind in der Stadtmitte, und neben unserem Kloster gibt es eine Seitenstraße, eine Abkürzung, durch die zu gehen ich mich weigere. Mit Schuhen macht der Untergrund nichts aus. Aber was hier auf dem Boden rumliegt, sagt mir schon meine Nase.

Meine Füße sind jedes Mal, wenn wir von einem Essen oder einem Lebensmitteleinkauf zurückkommen, so dreckig, dass ich sie erst einmal einweichen muss. Es ist das Ende eines langen Sommers, es hat in Rom kaum geregnet, und ich glaube nicht, dass die Gehwege wie in München mit Wasser gereinigt werden. An jedem Fuß schrubbe ich fünfzehn Minuten lang und stehe mit einem Bein vor dem Waschbecken. Bürste, Bimsstein, Bürste, noch mal extra Seife. Neues Wasser. Bürste, Bimsstein, frisches Wasser. Ein ziemlicher Aufwand, oft zwei-, dreimal am Tag. Noch bin ich bereit, den auf mich zu nehmen.

Ein paar von uns sind im Supermarkt um die Ecke, um etwas für unser Mittagessen einzukaufen. Ich schaue mich gerade beim Gemüse um, als ich jemanden hinter mir schreien höre. Ich drehe mich um, und vor mir steht eine Angestellte, die laut auf mich einschimpft und auf meine Füße deutet.

Ich spreche ein bisschen Italienisch, aber um das zu verstehen, brauche ich keine einzige Vokabel zu kennen. In Sekundenschnelle bildet sich ein kleiner Menschenauflauf, weil die anderen Kunden schauen wollen, wo denn der Krach herkommt und wer ihn ausgelöst hat.

Ich.

Beziehungsweise meine Füße.

Jetzt ist eingetreten, wovor sich Frau Obrigkeitshörig und die Herbergsmutter von Anfang an gefürchtet haben: Ich habe ein richtiges Drama ausgelöst. Es fühlte sich erstaunlicherweise nicht wirklich mühsam an. So ist es ja oft mit den Dingen, vor denen wir uns am meisten fürchten. Ich ziehe schnell meine Xero-Schuhe aus meiner Tasche, schlüpfe hinein und lächle die umstehenden Kunden sowie die Verkäuferin an. Ich fühle mich betrachtet wie ein seltsames Insekt.

Der Kundenauflauf löst sich wieder. Ich warte und beobachte die Supermarktangestellte, bis sie sich etwas beruhigt hat. Dann gehe ich zu ihr, lächle charmant und erkläre mich in meinem holprigen Italienisch: »Ich habe gesehen, Sie waren sehr entsetzt. Würde es Ihnen was ausmachen, wenn Sie mir sagen, warum?« Ein Schwall von Italienisch stülpt sich über mich, und ich höre die Wörter für »Glasscheiben« und »gefährlich«.

Sie hat sich also Sorgen gemacht. Ich bedanke mich bei ihr für ihre Sorge um mich und erzähle ihr, dass ich jetzt schon seit vier Monaten barfuß gehe und noch nichts passiert ist. Sie deutet auf den Boden und meint: »Troppe persone qui rompere il vetro sul pavimento!« Aha. Zu viele Leute lassen Glas auf dem Boden zerbrechen.

Ich krieg meine Füße nicht mehr sauber, und das ist meine erklärte Grenze. Ich mache alles mit, solange ich es noch abwaschen kann.

Um die Ecke finde ich einen Pediküre-und-Maniküre-Salon, und ich frage nach einem Termin. Jetzt gleich wäre einer frei. Ich bin mit meinen Leguanos gekommen und erkläre der Mitarbeiterin, so gut ich kann, auf Italienisch, warum meine Füße so dreckig sind. Sie nickt und sagt, dass Rom nicht sauber ist.

Sie arbeitet hart an mir. Zwischendrin zeigt sie mir spitzes Werkzeug, das ich sonst nur vom Zahnarzt kenne, und ich nicke lediglich. Was sie denkt, kann ich nur ahnen: »Diese Touristen!« Ich hoffe, dass ich damit kein neues Vorurteil von uns Deutschen begründe. Nach über einer Stunde sind meine Füße wieder sauber. Ich bin überglücklich, und ich bedanke mich bei ihr mit einem großzügigen Trinkgeld.

Am Abend darauf habe ich eine verstopfte Nase. Ach, vier Monate barfuß und nichts passiert – und einen Tag Schuhe und jetzt das?

Ich spüre den Unterschied zwischen Schuhen und keinen Schuhen. Ich bedaure es, wieder Schuhe tragen zu müssen. Sie stören mich. Ich kriege nicht mehr mit, wie sich der Boden anfühlt. Einer meiner sensorischen Reize wird nicht mehr bedient. So als würde ich durch Rom mit dichten Ohrstöpseln gehen. Allerdings bin ich plötzlich wieder unauffällig. Das ist immerhin ein herrliches Gefühl. Ich laufe im Strom der anderen mit. Wie entspannend, wenn man unbemerkt ist.

Nach unserer letzten gemeinsamen Woche und einem Abschied, bei dem wir uns versprechen, in Kontakt zu bleiben und gemeinsam regelmäßig weiterzusingen, geht es wieder zum Flughafen. Vor dem Sicherheitscheck ziehe ich meine Schuhe aus und danach nicht wieder an.

Vor dem Flug muss ich auf die Toilette und habe das dringende Bedürfnis, meine Schuhe anzuziehen. Zuerst verdächtige ich Frau Obrigkeitshörig, aber sie ist es nicht. Sie kommt immer mit Drama und mit einer Dringlichkeit. Das muss dieses Mal meine Intuition sein, denn der Gedanke kommt ohne weitere Geräuschkulisse. Ich ziehe die Leguanos an und bin froh drüber. Die Toilette riecht komisch, und der Boden scheint nicht sauber.

Es ist wahrscheinlich die einzige Toilette, die hier nicht ordentlich geputzt ist, oder das Malheur ist gerade erst passiert. Draußen ziehe ich die Schuhe wieder aus. Ich bedanke mich bei meiner Intuition.

Rom war nicht überall schmutzig. Es gibt viel Schönes und Sauberes dort. Aber wie in zahlreichen anderen Großstädten ist es auch da schwierig, alles sauber zu halten. Nicht zuletzt deshalb, weil wir Touristen vielleicht nicht immer so gewissenhaft unsere eigenen Hinterlassenschaften entsorgen.

Es ist kühler in München, gerade mal sechs Grad; und man merkt, es ist Ende Oktober. Ich bin oben ziemlich eingepackt, doch meinen Füßen macht es noch nichts aus, barfuß zu gehen. Jetzt liegen die Blätter am Boden, und das macht Spaß. Ich treffe meine Freundinnen Carolin und Nicole auf einen Tee. Als ich wieder nach Hause gehen will, bitte ich Nicole, ob sie nicht ein Foto von mir machen könnte. Wir gehen dazu raus auf die Straße.

Wir sehen uns später am Abend zu einem Essen bei mir. Carolin, Nicole, Nana und ich.

Nicole kommt in meine Wohnung und ist spürbar unruhig. Kaum sitzt sie, erklärt sie, dass sie dringend etwas mit mir besprechen muss.

»Du erinnerst dich an die Fotos, die ich von dir gemacht habe. Ich habe diese Situation den ganzen Nachmittag nicht mehr aus meinem Kopf gekriegt.«

»Warum?«, frage ich.

Sie ist offensichtlich entsetzt. Das ist nicht ihr Normalzustand. Sie ist eine sehr entspannte Frau und nie unnötig aufgeregt.

»Die Leute schauen dich an und klassifizieren dich als seltsame Person. Ich möchte nicht, dass sie glauben, du bist verrückt oder dumm. Aber das wirkt so. Ich fand es schrecklich, wie die Leute dich angeschaut haben.«

Mir ist das gar nicht aufgefallen. »Schau, das sind Leute, die mich nicht kennen. Es ist ihr gutes Recht, eine Meinung über mich zu haben. Außerdem bin ich das gewohnt.« Ich lache. »Als ich vor über zwanzig Jahren über Engel schrieb, da haben meine Freunde und meine Familie mich für verrückt gehalten. Und das habe ich auch ausgehalten.«

Carolin und Nicole nicken, als sie sich erinnern.

Carolin fragt: »Kann ich noch was zu deinem Hut sagen?«

»Meinem Hut? Ich liebe meinen Hut!«, werfe ich ein.

»Ja, aber das sieht komisch aus! Oben perfekt und unten barfuß. Dass passt nicht zusammen. Zu so einem Hut braucht man einen bestimmten Schuh. Da fällst du noch mehr auf, wenn du so einen Hut trägst.«

»Ich habe eher gehofft, ich lenke damit von den Füßen ab.«

»Das klappt nicht. Da schauen dich die Leute noch mehr an.«

Nicole sagt: »Selbst wenn es gesund wäre, würde ich nie in der Öffentlichkeit barfuß laufen.«

Beide meiner Freundinnen haben Fußprobleme und einen Hallux valgus. Das ist eine Fehlstellung des Großzehengrundgelenks. Es hat sich verschoben und steht zu weit nach außen und schmerzt gelegentlich.

Es ist schön, wenn unter Freunden alles angesprochen werden darf. Ich versuche, keine Meinung zu ändern. Und wie das meiner Erfahrung nach immer ist, wenn jedem wirklich zugehört wurde, wenn jeder sich erklären und aussprechen konnte, beginnt der spannende Teil. Die Bereitschaft, weiter darüber nachzudenken.

Carolin sinniert über eine Mittelmeerreise, die sie auf einem Segelschiff gemacht hat. »Wir mussten auf dem Schiff immer barfuß gehen. Und irgendwie waren wir dann alle bald daran gewöhnt. Es war wunderbar. Ich habe das sehr genossen. Und es war dann am Anfang richtig schwierig, wieder Schuhe zu tragen.«

Ich war bei meinem Friseur André. Es gibt bei ihm einen Schemel, auf dem ich beim Haarewaschen früher meine Füße abgelegt habe. Jetzt mache ich das nicht mehr. Denn ich würde dann meine Fußsohlen in den Raum halten, und die Leute, die an der gegenüberliegenden Wand frisiert werden, könnten im Spiegel meine Fußsohlen sehen.

Ich bin so sorgfältig mit dem Herzeigen meiner Fußsohlen wie mit einem zu tiefen Ausschnitt. Beides mache ich nicht.

André schneidet meinen Pony und erwähnt mit keinem Wort meine nackten Füße. Es war ihm kein Gespräch mehr wert. Das ist einfach großartig. Vielleicht kommt es ja noch mal dazu, dass die, die mich kennen, überhaupt nicht mehr darüber reden.

»Schuhe? Zweiter Stock!«

– November –

Es wird kalt. Windiger. Laut Temperaturanzeige in meinem Auto ist es draußen vier Grad. Ich steige aus und stehe vor dem Automaten, um mir einen Parkschein zu ziehen. Ein Mann, Typ Handwerksmeister, geht an mir vorbei.

»Sie sind barfuß. Schon gesehen?«

»Nein!«, antworte ich gespielt entsetzt. »Was ist denn da passiert?«

Er grinst. »Ja, da kommt die Demenz langsam.«

»Sieht so aus, als wäre sie schon da.«

Ich beschließe, beim Badmintonspielen mal keine Schuhe zu tragen. Als ich auf den Sportboden in der Halle trete, merke ich, wie er angenehm nachfedert. Das ist mir noch nie aufgefallen. Ich bin erstaunt, wie gut das Barfußspielen geht. Leider spiele ich ohne Schuhe nicht besser als mit, aber ich fühle mich leichter. Ich habe befürchtet, dass durch die Drehungen an der Fußsohle vielleicht meine Sohlen zu heiß werden, aber das ist nicht geschehen.

Ich bin nicht ein einziges Mal umgeknickt, was barfuß auch seltener passiert und vor allen Dingen meistens weniger dramatische Folgen hat. Wenn man barfuß umknickt, dann bewegt sich der Fuß ganz einfach mit. In Schuhen ist der Fuß manchmal wie eingesperrt und kann sich gar nicht so schnell anpassen.

Später spielen Stanko und ich ein Doppel mit zwei weiteren Badmintonspielern. Keine Nachfragen wegen meines Barfußgehens. Nach der ersten Runde erkläre ich mich. Es gibt keine Fragen. Sie nicken. Am Abend nehme ich mit meinen Trainingsklamotten zum Waschen auch die Badmintonschuhe aus meiner Tasche. Ich werde sie nicht mehr brauchen.

Mein Mittelzeh tut mir ein bisschen weh. Ich massiere ihn und rede ihm gut zu. Er fühlt sich an, als würde er ab und zu einschlafen. Gestern hatte ich dort einen Krampf. Auch eine völlig neue Erfahrung.

Meine Ballen verändern sich weiter. Jetzt hat sich die Mulde in der Mitte des Ballens komplett aufgefüllt, und ein weiterer formt sich unter dem kleinen Zeh. Auch die Bereiche unter dem Tuberositas-Knochen werden weiterhin breiter, röter und fester.

Es wird eindeutig kühler, und ich werde wahrscheinlich bald die Leguanos tragen müssen. Ich muss mir etwas einfallen lassen, damit sie nicht so auffallen. Gelegentlich schaue ich nach Gamaschen, aber die passen alle nicht. Vielleicht muss ich mir selbst ein Stück Leder draufnähen, aber wie komme ich dann rein, da sich das Material nicht mehr dehnen lässt? Die Leguanos funktionieren deshalb so gut, weil sie sich wie Socken anziehen lassen.

Was wäre mit … Stulpen? Die kann ich einfach drüberziehen, und die geben dem engen Socken-Look die nötige Weite, um einen Stiefel vorzutäuschen. Ich finde ein Paar in meiner Sockenschublade, und die funktionieren auch noch. Großartig.

Ein Schritt mehr in die Unauffälligkeit.

Ich fahre heute seit langer Zeit mal wieder mit dem Rad. Es ist sechs, sieben Grad kalt, und ich habe einiges abzufahren. Ich

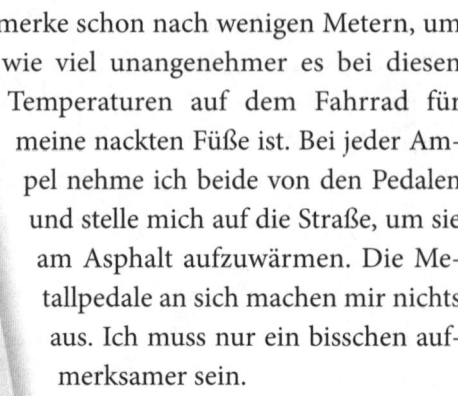

merke schon nach wenigen Metern, um wie viel unangenehmer es bei diesen Temperaturen auf dem Fahrrad für meine nackten Füße ist. Bei jeder Ampel nehme ich beide von den Pedalen und stelle mich auf die Straße, um sie am Asphalt aufzuwärmen. Die Metallpedale an sich machen mir nichts aus. Ich muss nur ein bisschen aufmerksamer sein.

Ich gehe von meiner Wohnung zu einem Café, um mich mit meiner Freundin Nicole zu treffen, die gerade erst nach Berlin gezogen ist. Ich habe schon mal fünf Grad barfuß erlebt, und das war gar nicht schlimm. Aber es war trocken kalt. Heute regnet es, und die fünf Grad – meinem Smartphone zufolge – fühlen sich viel unangenehmer an. Das ist normalerweise eine Strecke, die ich mit dem Fahrrad fahre. Da würde es etwa fünfzehn Minuten dauern, aber das wäre mir jetzt ohne Schuhe zu kalt. Zu Fuß brauche ich wahrscheinlich etwas länger als eine halbe Stunde. Geht das noch bei der Temperatur?

Nach fünfzehn Minuten merke ich an meinen Füßen, dass es wirklich feucht und kalt ist. Ich berühre sie. Ich will sichergehen, dass ich mir keine Frostbeulen hole oder mir die Zehen verletze. Die Füße sind an der Oberfläche noch warm, unten an der Sohle kühler. Es ist so wie bei den Händen. Die eine habe ich in der Tasche, die andere hält den Schirm. Es ist ein großer spürbarer Unterschied, wenn es bei dem kalten Wetter auch noch regnet und Wind dazukommt. Obwohl sich das Gehen gut anfühlt, habe ich den Eindruck, als ob ich Watteballen unter meinen Füßen hätte. Ich spüre meine dickere Haut.

Wenn ich Handschuhe brauche, werde ich wahrscheinlich auch Schuhe brauchen, kommt mir plötzlich in den Sinn. Klingt logisch.

Gerade rechtzeitig komme ich im Café an. Länger hätte ich nicht gehen wollen. Im Café ist es herrlich warm. Der Holzboden umarmt meine Füße wie eine warme Decke. Meine Füße und ich sind sofort glücklich. Nicole kommt und lacht, als sie mich barfuß sieht. Innerhalb von einer Minute sind meine Füße auch an der Sohle wieder vollständig warm. Ich bin erstaunt, wie schnell das geht. Früher brauchte das ewig lange. Selbst mit Socken oder wenn ich die Füße gerieben hatte, dauerte es mindestens eine viertel Stunde, bis sie wieder warm waren.

Wir gehen später gemeinsam zu einer Ausstellung in der Nähe. Am Eingang wird mir meine Jacke abgenommen, und ich erkläre meine Schuhlosigkeit. Die Mitarbeiterin lächelt neugierig. Ich begrüße den Galeristen, der mich schon vor ein paar Monaten ohne Schuhe gesehen und mir erzählt hat, dass seine Tochter bei einem Fest ihre Schuhe ausgezogen hat und dann beim Barfußtanzen in eine dicke Glasscherbe – den Boden einer zerbrochenen Bierflasche – getreten war und davon einen vier Zentimeter breiten und zweieinhalb Zentimeter tiefen Schnitt in die Ferse hat. Er war damals sehr besorgt über meine Wahl und ist es noch.

Ich treffe zwei Schwestern, die ich lange schon nicht mehr gesehen habe. Eine weiß durch Facebook, dass ich barfuß gehe, und fragt mich, wie es denn jetzt geht. Ihre Schwester steht dabei und schaut irritiert. Beide Frauen sind immer sehr elegant gekleidet. Erst als ich sage, ich schreibe ein Buch darüber, entspannt sich ihre Schwester sichtlich. »Ach ja, ein Buch.« Interessant, wie dies meinen ungewöhnlichen Versuch plötzlich

legitimiert. Und dann: »Hast du da jetzt auch so eine Styroporferse oder kommt die noch?«

Ich bin auf der Suche nach einem Regenmantel beziehungs-
weise einer Regenjacke. Ich gehe in einen Laden und frage die
Verkäuferin: »Verzeihen Sie, wo finde ich bitte …?«
»Schuhe? Zweiter Stock!«

In einer E-Mail fragt mich jemand, ob er eine Fußanalyse von
mir machen könne. Er braucht dazu nur zwei Fotos, und dann
schickt er mir die Analyse per E-Mail. »Warum nicht?«, denke
ich. Schließlich schreibe ich an einem Buch, und das kann ich
vielleicht als Recherche gut gebrauchen. Es ist eine Zehenana-
lyse. Jeder Zeh ist einem Bereich zugeordnet.

Kurz danach bekomme ich eine weitere E-Mail. »Danke für
die Fotos von deinen süßen Künstlerzehen, du schöne Waage-
Frau, du. Wo kann ich dich denn anrufen, um mit dir über die
Analyse zu sprechen?«

Ach du lieber Himmel! Ich schicke die E-Mail zur Beant-
wortung an meine Berliner Assistentin Claudia van de Kamp
weiter.

Ich war die letzten Wochen viel unterwegs und habe Vorträge
und Workshops gegeben und neben meinen anderen Themen
auch immer wieder sehr nette Gespräche über das Barfußgehen gehabt. Aber nicht nur Menschen sind neugierig, auch
Hunde finden an mir barfuß eindeutig mehr Gefallen als mit
Schuhen. An anderen beschuhten Leuten gehen sie uninteres-
siert vorbei, doch zu mir kommen sie und schnüffeln.

Ich merke, dass ich eine Pause und Natur brauche. Ich beschließe, für ein paar Tage in die Berge ins Hotel Kranzbach zu fahren. Ich war schon einige Male dort. Bei der Reservierung sage ich, dass ich jetzt Barfußgängerin bin, und frage, ob das ein Problem sei. Es ist keines. Als ich einchecke, erkläre ich mein Barfußgehen beim Empfang. Die junge Dame wird rot. »Es fällt mir wirklich schwer, nicht auf Ihre Füße zu schauen.« Auf meinen verwirrten Blick meint sie, es stehe in der Reservierung; und ich habe den Eindruck, das Personal ist angewiesen, so zu tun, als würden sie das nicht merken. Ich kenne das von guten Hotels. So soll jedem Gast das Gefühl des Willkommens und der Normalität vermittelt werden.

Am ersten Tag habe ich eine Fußmassage, und der Therapeut ist verblüfft, wie »tipptopp« gepflegt meine Füße sind. Er hat wohl nach fünf Monaten Barfußgehen etwas anderes erwartet.

Meine Fußsohlen sind noch röter, noch durchbluteter geworden. Gelegentlich merke ich, dass sich in ein paar dünnen Fußfalten Dunkles abgesetzt hat. Ich rubble mit meiner Bürste, aber das geht nicht weg. Ich muss mir da noch was einfallen lassen. Vielleicht ein Salzpeeling? Ich kontrolliere jeden Abend meine Füße, um sicherzugehen, dass ich nichts übersehe.

Meine Haut sieht so aus, als ob sie dicker geworden ist. Ab und zu gibt es an meinem Ballen Kratzer. Wohl von spitzen Steinen. Die tun nicht weh und gehen auch nicht tief. Aber es sieht nicht mehr so schön aus. Wird mich meine Eitelkeit davon abhalten, in Zukunft weiterhin barfuß zu gehen? Am Nachmittag habe ich eine Pediküre und werde bitten, zu schauen, was man da machen kann. Wahrscheinlich braucht es dafür dieses scharfe Werkzeug, das auch schon mal in Rom zum Einsatz gekommen ist.

Nach dem Mittagessen gehe ich spazieren und finde ein Seil, das zwischen den Bäumen aufgespannt ist. Wäre es nicht herrlich, wenn ich da jetzt elegant drüberspazieren könnte? Vielleicht ist meine Balance ja jetzt besser geworden?

Sie ist es nicht.

Da ich mich viel im Spa-Bereich aufhalte, fällt mein Barfußgehen nicht so auf, obwohl fast alle die hauseigenen Schlappen tragen und ein riesiges Schild am Eingang hängt, bitte Badeschuhe zu tragen. Da ich die Erlaubnis des Hotelmanagements habe, sagt selbst Frau Obrigkeitshörig nichts.

Ich bin hier, um in Stille zu sein, schaue aber alle Leute, die ich treffe, wie immer freundlich lächelnd an. Ich suche keine Gesellschaft, sondern möchte mich wieder runterfahren können, nach Wochen des Nach-außen-Gehens. Das heißt nicht, dass ich abweisend gegenüber Gesprächen bin. Ich suche sie nur nicht.

Nach einem vollen Tag des Verwöhntwerdens, Spazierengehens und Schwimmens im warmen Außenbecken bin ich auf dem Weg zurück in mein Zimmer.

»Sie sind die Barfußfrau!« Der grauhaarige Mann, der mit mir am Aufzug wartet, schaut neugierig. »Man spricht über Sie. Das wissen Sie, ja?«

Nein, das wusste ich nicht. Aber jetzt weiß ich es und damit die Herbergsmutter auch.

»Mein Sohn geht auch viel barfuß.«

Ganz interessiert ist er, und so erzähle ich das mittlerweile Übliche: Finger-in-die-Ohren-Übung, Ballengang, Feuchtigkeitstücher zum Abwischen.

Ich mag es, mich nach so einem Tag zum Abendessen herzurichten. Es hat etwas Respektvolles: dem Essen gegenüber, den anderen Gästen, den Gastgebern. Wahrscheinlich, weil wir es dann doch genießen, wenn wir uns nach einem Tag in weißen

Bademänteln wieder ein bisschen individueller zeigen können. Haare werden gewaschen. Make-up wird aufgetragen. Ich ziehe mich eleganter an. Hier ist das so üblich. Auch um von meinen Füßen abzulenken. Mir fällt auf, dass ich seit allen diesen Monaten kein einziges Mal ein Kleid getragen habe. Ich bevorzuge es, dass Stoff meine Füße bedeckt.

Ich gehe gern alleine zum Essen. Ich denke, schreibe, schaue mir die Gesichter an. Ich habe auch immer ein Buch dabei. Leute haben Respekt vor dem Lesen. Alles ganz entspannt.

Es gibt ein Salatbuffet, an dem man sich vor dem dreigängigen Abendmenü bedienen kann. Ich treffe den Mann vom Aufzug dort. Er stellt mich seiner Frau vor und will meine Fußsohlen sehen. Er bückt sich und greift mich am Knöchel, um meine Fußsohlen hochzuheben.

In mir schreit alles durcheinander: »Wir stehen am Salatbuffet! Leute holen sich was zu essen!« Ich will meine Füße nicht hochheben, bin aber unfähig, etwas zu sagen. Er zerrt immer noch an meinem Knöchel. Ich hebe den Fuß nicht hoch. Er zerrt stärker. Mittlerweile nimmt er seine zweite Hand zu Hilfe. Seiner Frau ist das genauso unangenehm wie mir. »Also, nun lass das doch!«, zischt sie ihm zu. Ich hebe den Fuß etwas, um die Situation zu entschärfen. Ein »Nein, das möchte ich nicht« ist mir auf die Schnelle nicht eingefallen. Wundert mich nicht. Meine »Neins« übe ich erst seit einigen Jahren.

Das Hotel ist in der Nähe von Garmisch-Partenkirchen, und die Sonne scheint mitten im November. Es ist ein bisschen kühl draußen. Warm in Decken eingewickelt in der Sonne zu liegen ist genau das, was ich jetzt brauche. Neben der Ruhe wollte ich auch die Gelegenheit nutzen, mein neues Jahr zu planen. Eine Aufgabe, die wohl jeder Freiberufler kennt. Einiges steht schon fest. Anderes ist noch frei. Da meine erwachsene Tochter mich bittet, mehr Zeit mit ihr zu verbringen, plane ich längere Aufenthalte in den USA, die ich zum Schreiben nutzen möchte.

Am zweiten Tag bin ich völlig erschöpft. Wie bei dem Meer nach der Flut die Ebbe kommt, so weiß ich auch, dass ich nach Workshops und Vorträgen Zeit brauche, mich nach dem Geben wieder aufzufüllen. Das ist meine Ebbe. Ich schleppe mich vom Pool zur Liege und wieder zurück.

Am Mittwoch – dem dritten Tag – fällt meine Stimmung in den Keller. Mein Wohlfühl-Niveau ist eindeutig unterschritten. Massiv unterschritten. Ich liege eingewickelt auf einer Liege neben anderen Eingewickelten. Ich bin traurig. Mein Herz ist schwer. Mir ist noch nicht klar, was passiert ist. Mein Verstand schlägt diverse Szenarien vor: Erschöpfung? Langeweile? Eine Stimmung von anderen aufgefangen? Problem nicht erkannt?

Ich spüre in mich hinein. Erschöpfung ist es nicht. Mein Körper fühlt sich gut an. Langeweile? Kenne ich eigentlich nicht. Eine Stimmung von anderen aufgefangen? So gut wie unmöglich. Ich sitze hier allein. Problem nicht erkannt? Tja … das kann es natürlich immer sein. Oder ist es mal wieder so weit? Muss ich mir schon wieder den Keller anschauen?

Einen Weg in die Tiefe, den ich schon öfter gegangen bin.

Als ich vor knapp fünfundzwanzig Jahren begann, mein Leben aufzuräumen, war ich beruflich im Keller. Durch diese Krise fing ich an, mich mit spirituellen Themen zu beschäftigen, und merkte, dass es einiges gibt, was ich an mir verändern muss. Es ist praktisch, im Keller anzufangen, wenn man sich ohnehin dort unten aufhält.

Mit jeder Erkenntnis, mit jedem Stück an Wahrheit und Weisheit, mit jedem Schritt hin zu mehr Aufmerksamkeit und mehr Bewusstsein bewegen wir uns langsam raus aus dem Keller und nach oben in die Weite und Leichtigkeit. Vom Parterre in den ersten Stock. Vom ersten Stock in den zweiten. Vom zweiten Stock in den dritten. Vom dritten in den vierten. Dahin, wo die schönen Balkone sind. Doch der Keller bleibt. Er gehört zu uns. Ja, er mag aufgeräumt sein, aber manchmal ist es nicht so ordentlich, wie wir uns das gedacht haben.

Gelegentlich finden wir uns, meist zu unserer völligen Überraschung, zwischendurch im Keller wieder. Die ersten Male beschimpfen wir uns: »Das darf doch nicht wahr sein! Ich bin doch schon so weit gekommen. Der vierte Stock war schon so angenehm. Die Pflanzen auf dem Balkon so großartig. Die Aussicht so herrlich. Und jetzt bin ich wieder hier unten! Wieso?«

Weil es da noch etwas gibt, womit wir aufräumen müssen. Etwas, was uns noch fehlt, um vielleicht in den fünften Stock zu kommen, dahin, wo die schönen Dachterrassen beginnen.

Was ist also in meinem Keller, das ich mir anschauen muss?

Ich meditiere, und der Gedanke kommt mir, dass dies zum ersten Mal eine Situation ist, in der man mich für längere Zeit barfuß sieht. Meine Nachbarn zu Hause haben sich daran gewöhnt, und die sehe ich ja auch nur ab und zu im Hauseingang. Mit einigen bin ich befreundet, und eine findet das spannend, die andere exzentrisch. Doch hier bin ich wie auf einem Display. Immer wieder sieht man mich beim Essen, im Spa, draußen auf der Wiese. Nur im Yogaraum falle ich nicht auf: Das Schild »Ohne Schuhe bitte« nehme ich beruhigend zur Kenntnis.

Ich öffne die Augen, schaue hoch und habe das Gefühl, als ob sich jeder, den ich anzusehen versuche, sofort abwendet.

Es ist Mittagszeit, und hier gibt es immer zwei verschiedene Suppen und ein Salatbuffet. Ich bilde mir ein, dass mich jeder kritisch anschaut. Ich fühle mich wie eine Aussätzige. Ich beobachte mich selbst und wundere mich. Merke, wie sich meine Mundwinkel nach unten gezogen haben und mein offener, freundlicher und aufmerksamer Blick verschwunden ist.

Ich esse draußen auf der Terrasse, eingewickelt in Bademantel und Decke. Ich sehe mich um. Niemand schaut zurück. Niemand lächelt. Wahrscheinlich ist jeder mit sich selbst beschäftigt – aber das erkenne ich gerade nicht. Ich fühle mich wie ein verstoßenes Kind. Ich verreise oft allein. Das ist kein Zustand, den ich dabei erlebe. Das hier ist neu.

Ich ziehe mich zurück. Gehe in einen der stillen Räume in den obersten Stock. Liegen, die so aufgestellt sind, dass man durch die Fenster raus auf die Berge schauen kann. Ich suche mir eine Liege, die weit entfernt von allen anderen steht. Ich drehe mich weg von der Welt.

Ich beobachte meine Stimmung.

Frau Pflichtbewusst beobachtet mich: »Hier bist du also im Entspannungsurlaub. In einem wunderschönen Hotel. Großartiges Essen, aufmerksamer Service – und du, du bist im Keller? Schämst du dich nicht? Genieß das gefälligst. Das kostet Geld!«

Die Herbergsmutter ist unruhig: »Die mögen uns nicht. Wir müssen uns schützen. Lass uns nach Hause fahren, dahin, wo alles ruhig und entspannt ist.«

Was passiert hier in mir?

Ich versuche noch einmal, Gedankenfetzen zusammenzufügen. Also, ich fühle mich ausgegrenzt. Komisch, eigentlich unverständlich. Ich bin ja hier, *weil* ich mich ausruhen will, allein sein will und eben keine große Konversation oder ein Miteinander erleben will. Es hat was mit diesem Barfußgehen zu tun. Ich würde mich nicht so fühlen, wenn ich Schuhe anhätte. Das nehme ich jetzt einfach mal als gedankliche Ausgangsbasis an. Mal sehen, wohin es mich führt.

Da mich die Leute jetzt länger beobachten können, fühle ich mich plötzlich auch beobachtet. Länger. Ich erinnere mich daran, wie ähnlich das Gefühl gerade dem ist, das ich bei der Frau in der Straßenbahn hatte. Ich erkenne plötzlich, wie es sich für

Menschen anfühlt, wenn sie sich als abgewehrt wahrnehmen. Das erfahre jetzt auch ich: Ich wehre ab und fühle mich abgewehrt. Wie schwierig das sein muss, so zu leben.

Das ist normalerweise nicht meine Art. Ich gehe gern auf Menschen zu. Ich lächle jeden an, der mir begegnet. Ich bin aufmerksam, höflich, freundlich. Und so sind die Menschen nach meiner Erfahrung auch mir gegenüber: Meine Welt ist eine freundliche.

Ich schließe die Augen und meditiere. Versuche, in die Dankbarkeit zu gehen, und werfe meinem Verstand ein energisches »Ruhe da oben« zu. Merke, wie mein Körper mir Zeichen des Wohlgefühls gibt. Genieße diese Zeichen.

Wenn ich meditiere und mich auf meinen Körper konzentriere, dann entsteht in mir ein gleichmäßiges angenehmes Schwingen. Langsam beruhige ich mich wieder. Der Verstand ist still. Mein ganzer Körper zeigt mir, dass er sich wohlfühlt. Ich lächle. Ich fühle mich wie in einem unendlichen Raum geborgen.

Ich stehe vom Liegestuhl auf und beschließe, in den Außenpool zu gehen. Ich warte auf eine Frau, die nach mir kommt, und halte ihr die Tür auf. Schaue ihr herzlich in die Augen, und sie lächelt dankbar zurück.

Der Bann ist gebrochen. Die Welt, in der ich lebe, ist wieder eine freundliche. Ich bin wieder in meinem Wohlgefühl.

Während ich in dem warmen Außenpool schwimme, will mein Verstand noch mal herausfinden, was denn da genau passiert ist. Ich weigere mich. Mein Gott, ich muss mir nicht jeden Gedanken zum hunderttausendsten Mal anschauen. Ich bin da wieder rausgekommen. Das reicht. Verstand! Halte die Klappe. Er nickt. Wahrscheinlich ist er selbst gelangweilt.

Nach ein paar Tagen bin ich wieder aufgetankt. Die Spaziergänge waren schön. Die Wiesen weich. Der matschige Boden herrlich. Es hat noch nicht geschneit, aber es war auf jeden Fall kühl. Die Zeit hat mir gutgetan.

Mein Freund Georg möchte mich zu einer Buchvorstellung bei seiner ehemaligen Frau zu Hause auf dem Land mitnehmen. Sie haben ein enges Verhältnis – so wie mein Exmann und ich. Das ist das erste Mal, dass ich seit Juli zu jemand Fremdem in die Wohnung gehe. Ich beschließe, meine Leguanos anzuziehen und anzulassen.

Georg holt mich mit dem Auto ab und ist enttäuscht. »Du hast ja Schuhe an? Ich habe extra den Wagen ausgesaugt, damit deine Füße nicht im Dreck stehen.«

Ich bin gerührt. Erkläre, dass ich die Hausherrin nicht in eine unangenehme Situation bringen möchte. Er winkt ab: »Sie weiß das schon. Ich habe ihr bereits von dir erzählt.«

Ich ziehe die Leguanos wieder aus und stopfe sie in meine Tasche. Als wir angekommen sind und uns begrüßen, frage ich zur Sicherheit noch mal nach. Alles ist gut.

Die Gäste, die nach mir kommen, sehen meine nackten Füße und fragen leicht panisch, ob sie sich auch die Schuhe ausziehen sollen.

Es ist zwei Grad. Am kältesten bisher, aber immer noch machbar. Ich gehe zum Einkaufen auf den Elisabethmarkt bei mir um die Ecke: circa zwanzig kleine Häuschen. Bäcker, Metzger, Käseladen, Blumenladen, Brotladen, Obst- und Gemüseläden. Ich gehe dorthin seit vielen Jahren zum Einkaufen und kenne so gut wie jeden Verkäufer.

»Sie sind ja barfuß!«, ruft mir einer der Gemüsehändler zu, dessen Stand nach vorn offen und im Freien ist.

»Ja, schon seit fast fünf Monaten.«

»Wir könnten das nicht. Das wäre zu kalt den ganzen Tag.«

Eine Kundin mischt sich ein: »Mein Neffe macht das auch die ganze Zeit, und er hat dazu noch einen Zylinder auf.«

Das fehlte mir gerade noch.

Seit heute habe ich innen in der rechten Ferse (nicht mittig, sondern an der Seite) einen leichten Schmerz. Ist das ein Warnzeichen? Ein beginnender Fersensporn? Ich merke, wie investiert ich darin bin, gesund zu sein. Ich ahne, was dann auf mich zukommt. Besonders Frau Obrigkeitshörig und die Herbergsmutter mit ihrem »Haben wir es dir nicht gleich gesagt?«. Und eventuell vielleicht noch ein paar Freunde, Familienmitglieder, Leser …

Ich google erst einmal, was ein Fersensporn ist. Da gibt es zwei Sehnen, die sich entzünden können. Beide landen in der Ferse. Eine kommt von oben und die andere von vorn vom Ballen. Durch Überbelastung können Verkalkungen entstehen, die jedes Auftreten schmerzhaft werden lassen.

Erstaunlich, dass bei allen Vorschlägen zur Linderung nirgendwo steht, dass man auch mit dem Ballen auftreten kann.

Ich habe heute ein paar Termine in der Stadt. Es regnet leicht, und meine Füße genießen das. Meine Ferse fühlt sich wieder wohl. Termin im Sonnenstudio (»Sie sind ja immer noch barfuß!«), geschäftliches Mittagessen, Reinigung, Änderungsschneiderei (sechs Hosen, die ich mag, jetzt doch zum Kürzermachen gebracht), Meeting am Nachmittag in der Innenstadt.

Ich sehe mir die breiten Schaufenster im Vorbeigehen an und entdecke dabei, dass mir Leute nachschauen.

Als ich an einer Baustelle anhalte, damit der Lastwagen rausfahren kann, sieht mich der Bauarbeiter, der den Verkehr regelt. Er wirft einen Blick auf meine Füße und hält sofort den Lastwagen an, damit ich vorbeigehen kann. Sehr rührend, die Herren in ihren dicken Schuhen.

Ich fahre in der U-Bahn, und ein junges Mädchen, etwa siebzehn, achtzehn, sieht meine nackten Füße und lächelt süffisant. Ich strahle sie an. Sie ist irritiert von meiner Reaktion. Ich lächle weiterhin entwaffnend und verstehend.

Ein paar Sekunden später entschließt sie sich zu einem netten Lächeln.

Ich zwinkere ihr zu.

Sie grinst zurück.

Ich merke, dass eine halbe, sogar eine dreiviertel Stunde noch ganz gut barfuß geht, und dann muss ich kurz irgendwo rein. In einen Laden oder in eine U-Bahn-Station zum Beispiel. Die Fliesen am Boden sind übrigens dort immer erstaunlich warm. Ich dachte, die wären in der U-Bahn kalt. Dann erwärmen sich die Füße sehr schnell, und es geht wieder. Es ist nicht unangenehm. Manchmal werden die Füße schmutzig und manchmal nicht. Trockene Kälte macht saubere Füße, genau so wie Regen. Es ist das Wetter dazwischen – mal ein bisschen Regen, dann wieder etwas trocken –, bei dem die Füße dann schmutziger werden.

Die Abwischerei jedes Mal nervt etwas. Warum mache ich das eigentlich? Ich stelle ja meine Füße nicht auf den Tisch. Wenn ich zum Beispiel in ein Restaurant oder zum Friseur gehe, wische ich mir meine Füße meistens mit einem Feuchtigkeitstuch ab. Auch wenn ich ins Auto steige. Vielleicht reicht es auch, wenn ich meine Füße an der Fußmatte abwische? Ich schaue heimlich hinter mich, ob ich Dreck hinterlasse. Es sieht nicht so aus.

Ich verbringe endlich wieder mehr Zeit in meinem Atelier. Selbst mein Steinboden scheint mir von der Temperatur her nichts auszumachen. Der Parkplatz davor ist bei Feuchtigkeit eine Matschwiese. Das ist jedes Mal eine Sauerei, wenn ich ins Auto steige. Ich habe mir jetzt ein Handtuch reingelegt, um mich abzutrocknen. Nach nur einem Tag war es schon ziemlich verdreckt.

Ja, so ist das mit dem Sauberkeitsfimmel und dem Barfußgehen.

Claudia, meine Assistentin, und ich gehen am Telefon durch die Terminplanung. Ich erzähle ihr von dem Buchprojekt.

»Ach, das ist ja toll. Ich gehe auch barfuß.«

»Wie? Das habe ich gar nicht mitbekommen.«

»Ja, das hat man davon, dass du in München arbeitest und ich in Berlin.«

»Und wie geht's dir damit?«

»Gut, bis auf gestern.«

»Was war gestern?«

»Ich hatte meine Periode und irgendwie das Gefühl: Sprecht mich bloß nicht an! Wenn mir jemand entgegenkam und ich merkte, es störte sie, dass ich barfuß ging, das war gestern wirklich anstrengend für mich.«

»Was passiert da in dir?«

»Wenn ich die Leute selbst interessant finde, dann überlege ich mir, wie die mich wohl einschätzen. Finden die das gut oder nicht? Manche bellen da eher: ›Es ist doch schon so kalt! Warum sind Sie denn barfuß?‹ Und das ist dann eher anstrengend. Dann erzählte ich, warum, und dann sagen sie meistens so was wie ›Also, ich würde mich das nicht trauen‹.«

Ich erzähle ihr von meinem Aufenthalt im Wellness-Hotel und dass ich mich da am dritten Tag beobachtet und ausgegrenzt fühlte. Und das ist die Frage: Bilden wir uns das alles nur ein, oder nehmen wir etwas intuitiv auf? Eine Frage, die wir beide nicht beantworten können.

»Wie bist du zum Barfußgehen gekommen?«, frage ich sie.

»Ich war an der Ostsee im August, und nach einem ausgiebigen Barfuß-Strandspaziergang hatte ich vergessen, meine Schuhe anzuziehen, und fuhr barfuß mit dem Rad zur Pension zurück. Ich merkte dann, dass ich hier eigentlich keine Schuhe brauchte. Als der Urlaub vorbei war, fuhr ich mit dem Zug zurück, und ich dachte mir: ›Warum habe ich eigentlich jetzt Schuhe an? Brauche ich die?‹ Dann kam der Kopf: ›Bist du verrückt! Du lebst in Berlin. Hundekacke und Glasscherben.‹ Und doch hatte ich das Gefühl, das probiere ich jetzt einfach aus. Ich arbeite ja auch als Bodyworkerin und bin da barfuß, und ich tanze auch barfuß, und so wollte ich einfach mal sehen, ob das möglich ist. Und das mit den Befürchtungen von Berlin hat sich nicht bestätigt.«

»Wann hast du eigentlich mitbekommen, dass ich auch barfuß laufe?«

»Du hast ja in deinem Buch *BodyBlessing* über das Barfußgehen geschrieben. Nicht, dass du es immer machst, aber dass du es empfiehlst, eben ab und zu die Schuhe auszuziehen. Aber ich glaube, es war dein Newsletter im Oktober.«

»Was sagst du denn, wenn dich die Leute fragen, warum du es tust?«

»Entweder: ›Mir tut das gut.‹ Oder: ›Meine Füße finden das toll.‹ Oder: ›Ich fühle mich lebendig.‹ Manchmal sage ich: ›Das macht Spaß.‹ Oder: ›Meine Füße freuen sich über neue Erfahrungen und Sinneseindrücke.‹ Kommt so ein bisschen drauf an, welchen Eindruck ich von den Leuten habe, und dann entwickelt sich meistens ein ganz nettes Gespräch.«

Ich bin überrascht von dem Gefühl von Freiheit, das ich jedes Mal mit dem Barfußgehen erlebe. Als Frau erinnern mich Schuhe jetzt an ein enges Korsett. Es kam Anfang des zwanzigsten Jahrhunderts aus der Mode, nachdem im Verlauf des neunzehnten Jahrhunderts die Kritik daran immer lauter geworden war. Vielleicht wird es jetzt Zeit, mehr als hundert Jahre später, dass das Gleiche mit den Schuhen geschieht? Möglicherweise gehören sie in der Liste der schädlichen »Substanzen« bald auf den Platz gleich neben dem Zucker.

Der einzige Grund, weswegen wir Handschuhe brauchen, ist der Schutz vor Kälte oder vor Verbrennungen. Und genau das ist auch der Grund dafür, dass wir Schuhe für unsere Füße brauchen. Nicht mehr und nicht weniger. Abgesehen von der gesellschaftlichen Norm, Schuhe zu tragen, und unserer Freude an Schuhen wollen wir mit ihnen unsere Füße schützen. Erstaunlicherweise kommen wir bei den Füßen zu einem gänzlich anderen Ergebnis als bei unseren Händen.

Wie oft haben wir uns schon mit einem Messer die Hände verletzt? Wie oft durch die scharfe Kante einer Glasscheibe die Haut aufgeschnitten? Wie oft am Papier geschnitten? Wie oft schon geblutet? Wie oft unsere Finger eingeklemmt? Wie oft irgendwo aufgekratzt? Wie oft etwas Unsauberes berührt? Und doch tragen wir nicht die ganze Zeit Handschuhe. Aber wir tragen stets Schuhe, weil wir uns vor Verletzungen fürchten. Wie oft werden wir uns an den Füßen wirklich verletzen? Vielleicht zwei-, drei-, viermal im Jahr? Das passiert mit unseren Händen auch.

Wir kommen nicht auf die Idee, unsere Hände einzusperren, weil wir unsere Hände sensibel und beweglich halten möchten. Wir wollen in der Lage sein, mithilfe unserer viel geübten Feinmotorik einen Faden durch ein Nadelöhr zu kriegen. Wir wollen auf der kleinen Tastatur unseres Smartphones eine SMS tippen können. Wir wollen die Haut unserer Liebsten erspüren. Wir wollen imstande sein, komplizierte Verschlüsse zu öffnen. Wir wollen uns waschen, anziehen, frisieren, rasieren, schminken und kratzen können.

Und was sollen unsere Füße?

Unseren kompletten Bewegungsablauf von der Wurzel an gesund halten.

Tja.

Ist das wirklich so viel unwichtiger als das, was unsere Hände tun?

Ich bin mit meiner Freundin Anne in einem unserer Lieblingsrestaurants: ein vietnamesisches. Am Ende unseres Essens frage ich den Chef – nach fünf Monaten –, ob es eigentlich in Ordnung für ihn und seine Mitarbeiter ist, dass ich hier barfuß bin, und ob es ihnen überhaupt aufgefallen ist.

»Wir sind Buddhisten. Da ist es völlig normal, aus Respekt barfuß zu sein.«

Wir sprechen beim Essen unter anderem über die unterschiedlichen Gründe, die uns zögern lassen, etwas auszuprobieren. Als ich diese Frage einen Tag vorher auf Facebook gestellt hatte, gab es die unterschiedlichsten Antworten: von der Angst vor Veränderung bis zur Erkenntnis der eigenen Faulheit, von der Macht alter Gewohnheiten bis zum fehlenden Mut.

Auf dem Weg nach draußen fasst Anne mich plötzlich am Arm: »Es ist nicht nur Mut, es ist Demut. Wenn ich dich so sehe in diesem Restaurant mit diesem schicken Mantel und alles so perfekt, und dann sehe ich diesen nackten Fuß, dann erzeugt das ein Gefühl der Demut, und gleichzeitig muss eine sehr starke innere Kraft da sein. Und das ist, was mich jetzt absolut umgehauen hat. Die Mönche haben keine Schuhe an, weil es auch ein Zeichen von Demut vor Buddha und vor der göttlichen Kraft ist. Mit den Schuhen kann man wahnsinnig viel ausgleichen und sich stark fühlen. Ich liebe Schuhe, und ohne Schuhe wäre das Leben nur halb so schön für mich, und wenn ich dich sehe … Hut ab.«

Immer wieder ist es das Auffallen, was mich am meisten am Barfußgehen stört. Wenn viele barfuß gingen, dann wäre das nichts Ungewöhnliches mehr. Dann wäre es einfacher. Normaler. Ich merke, da ist noch etwas, was ich nicht verstanden habe. Ich muss darüber meditieren.

Zwei Arten der Meditation

Es gibt für mich zwei Arten der Meditation. Einmal das Einspüren in den Körper, das ich hier »waches Bewusstsein *(hyperawareness)*« nennen möchte: Alles ist empfänglich, empfindsam, aufmerksam, sensibel. In meinem Körper erspüre ich verschiedene Rhythmen, Bewegungen, Temperaturen. Meine Ohren registrieren jedes Geräusch. Meine Haut jeden Luftzug. Alles in mir ist wach. Obwohl ich in diesem Zustand die Augen geschlossen halte und so aussehe, als ob ich schlafe, nehme ich alles in mir und um mich herum lebendig wahr.

Die zweite Art der Meditation ist ein Nachfragen. Ich frage in der Stille meines Seins meinen Körper oder meine Seele. Je nachdem, wer die Frage zu beantworten hat. Wenn es meinen

Körper betrifft (»Was braucht mein Knie?«, falls es wehtut), dann frage ich ihn. Alle anderen Fragen stelle ich meiner Seele, einem Teil von »Allem, was ist«, das manche als »Gott«, manche als »Unendlichkeit«, manche als »Natur«, manche als »Universum« bezeichnen. Ich spreche manchmal auch mit meinen Lehrern in diesen Meditationen. Ich meditiere bei der anderen oft im Liegen, diese Meditationen sind immer im Sitzen. Ich formuliere zuerst ein Gebet. Erspüre die Dankbarkeit in mir und warte auf die Stille, die sich einstellt, wenn mein Verstand aufhört weiterzumachen. Ich stelle eine gut formulierte Frage. Dann warte ich. Die Antwort kommt als Gedanke oder als Bild. Wenn ich etwas nicht verstehe, frage ich nach.

Die Frage in meiner Meditation ist, warum ich manchmal empfindlich auf die Reaktionen anderer reagiere und manchmal nicht?

Als Antwort sehe ich mich als alte Frau.

Ich lächle. Ich weiß genau, was das bedeutet. Dazu muss ich etwas ausholen: Wir haben in uns nicht nur ein inneres Kind, das die Verletzungen unserer Kindheit gelegentlich in unser heutiges Leben trägt, sondern auch eine weise alte Frau. Oder, falls Sie ein Mann sind, einen weisen alten Mann.

Diese alte Frau, auf Englisch »Crown« genannt (die die Krone trägt), ist das Sinnbild von dem, was möglich ist: an Weisheit, an Verständnis, an Liebe, an Freude, an Ausgeglichenheit. Wenn wir in die Wechseljahre kommen, dann haben wir die Möglichkeit, noch mehr Kontakt mit der weisen alten Frau in uns zu pflegen, und das ist für unser Leben äußerst nützlich. Das innere Kind ist nicht selten voller Verletzungen. Es fühlte sich vielleicht verlassen, zurückgesetzt, nicht wahrgenommen, gemaßregelt, verhöhnt, kleingemacht, verletzt – je nach den Erfahrungen, die wir in unserer Kindheit gemacht haben. Die weise alte Frau hingegen hat den Heilungsprozess mit dem inneren Kind abgeschlossen, und die damals eingeübten und früher nützlichen Verhaltensweisen und Strategien (zum Beispiel von einer Frau Pflichtbewusst, Frau Obrigkeitshörig und der Herbergsmutter) beeinflussen ihr Leben nicht mehr.

Mir war klar, warum sich die weise alte Frau in der Meditation zeigt. Wenn ich mich beim Barfußgehen wohlfühle, also nicht daran denke, was die anderen sagen, dann habe ich die Crown in mir. Wenn ich dabei besorgt bin, was die anderen denken und ob sie mich verstehen, dann ist es mein jüngeres Selbst – mein inneres Kind –, das da in mir spricht.

Der November ist fast vorbei, und ich fahre mit dem Zug nach Zürich zu einem Workshop und einem Vortrag, den ich halten werde. Frau Obrigkeitshörig wie die Herbergsmutter (auf jeden Fall das innere Kind) finden jede Reise barfuß erst einmal anstrengend: Wie reagieren die Leute in einer neuen Stadt? Werden wir von den Zürchern zusammengestaucht? Wird uns die Polizei aufhalten?

Auf dem Weg zum Bahnsteig spricht mich zum ersten Mal eine junge Frau mit Rucksack an. »Machen Sie das das ganze Jahr über?«, fragt sie mich begeistert.

»Das ist mein erster Winter. Ich weiß es noch nicht. Ich bin selbst gespannt.«

»Das ist ja toll! Super!« Dann läuft sie strahlend zu ihrem Zug.

Die meisten Leute, die was sagen, sind ältere. Dann kommt meine Altersgruppe. Noch nie hat mich ein Kind gefragt. Kaum Dreißig- bis Vierzigjährige. Das ändert sich sofort, als ich im Zug sitze und eine junge Familie mit zwei Kindern – Baby und zweijährigem Jungen – sich auf die andere Seite neben mich setzt.

»Ach du lieber Himmel!«, sagt die Mutter mit Blick auf meine Füße. »Ich habe heute meinem Sohn gesagt, dass er sich im Zug Schuhe anziehen muss. Sonst ist er nämlich die ganze Zeit barfuß.«

Der Bub wirft einen Blick auf mich und zieht sich sofort seine Schuhe aus.

»Ich weiß, ich bin der Schrecken mancher Mütter.«

Sie lacht. »Gar kein Problem. Warum machen Sie das?«

»Weil es Spaß macht.«

Sie nickt. »Ja. Mein Sohn will auch immer nur barfuß sein. Und Steine machen ihm überhaupt nichts aus. Aber ich habe Angst vor Scherben.«

Ich erzähle ihr, dass ich bisher noch nirgendwo reingetreten bin, und schlage ihr die Leguano-Barfußschuhe für Kinder vor, wenn es dann ab und zu unbedingt sein muss.

Zürich war großartig. Extrem sauber. Sehr entspannt. Ideal für Barfußgeher.

Heute habe ich ein paarmal niesen müssen, und sofort denke ich mir, dass dann die Leute glauben, ich werde krank, weil ich barfuß gehe. Ich muss über mich selbst lachen.

Richard, mein Exmann aus Los Angeles, ist zu Besuch, und wir schlendern zum Christkindlmarkt. Das ist eine ziemliche Strecke im Winter von meinem Zuhause aus (so circa eine Dreiviertelstunde), aber gut auszuhalten, weil Richard ein paar Geschenke kaufen will. Deshalb sind wir immer mal wieder in Läden, und ich kann dort meine Füße aufwärmen.

Ich bin stets dankbar, wenn es meinen Liebsten nichts aus-macht, dass ich barfuß bin. Ich frage vorher, ob ihnen das recht ist, und wenn mein schuhloses Dasein sie stört, dann kann ich wirklich leicht Schuhe anziehen. Es ist schließlich nicht ihre Übung, sondern meine. Richard hat nichts dagegen. Aber er hat ja auch schon erlebt, dass ich über ein Jahr lang mittwochs nicht gesprochen habe. Er ist einiges von mir gewöhnt.

Der Christkindlmarkt hat gerade erst eröffnet und ist schon gut besucht. Nach fünf Minuten Stehen auf den eiskalten Steinen merke ich, dass Glühweintrinken mir hier nicht viel helfen wird. Ich bräuchte eher ein Glühwein-Fußbad. Ich ziehe meine Leguanos an. Nach einer halben Stunde verlassen wir den Markt wieder. Meine Füße sind noch nicht wirklich warm, und ich lasse die Leguanos an.

Auf dem Rückweg besuchen wir die Neue Pinakothek, wir wollen uns eine Ausstellung ansehen. Richard holt uns vorher noch einen Tee, um uns aufzuwärmen. Wir haben uns in einer Sitzecke niedergelassen, und obwohl es hier warm ist, werden meine Füße es nicht. Intuitiv beschließe ich, meine Leguanos auszuziehen, und innerhalb von Sekunden sind meine Füße wieder warm.

Ich war völlig überrascht. Nackt werden meine Füße jetzt schneller warm als in Schuhen?

Eine Frau ohne Schuhe
mitten im Winter?

– Dezember –

Es hat noch nicht geschneit, aber die Temperaturen sind gelegentlich unter dem Gefrierpunkt. Ohne Schuhe gehen nur noch fünfzig, hundert Meter. Ich habe mir wasserdichte Winterstiefel mit dünner Sohle von Vivobarefoot bestellt. Sie sehen wie ganz normale flache Stiefel aus, aber meinen Vorderfußgang erschweren sie. Was bei den Leguanos durch das Strickmaterial einfach geht – den Fuß bewegen –, gelingt kaum mit festerem Material.

Ich suche nach Uggs mit dünner Sohle und finde die Vivobarefoot Karma. In Braun. Eine Farbe, die ich eigentlich nicht brauchen kann, aber was hilft's? Leider sind sie in Deutschland schon ausverkauft, doch ich kriege sie noch in den Staaten und lasse sie zu meiner Tochter schicken, die sie mir dann an Weihnachten mitbringen kann.

Wenn ich länger spazieren gehen will, benutze ich meine Uggs. Die Zehen haben genug Platz, und der Absatz ist nicht zu hoch. Ich gehe dann wieder auf der Ferse. Ich bin besorgt, ob ich mir den doch mühsam antrainierten Vorderfußgang dadurch wieder abgewöhne, und achte auf meinen Bewegungsablauf. Aber es scheint mir möglich zu sein, beide Gangarten je nach Schuhwerk einzusetzen. Ich merke auch, dass ich jetzt zur kälteren Jahreszeit eleganter als sonst aussehe. Ich trage gern Jeans, aber jetzt im Winter sind mir Jeans zu kalt. Ich trage enge schwarze Hosen. Eine helle Bluse und ein T-Shirt. Eine helle Strickjacke und einen schwarzen Mantel. Ich sehe wie eine elegante Frau aus – ohne Schuhe.

Jetzt vor Weihnachten sprechen mich viel mehr Leute neugierig an. Sie suchen Geschenke für ihre Liebsten. Wollen sich inspirieren lassen. Denken mehr an die Familienfeiern, die Gäste. Und so schauen sie sich auch mehr um und sprechen mich auch mehr an. Sehr leicht, liebevoll, aufmerksam. Rührend irgendwie.

Ich besuche meine Mutter und begleite sie zur Eröffnung eines Lebensmittelladens in ihrer Nähe. Es ist ein paar Grad über null, und sie bewegt sich zügig mit ihrem Rollator. Meine Mutter hat mich nicht gebeten, Schuhe anzuziehen, aber ich trage sie trotzdem. Sie lebt seit fünfzig Jahren im selben Viertel und kennt viele Leute. Ich weiß, dass sie nicht die Mutter von einer Verrückten sein will.

Der neue Laden ist schöner als der alte, und Mama orientiert sich, wo und wie alles jetzt untergebracht ist. Eine Kundin schaut mich aufmerksam an, und als wir weitergehen, meint meine Mama im Flüsterton, es liege wahrscheinlich daran, dass ich barfuß bin. Ich zeige ihr meine Schuhe, die ich die ganze Zeit schon anhabe. Also kann es das nicht gewesen sein. Ich sehe ihre Erleichterung.

Als ich mich von meiner Mama verabschiede und auf dem Weg nach Hause bin, kommt mir ein Mann nachmittags um drei Uhr schwankend und ziemlich angeheitert entgegen. Als er mich sieht, bleibt er in Panik stehen. Eine Frau ohne Schuhe mitten im Winter? Er starrt auf meine Füße und dann zu mir. Ich ahne, was er denkt: Hat er durch die vielen Schnäpse seinen Verstand verloren und halluziniert er jetzt?

Ich nicke ihm beruhigend zu. Er ist sofort erleichtert. »Ja, do host ja koana Schuah o. Ja du bist ma ja oane.« Dann schwankt er glücklich und vor sich hin lachend weiter.

Kurz vor Weihnachten hole ich meine Tochter vom Flughafen ab. Wie versprochen habe ich Schuhe an. Wir erfreuen uns aneinander und vermeiden das Barfuß-Thema komplett. Ich weiß, dass es ihr auf die Nerven geht, und wir haben genug anderen Gesprächsstoff. Den Rest vom Dezember bin ich viel häufiger mit Schuhen unterwegs. Unter anderem auch mit den Lammfellschuhen Vivobarefoot Karma, die Julia mir mitgebracht hat. Obwohl sie Uggs in einer Barfußversion sind, ist mir die dünne Sohle nicht beweglich genug. Was könnte man da machen? Frau Schönermachen fühlt sich berufen.

»Wir müssten eigentlich nur die Sohle austauschen.«

»Vielleicht kann das ja mein Schuster? Aber was für eine Sohle?«

»Wahrscheinlich einfach nur Leder. Wie … Fellhausschuhe.«

»Schnee ist feucht. Das wird nicht klappen.«

»Ja, aber es ist ja nicht immer feucht, sondern manchmal nur richtig kalt.« Da ich nicht in der Lage sein werde, die Karma-Stiefel auf eine neue Sohle umzurüsten, könnte ich es ja mal mit einer reinen Ledersohle probieren. Ich google und finde ein geeignetes Paar. Sie sind als Hausschuhe deklariert. Ich bestelle sie.

Zu Hause laufe ich natürlich auch weiterhin barfuß, nur draußen, in Julias Gegenwart, ziehe ich jetzt Schuhwerk an, und plötzlich – nach drei Tagen – haue ich mich wieder an. Gestern am Stuhlbein. Heute an einem Stuhl. Meine linke Sehne tut mir weh, wie damals, als ich eine Sehnenentzündung am Knöchel hatte. Wie erstaunlich schnell das geht, dass die Füße wieder einschlafen. Schuhe stören mich jetzt.

Endlich schneit es, und ich schleiche mich nach draußen. Es ist noch früh, und die Schneeräumer waren noch nicht da. Die Stadt ist noch nicht wach; ich genieße diese Stille voller Zauber, die sich bei Schneefall über die Stadt legt.

Ich erinnere mich gar nicht mehr daran, wann ich das letzte Mal barfuß im Schnee draußen war. Ich glaube, in meinen Zwanzigern, als ich im Skiurlaub war und die Hotelsauna einen Weg nach draußen anbot.

Der frische Schnee fühlt sich groß-artig an. Auch hier spüre ich dieses Hellwachwerden. Auf dem Gehweg hinterlasse ich Fußspuren und denke daran, dass ich wohl den einen oder anderen Fußgänger nach mir ver-wirrt zurücklasse. Ich bleibe länger stehen, um zu sehen, wie lange das angenehm ist. Ein paar Minuten sind kein Problem. Dann gehe ich ein bisschen. Ich wandere über die Straße und komme bei einem Schritt leicht ins Rut-schen. Okay. Vorsichtig. So ohne Profil an den Sohlen ist es doch weniger griffig. Nach zehn Minuten gehe ich wieder zurück und stelle mich noch ein paar Minuten auf die Wiese in unserem Hinterhof. Die Zehen werden ziemlich rot. Rot ist gut, oder? Rot ist noch durchblutet.

Oben in der Wohnung stelle ich fest, wie sauber meine Füße geblieben sind und wie schnell sie wieder warm werden.

Stanko und ich gehen mit unseren Töchtern Badminton spie-len, und mir fällt ein, dass ich ja keine Schuhe mehr in meiner Badmintontasche dabeihabe. Julia nimmt es gelassen hin.

Die Fellhausschuhe kamen heute mit der Post. Sie sehen riesig und formlos aus. Hausschuhe eben. Hüttenhausschuhe, welche die Oma trägt, wenn sie sich neben den Kachelofen zum Stricken setzt. (Und damit tue ich ihr wahrscheinlich unrecht.) Der Ballengang geht aber wunderbar damit, und ich fühle mich durch das normale bewegliche Leder auch an den Füßen freier. Ich imprägniere die Schuhe in der Hoffnung, dass sie wenigstens etwas an Feuchtigkeit aushalten werden. Allerdings passen die nicht mehr in meine Handtasche. Ich werde mir dafür einen Wanderrucksack zulegen müssen.

Ich lache über mich und mein Schuhwerk: Socken und Hausschuhe. Ach du lieber Himmel, wie weit bin ich gekommen?

Ich habe ein Gespräch mit meinem Lehrer Solano, und ich frage ihn unter anderem nach meinem Barfußgehen. Dazu begibt sich LD Thompson in Trance.

»Wenn du anfängst, dich von einer Sache zu begeistern, dann erforschst du sie gründlich. Es ist wichtig, dass du dich dabei nicht selbst in eine Ecke hineinmanövrierst.«

»Als die komische Frau, die barfuß geht?«

»Das kümmert mich weniger. Mich kümmert es mehr, dass du weiterhin Spaß damit hast. Dass du flexibel bleibst, dich wohlfühlst und nicht das Gefühl hast, als ob du dich erklären oder beweisen müsstest. Oder etwas weiterhin tun müsstest, nur weil du es jetzt ausprobierst. Du bist ein Geschöpf, das sich entwickelt. Und wenn es kalt ist und du dich wohler dabei fühlst, Schuhe zu tragen, dann finde Schuhe, die das möglich machen und die dir immer noch die Vorteile des Erdkontakts vermitteln. Du kannst sagen: ›Ich nehme mir einen Urlaub vom Barfußgehen.‹ Du möchtest Menschen inspirieren, barfuß zu gehen, aber nicht jeder ist bereit, es mit so einer Konsequenz wie du zu machen. Du kannst ihnen die Information geben, dass sie es in Bereichen einsetzen können, ohne ganz auf ihr vertrautes Gefühl zu verzichten.«

Ich verstehe sehr gut, was Solano damit meint. Wenn ich von etwas begeistert bin, dann schwinge ich oft von der einen zur anderen Seite, um mich dann, am Ende, in der Mitte einzupendeln: da, wo es für mich passt. Ich werde mir seine Worte zu Herzen nehmen. Trotzdem mag ich es, Grenzen auszutesten. Zu sehen, wie weit es geht, bevor man die Beweglichkeit verliert und stur wird. Und ja, ich bin zwar nicht begeistert davon, die komische Frau zu werden, die barfuß geht, und doch bin ich bereit, das Risiko einzugehen. Für mich, die mit Frau Obrigkeitshörig und der Harmoniesucht der Herbergsmutter groß geworden ist, ist es auch immer eine Übung, beide in ihre Grenzen zu weisen beziehungsweise sie vielleicht irgendwann einmal ganz loszuwerden.

Solano spricht über die Veränderungen, die durch das Barfußgehen in meinem Körper entstehen werden: »Jeder Körper wirkt wie eine Antenne, die Informationen an andere weitergibt. Wenn du barfuß gehst, veränderst du die elektromagnetische Frequenz und chemische Zusammensetzung deines Körpers. Zum Beispiel regt dein Barfußgehen die Ausschüttungen deiner Thymusdrüse an, die normalerweise ab dem Alter von fünf Jahren verkümmert, bis nichts mehr vorhanden ist. Du hingegen hast dadurch ihre Lebensfähigkeit in einem Erwachsenenkörper angeregt, und die chemische Zusammensetzung wirkt sich auch auf die Schilddrüse, die Hirnanhangsdrüse und die Zirbeldrüse aus.«

Ich muss erst einmal nachschauen, wo die Thymusdrüse eigentlich sitzt. Obwohl ich mich seit Jahren für den Körper interessiere, bin ich immer wieder leicht entsetzt darüber, wie wenig ich mir eigentlich über den Aufbau *merke*. Als Arzt wäre ich eine völlige Katastrophe, weil ich immer wieder nachlesen müsste, wo die einzelnen Organe denn auch wirklich liegen. (»Sie haben eine schwache Bauchspeicheldrüse. Wo genau die ist? Tja ...«) Obwohl ich durch meine Bildhauerausbildung einiges über Anatomie gelernt habe, weiß ich zwar, wo die Muskeln sind, kann mir aber nicht merken, wie sie heißen.

Meine Recherchen ergeben Folgendes: Die Thymusdrüse sitzt oberhalb des Herzens hinter dem Brustbein. Der Name soll vom griechischen *thymós* für »Mut« stammen, weil die Ärzte der Antike wohl vermutet haben, dass die Drüse etwas mit dieser Eigenschaft zu tun hat. Die Thymusdrüse gehört zum lymphatischen System; ihr Auftrag ist unter anderem, unser Immunsystem auszubilden. Sie hat sozusagen die Aufgabe einer Schule. Dort gehen die Abwehrzellen (T- und B-Lymphozyten) hin, um zu lernen, was körpereigene (schützenswerte) und was fremde (abzuwehrende und zu zerstörende) Zellen sind. Wenn das Immunsystem aufgebaut ist, wird angenommen, dass die Thymusdrüse dann ihre Aufgabe erfüllt hat und sie deswegen verkümmert. Manche empfehlen, darauf zu klopfen, wenn man sich erschöpft und müde fühlt.

Eine Drüse, die »eigentlich« nichts mehr produziert, wird wieder zur Produktion angeregt? Ich nehme mir vor, das später von meinem Arzt Dr. Gschwender untersuchen zu lassen. Dazu muss es ja irgendeine Möglichkeit geben.

Solano sprach von den Vorteilen des Erdkontakts, und einiges durfte ich hierzu schon erleben. Sei es durch meine Arbeit mit den Nachfahren der Ureinwohner Amerikas oder auch durch mein eigenes Gefühl von Erdung. Schon seit zwanzig Jahren erde ich mich jedes Mal, wenn ich aus einem Flugzeug steige, indem ich mich barfuß auf ein Stück Gras stelle – oder Schnee – und mir vorstelle, tief durch meine Fußsohlen einzuatmen. Wenn ich gestresst bin oder emotional aufgeladen, dann stelle ich mich schon seit eh und je mit nackten Füßen auf die Erde und spüre, wie sich mein Körper entspannt. Ich war früher nicht ganz seefest, und wenn ich heute auf ein Boot oder Schiff gehe, dann stelle ich mir immer vor, dass ich mit meinem Körper tief mit dem unbeweglichen Zentrum der Erde verbunden bin. Das hilft mir sehr.

Einige nennen das »Erdung«, andere »Grounding«. Der Gedanke dahinter ist folgender: Die Erde gibt negative Ionen ab, und wir brauchen sie und nehmen sie durch die Berührung mit der Erde auf. Am besten ist das natürlich ohne etwas dazwischen (Schuhe in dem Fall) – aber auch mit Schuhen findet der Austausch statt. Es gibt viele sehr hitzige Diskussionen darüber. Die einen halten das für komplett bescheuert, die anderen schwören drauf. Ich bin kein Wissenschaftler und habe auch kein Interesse daran, mich in diese Diskussion einzumischen.

Und auch hier hilft es, einfach mal auszuprobieren, ob es guttut.

»Sie ziehen das wirklich durch!«

– Januar –

Es ist zwei Grad plus. Der Schnee schmilzt, und auf den Gehwegen liegen überall diese kleinen Splittsteinchen herum, die bei Schnee und Eis hilfreich, jetzt aber nur noch schmerzhaft sind. Gestern war Silvester, und sämtliche Gehwege sind total verschmutzt. Am Neujahrstag entdecke ich neben Stankos Auto beim Einsteigen zwei Gläser tief im Schnee. Die Straßen sehen furchtbar aus: Flaschen, Reste der Raketen, Unmengen an sonstigem Müll. Es scheint mir, dass der Vorsatz »Ich nehme meinen Dreck nach dem Feiern wieder mit« dem Alkohol zum Opfer gefallen ist.

Meine Intuition sagt mir eindeutig, dass ich erst einmal die Schuhe anlassen soll, bis die Straßenreinigung mit der ganzen zusätzlichen Arbeit nachgekommen ist.

Heute habe ich Julia zum Flughafen gebracht. In meinen Uggs. Die Fellhausschuhe habe ich ihr nicht einmal gezeigt. Ich bin ja nicht verrückt. Wieder zurück vom Flughafen, gehe ich zum Lebensmittelladen um die Ecke. Der Kühlschrank ist nach den Feiertagen komplett leer. Ich fühle mich auch etwas leer, weil Julia nicht mehr hier ist. Unsere Verbindung ist eine enge, und wenn sie körperlich aufgelöst wird, entstehen Momente der Anpassung an die neue Situation.

Mit Tüten bepackt gehe ich aus dem Laden, und es überfällt mich plötzlich der Wunsch, jetzt *sofort* die Schuhe auszuziehen. Vom Schnee sind nur noch kleine, verkümmerte Haufen am

Wegesrand übrig. Überall sonst liegt der Splitt auf dem Gehweg wie Streusel auf einem Kuchen. Fast jeder Zentimeter ist damit bedeckt. Ich ziehe meine dicken Uggs aus, klemme sie mir unter den Arm und springe auf den nächsten Schneehaufen. Mein Körper fühlt sich an, als ob alles in mir ausatmen würde – und mit ihr auch die Trauer um die Abfahrt meiner Tochter.

Ich fühle mich wieder mit Mutter Erde verbunden.

Ich beschließe, das Gehen auf dem Splitt auszuprobieren. Ich kann nur sehr vorsichtig und langsam auftreten, und ich rette mich immer wieder auf diese kleinen Schneehaufen, auf denen ich beglückt stehen bleibe.

Meine Füße lieben den Schnee. Jede Zelle scheint laut »Hurra!« zu rufen.

Ganz selig stehe ich da, als mir ein Mann entgegenkommt, der wohl denkt, ich muss noch vom Neujahrsfeiern übrig geblieben sein. Wahrscheinlich auch deswegen, weil ich »Oh what a beautiful morning, oh what a beautiful day« vor mich hin singe.

Heute, am 5. Januar, hat es zwei Grad. Das sagen mir meine Füße zuerst, und dann bestätigt es die Wetter-App meines Smartphones. Ich probiere das in letzter Zeit immer mal wieder aus, und ich stelle fest, dass meine Füße die Gradzahl fast immer richtig einschätzen. Ich bin erstaunt und begeistert, wie sich das Kältebewusstsein schärfen lässt und natürlich auch verändert. Ich war eine Stunde unterwegs, immer mal wieder in einem Laden, und das ging erstaunlich gut – von der Temperatur her. Der Splitt auf den Gehwegen war allerdings weniger erfreulich. Ich merke sofort, welche Wege viel begangen werden, denn da liegen die Steinchen mehr auf der Seite. Auf den Gehwegen, die seltener begangen werden, sind sie leider sehr gleichmäßig verteilt. Nur die Straßen sind frei. Ich weiß nicht, ob ich das durch den ganzen Winter schaffe. Zwei, drei Monate? So viele Fußmassagen braucht dann doch niemand. Ich schaue mitfühlend auf die armen Hunde, die ebenfalls mit ihren nackten Pfoten da entlanggehen müssen. Wir nicken uns kameradschaftlich zu, als wir über den Splitt tasten.

Mein Gott, sind diese Tonnen an spitzen Steinchen wirklich notwendig? Gab es die dieses Jahr im Sonderangebot?

Zu Hause gehe ich von der Küche ins Bad und habe plötzlich das Gefühl, als ob links an meinem Fuß am Mittelballen ein Knochen absinkt. Ich kann nicht mehr richtig auftreten. Ich schaue nach, ob ich aus Versehen irgendwo reingestiegen bin. Aber da ist nichts. Ich verlagere mein Gewicht auf den Außenfuß und humple zum Schuhschrank, um mir meine weichen Filzpantoffeln zu holen. Damit kann ich wieder normal gehen. Es ist schon unglaublich, was so eine dicke Sohle überdecken kann. Kein Wunder, dass wir damit unsere Sensitivität verlieren – und doch bin ich gerade jetzt dafür sehr dankbar.

Kurz danach lege ich meine Füße hoch und beschließe, den Abend auf dem Sofa mit einem Buch zu verbringen. Gegen Mitternacht gehe ich ins Bett. Am nächsten Morgen fühlt sich alles wieder normal an. Ich frage mich, was das war.

Das Gehen auf dem Splitt klappt jetzt besser. Wahrscheinlich schaffe ich es doch, den Winter über barfuß zu bleiben. Als ich nach Hause komme und mir die Füße wasche, stelle ich fest, dass ich einen blauen Fleck unten im linken Mittelballen habe, und zwar genau da, wo ich gestern kurz den Schmerz spürte.

Beim Treppensteigen bin ich heute vorn am Ballen angestoßen und habe mir etwas wehgetan. Ich schaue mir meine Ballen aufmerksam an. Sie sind jetzt gleichmäßig dick geworden, und ich sehe, dass es da so etwas wie eine kleine Stufe von den Zehen zum Ballenansatz gibt. Vorher war das nur eine kaum erkennbare leichte Schräge. Werde ich damit in Zukunft häufiger hängen bleiben?

Zwischendurch ziehe ich immer mal wieder meine Leguanos an. Manchmal wärmen sie genug, und manchmal brauche ich entweder die wärmeren Karma-Schuhe oder die Uggs, wenn ich länger spazieren gehen will. Natürlich könnte ich auch Socken darunter tragen, aber Socken habe ich komplett aufgegeben. Ich bin entweder barfuß oder schlüpfe barfuß in Schuhe. Socken erscheinen mir nicht mehr wichtig.

Zu meiner Überraschung habe ich mich an den Look meiner Sockenschuhe gewöhnt. Als ich sie die ersten Male trug, kam ich mir lächerlich damit vor. Jetzt ist es mir egal.

Die Bereitschaft, sich lächerlich zu machen, ist ein Muskel, der trainiert werden muss. Die Angst davor hält uns zurück, und es gibt nur eine Möglichkeit, das loszuwerden: sich bewusst der Lächerlichkeit auszusetzen. Wir erleben dann, dass wir daran nicht sterben werden. An der Beurteilung durch die anderen. Der Abgrenzung. Dem Verlust unseres Status.

Wie lange fühlen wir uns wirklich schlecht, wenn uns jemand scharf oder missbilligend anschaut. Fünf Sekunden? Zehn? Fünfzehn? Länger ist es nicht. Klar wird es uns auffallen, wenn uns jemand für verrückt, komisch oder seltsam hält – wir sind ja schließlich nicht unsensibel. Aber es wird unser Leben nicht mehr bestimmen. Und das ist Freiheit.

In meinen Meditationen konzentriere ich mich nicht nur auf den Körper und die Stille in mir, sondern mache auch häufig

Chakra-Meditation. Chakren sind runde, bewegliche subtile Energiezentren, die über den Körper verteilt sind und mit verschiedenen Bewusstseinsebenen korrespondieren. In vielen Ländern sind sie so bekannt wie bei uns das Rosenkranzbeten. Das Wort »Chakra« kommt aus dem Sanskrit und bedeutet »Rad«. Es gibt sieben Haupt-Chakren im Körper, die sich an der Wirbelsäule orientieren. Das erste ist das Wurzel-Chakra und liegt in der Nähe des Steißbeins, sozusagen im Sitz.

Meine Chakra-Meditationen beginnen damit, dass ich einen Atemrhythmus aufbaue, mich auf das erste Chakra konzentriere und warte, bis ich dort ein Pulsieren spüre. Dann gehe ich hoch zum nächsten Chakra, warte dort auf das Pulsieren, und so geht es weiter, bis ich am Scheitel angekommen bin. Ich erspüre dann meinen kompletten Körper als angenehm summend und pulsierend.

Allerdings pulsiert neuerdings noch etwas anderes mit, und zwar meine Füße. Wenn ich mit dem Wurzel-Chakra beginne, habe ich das Gefühl, als hätte ich etwas vergessen. Meine Füße wollen mit einbezogen werden. Meine Wurzeln sind jetzt tiefer. Die übliche Meditationshaltung ist im Sitzen. Dabei ist der Sitz – also dieses erste Chakra – auch wirklich unten, an der Wurzel. Im Stehen stimmt das schon nicht mehr. Und wenn man den Körper von unten nach oben wahrnimmt, auch nicht.

Das Fuß-Chakra wird eigentlich nur als »Neben-Chakra« bezeichnet. Das ist es bei mir auf keinen Fall mehr.

Zu meiner täglichen Routine gehört neben den Meditationen und Yogaübungen auch, etwa eine Stunde lang zu singen. Am Schluss summe ich häufig im Liegen, und da bemerke ich, wie meine rechte Fußsohle pulsiert. Sehr rhythmisch, so als ob jemand auf verschiedene Punkte meiner Sohle klopfte. Manchmal pulsieren zwei, drei Stellen gleichzeitig, dann wieder eine. Ein völlig anderes Pulsieren ist das als das während einer

Chakra-Meditation. Dieses hier fühlt sich so an, als sei es ein Musikstück. Das geht gute fünf Minuten sehr intensiv weiter und flacht dann ab.

Am linken Fuß war nichts. Ich wiederhole, was ich gesungen habe, um zu sehen, ob ich diese Reaktion noch mal hervorrufen kann; aber es klappt nicht.

Regel Nummer zwei (ich weiß, die kommt sehr spät in diesem Buch, aber ich hab es selbst gerade erst verstanden): *Wenn etwas an der Fußsohle schmerzt, schau sofort nach.*

Hier die vollständige Rekonstruktion (kein Zeichen brillanter Intelligenz, fürchte ich) dieses Lernschritts.

Ich war auf der Trauerfeier meines Buchagenten Lionel von dem Knesebeck, einem wunderbaren und warmherzigen Mann, dem ich meine Autorenkarriere zu verdanken habe. Ich trug eine lange schwarze Hose und darunter meine Leguanos, denn ich wollte durch mein Barfußgehen nicht von seinem Gedenken ablenken. Passend für Lionel war das anschließende Treffen von Familie und Freunden im Literaturhaus in der Münchner Innenstadt. Als ein Glas auf den Boden fiel und zerbrach, dachte ich mir noch: »Gut, dass ich Schuhe anhabe.« Als ich ging, zog ich sie draußen aus, und ich erinnere mich noch daran, dass ich dabei zögerte und den Gedanken hatte: »Die paar Meter kann ich sie jetzt auch noch anlassen.«

Ich zog sie trotzdem aus. Es war kalt, aber gut auszuhalten. Ich wollte zum Taxistand. Aus den Augenwinkeln sah ich auf dem Boden eine grüne, fingernagelgroße Glasscherbe liegen. Ich war in Gedanken noch bei der sehr berührenden Trauerfeier und hatte das gerade erst im letzten Moment gesehen. Ich ging um die Glasscherbe herum und war zufrieden mit mir. Dann spürte ich kurz danach einen scharfen Schmerz, ähnlich dem, den ich vor ein paar Tagen in meiner Wohnung verspürte und der einen kleinen blauen Fleck am nächsten Morgen hinterließ.

Dieser scharfe Schmerz war an der gleichen Stelle am linken Fuß. Sollte ich mir das anschauen? Nein, das brauchte es nicht. Ich wäre sowieso gleich zu Hause. Es waren nur noch hundert Meter bis zum Taxistand. Ich verlagerte das Gewicht auf den Seitenfuß. Bevor ich in das Taxi einstieg, schaute ich so unauffällig wie möglich auf meine Fußsohle.

Ich blutete. In der Mitte des Ballens sah ich eine stecknadelgroße Wunde. Schönes knallrotes Blut rann leise heraus. Ich drückte auf die Seiten der Wunde, um noch mehr Blut zum Strömen zu bringen, damit alles, was da eventuell drin ist, auch mit rauskäme. Dann nahm ich eins meiner feuchten Reinigungstücher und wischte die Stelle ab. Ich tupfte mit einem frischen Taschentuch alles ab und zog mir – das Taschentuch über der Wunde – meine Leguanos an.

Zu Hause angekommen, wusch ich mir die Füße, schaute und fühlte an der Oberfläche der Haut und bemerkte kaum, wie schnell ich das alles abfertigte. Ich wischte mir mit einem Alkoholpad kurz drüber, klebte ein Pflaster drauf und ging zum Schreibtisch. Ich hatte einen Termin für eine Telefonkonferenz und anschließend noch ein paar Telefonate zu erledigen. Später würde noch meine Freundin Nicole kommen, um etwas abzuholen. Sie war es, die das Foto auf der Straße von mir gemacht hatte und sowieso immer hochbesorgt ist, dass ich mich verletze. Prompt war sie die Erste, die von meiner Verletzung erfuhr.

»Ist alles draußen?«, fragte sie besorgt, und sie unterzog meinen Fuß einer strengen Prüfung: Spotlight vom Handy, Lesebrille und zusätzliches Licht von einer Taschenlampe.

»Scheint alles draußen zu sein«, lautete ihr letzter Befund – und auch da merkte ich zwar, wie wenig aufmerksam ich über meine Fußsohle fuhr, aber ich änderte nichts an meinem Verhalten. Wenigstens war ich noch aufmerksam genug, um mir ein Fußbad zu nehmen. Einweichen. Das tut gut. Wasser hilft bei allem, was immer da drin ist, dann kann es ja auch rausgeschwemmt werden. Ich hatte immer noch Schmerzen beim Auftreten und trug meine Hausschuhe.

Meine Intuition wird sich mittlerweile nur noch gewundert haben, aber mein Ego war zur Höchstform aufgelaufen: »Wir haben uns nicht groß verletzt! Alles ist draußen! Selbst Nicole hat das gesagt, und dass es mir beim Auftreten immer noch wehtut, liegt einfach nur daran, dass ich so viel dran rumgefummelt habe. Morgen ist es wieder gut. Alles, was ich brauche, ist ein bisschen Ruhe.«

Das wiederholte ich mittlerweile zum dritten Mal. Und meine Intuition zusammen mit dem Fußschmerz bemühten sich, mir Zeichen zu geben. Ich hatte meine Filzhausschuhe an, und so war das Auftreten weniger schmerzhaft.

Mein Ego nickte zufrieden: »Na also, geht doch.« Es ließ gerade noch einen Gang in die Apotheke zu, um mir dort diese seltsamen Hühneraugenpflaster zu besorgen, diese runden, gepolsterten Pflaster mit einem Loch in der Mitte. Ich hatte vor, mir das auf meine Wunde zu kleben. Völliger Blödsinn, wie sich beim Ausprobieren herausstellt. Das Pflaster war viel zu dick, und ich musste es wieder mühsam entfernen. Es klebte wirklich ausgezeichnet.

Am nächsten Morgen würde ich früh um fünf Uhr aufstehen müssen. Um fünf Uhr dreißig sollte mich ein Taxi abholen, um mich zum Flughafen zu bringen. Um Mitternacht habe ich noch mit meiner Tochter geskypt, und selbst mein Ego hatte nichts gegen ein Fußbad, das ich währenddessen nahm. Vielleicht, ja vielleicht ist doch noch etwas drin. An ein Barfußgehen ohne meine dicken Filzschuhe war immer noch nicht zu denken, da der Schmerz beim Auftreten zu groß war. Ich hatte meine Füße noch einmal gewaschen. Diesmal etwas länger untersucht. Ich sah nur diese Wunde. Sonst nichts. Eine Wunde, die sich langsam schloss. Meine Intuition versuchte es noch mal, aber … Sie wissen schon. Ich beruhigte mich damit, dass am folgenden Tag bestimmt (!) wieder alles schmerzfrei sein würde.

Vier Stunden später wachte ich auf, meditierte im Liegen, fühlte mich in meinen Körper und meine Fußsohlen ein und erspürte beide Füße als gleich warm. Nach zwanzig Minuten Meditation stand ich auf und machte vorsichtig meinen ersten Schritt.

Eindeutig nicht schmerzfrei. Das Ego war gleich eingeschnappt und kurz angebunden: »Na ja, wahrscheinlich haben die vier Stunden Schlaf nicht gereicht.«

Jetzt reichte es meiner Intuition, und sie schickte mir beim nächsten Schritt einen richtig scharfen Schmerz. Und da war es auch meinem Ego klar: Da steckt noch was drin.

Mein Ego – Gott, war das zäh! – wurde unruhig: »In einer halben Stunde kommt das Taxi. Du bist noch nicht geduscht und angezogen, der Koffer ist noch nicht zugemacht, und jetzt fummeln wir auch noch mit einer scharfen Pinzette an der mittlerweile natürlich zugewachsenen Haut rum.«

»Gut, dass wir jetzt an der Fußsohle rumfummeln. Gut, dass wir noch nicht geduscht sind. Gut, dass es jetzt passiert, denn es gibt keine Fehler – und nun halt die Klappe, denn wir legen uns nicht mit der Realität an!«

Das Ego zog sich beleidigt zurück: »Nur weil die Intuition mal wieder recht gehabt hat, heißt das noch lange nicht, dass ich …«

Mein »Pst!« kam nicht scharf und korrigierend, sondern mittlerweile mit einem lachenden Blick in mein vielfältiges Innenleben. Mein Ego ging endlich wieder zurück in die zweite Reihe, und die Ruhe war wiederhergestellt.

Ich drückte mit dem Rücken der Pinzette auf die Stelle der umliegenden Haut, die unter dem Verdacht stand, ein Stück Glas zu beherbergen. Da! Der stärkste Schmerz war gleich da, wo die Wunde war. Ich kratzte mit der Pinzette die dünne, zugewachsene Haut wieder auf und fuhr mit der vorher mit kochendem Wasser überbrühten Pinzette über die Wunde. Ich hörte ein »Metall-auf-Glas«-Geräusch. Faszinierend klar und erstaunlich laut. So als käme es über einen Lautsprecher. Na also! Doch noch was drin. Ich kratzte vorsichtig weiter, lauschte aufmerksam, und da klimperte auch schon was ins Waschbecken. Ein erstaunliches Miniteilchen von einem Stück Glas. Mal wieder war ich fasziniert davon, wie viele Nervenzellen unsere Füße doch haben müssen, damit sie diesen Hauch von Glas so stark erspüren können.

Noch zehn Minuten, bis das Taxi käme. Antiseptik und Pflaster drauf. Zähne putzen, Katzenwäsche, Klamotten an und ja – zu meinem großen Bedauern – auch meine Leguanos. Es half ja nix.

Ich flog über Madrid nach Marrakesch und hatte Zeit, über die Situation und wie ich damit umgegangen bin, nachzudenken. Mein Fazit daraus: Ich höre so oft die Frage, ob ich nicht Angst habe, mich zu verletzen, dass ich mich nicht verletzen wollte.

»Wollte« ist hier das entscheidende Wort. Mein Wille (oder soll ich »Sturheit« dazu sagen? »Ego in Höchstform« würde auch gehen) wollte sich nicht die Blöße geben, am 10. Januar in München barfuß, eingepackt mit dickem Mantel und Mütze, auf dem Gehweg den nackten Fuß hochzuheben und nachzuschauen, warum mir mein Fuß wehtut – es *könnte* mir ja jemand zuschauen, und es *könnte* sich ja jemand denken:

»Dumme Kuh! Geschieht ihr recht! Das hat sie jetzt davon, dass sie barfuß geht.« (Frau Obrigkeitshörig und die Herbergsmutter bildeten da mit meinem Ego ein starkes Team.) Und wahrscheinlich hatte ich mir in den nächsten hundert Metern die Scherbe erst richtig tief reingetreten. Meine erste Reaktion war: »O nein, ich will doch morgen barfuß nach Marrakesch, muss ich jetzt dort vielleicht Schuhe tragen?« Mein Wille, unbedingt in diesem Teil Afrikas barfuß zu gehen, war auch hier sehr ausgeprägt.

Mein Wille (Ego), nicht meine Intuition, hatte mich geleitet. Deswegen Regel Nummer zwei: *Wenn etwas an der Fußsohle schmerzt, schau sofort nach.* Im Kopf wie an den Fußsohlen!

In Madrid musste ich auf meinen Anschlussflug warten, und ich beschloss, in meinem Barfuß-Forum nach der Erfahrung der anderen zu fragen: Ist denn noch was drin, wenn es beim Auftreten wehtut? Oder ist das der Heilungsschmerz? Ich tippte meine Geschichte und meine Frage ein. Das liebe ich am Internet. Diese Hilfe von wildfremden Menschen, die großzügig ihr Wissen teilen und sich dafür auch noch die Zeit nehmen.

Marrakesch war viel kühler als erwartet. Ich wurde von einem Fahrdienst abgeholt und schaute aus dem fahrenden Fenster auf schöne erdige Gehwege. Ich freute mich darauf, sie zu erspüren. Ich versprach mir, auf meine Intuition und nicht auf meinen Willen zu hören. Wir fuhren durch die Medina – die Altstadt Marrakeschs – an Buden und Märkten, Schmiedewerkstätten und Färbern vorbei, und ich sah nicht ganz harmlos schimmernde Pfützen. Wahrscheinlich nicht ganz unpraktisch, hier Schuhe zu tragen.

In meinem Riad angekommen – einem herrschaftlichen Privathaus, das wie viele andere zu einem Hotel umfunktioniert wurden –, wusch ich mir noch einmal die Füße, und mit Unterstützung der Handy-Taschenlampe und meiner Lesebrille inspizierte ich meinen Fuß. Wieder fuhr ich mit der Pinzette mit leichtem Druck über die Haut um die Wunde. Ich spürte circa fünf Millimeter tiefer einen Schmerz.

Ich hatte keine Erfahrung mit Wunden an den Füßen. Ich öffnete meinen Laptop und las den Rat der Barfußgeher.

Von selber wird's nicht besser

Eisbär55 schrieb: »Hallo, Sabrina, wenn es beim Draufstehen wehtut, dann ist allerhöchstwahrscheinlich was in der Wunde drinnen. Oje. Je nach eigener Härte kannst Du die Wunde säubern oder zum Arzt humpeln ... aber von selber wird's nicht besser, wenn tatsächlich ein Fremdkörper in/unter der Haut steckt. Solltest nicht zu lange warten.

Für diverse Operationen im Hautbereich – eher mehr an den Fingern als den Füßen, da ich mir eher Späne in die Hände einziehe als was eintrete – nütze ich vorhandenes Präzisionswerkzeug aus dem feinmechanischen Bereich, das in meinem Betrieb in der Werkstatt sowieso zur Verfügung steht: Watenfreier, einen Seitenschneider 3152 von WETEC (damit kannst Du ein Haar der Länge nach durchzwicken), eine Präzisionspinzette aus Titan 5-035 von BERNSTEIN (damit könntest einer Liliputaner-Ameise einzeln die Haxen ausreißen) ... sowie ein irgendwann mal günstig bei eBay ersteigertes Zahnarztbesteck und eine gute Lupenleuchte. Damit hatte ich bisher alles rückstandsfrei rausgekriegt; desinfizieren tu ich mit Betaisodona Wundgel.

Das Schlimmste bisher waren tief eingetretene Seeigelstachel, die unter der Haut abgebrochen waren ... auf den Lofoten, fern der Heimat. Einen Arzt für solche Dinge hab ich noch nie

gebraucht, Gott sei Dank. Ein gewisses Maß an Schmerzunemp-
findlichkeit beziehungsweise Selbstbeherrschung wär gut zu
haben, natürlich.

Viel Erfolg! Wolfgang«

Ein weiterer Ansatz stand gleich darunter: »Hallo, ich habe die
Erfahrung gemacht, dass bei meinen vergeblichen Tiefen-Erkun-
dungsbohrungen das Problem nach einigen Tagen auch so
nachlässt – sei es, dass der Fremdkörper mit der Zeit doch raus-
wächst, sei es, dass das BIOS am anderen Ende der Füße ein
Flag auf ›Ignore‹ setzt oder das entsprechende Segment der
Fest …, äh, Fußplatte als ›defekt‹ markiert wird?

Besser ist es natürlich, wenn man so ein Teil definitiv entfernt
hat, aber wenn ich den entstandenen Krater dann mit Absperr-
band sichern muss, ist das auch keine angenehme Lösung …

Grüße vom Festkörper, Manfred«

Dominik dagegen meinte: »Es besteht die Gefahr, dass man zu
tief herumsticht. Das geübte Auge des Arztes sieht im Zweifel-
fall eher, ob noch etwas drinsteckt.

Ich persönlich stochere nicht mehr mit spitzen Gegenständen
herum.

Wenn ich mit den Fingernägeln oder einer kleinen Zange (Ra-
diozange) nichts entfernen kann, wird die Wunde verbunden.
Und gegebenenfalls soll ein Arzt die Splitter entfernen.«

Ulrich schlug vor: »Meine laienhafte, aber doch jahrelange Erfahrung sagt mir: Wenn das Auftreten schmerzhaft ist, dann ist
noch etwas in der Wunde. Desinfektion kann zwar sicher nichts
schaden, aber der Fremdkörper muss vor allem heraus! Nach
deiner Beschreibung vermute ich, dass du die Wunde zwar verheilen ließest, aber etwas drin geblieben ist. Da dieser Fremd-

körper nach vier Wochen so eingewachsen sein wird, dass du ihn nur noch schwer selbst entfernen können wirst, wird dir vermutlich der Weg zum Arzt nicht erspart bleiben, es sei denn, der Fremdkörper verschwindet von allein. Das kommt wohl auch vor, hätte dann aber eigentlich schon geschehen sollen.

Für das nächste Mal, vielleicht aber auch für deine aktuelle Verletzung, empfehle ich dir, in der Wunde selbst nach Fremdkörpern zu suchen. Mit einer feinen Nadel geht das am besten. Sollte man wegen einer zu dicken Hornhaut nicht recht herankommen, kann man auch mit einer feinen Nagelschere etwas Hornhaut wegschneiden. Wenn alle Fremdkörper entfernt sind, sollte da auch nichts mehr schmerzen, auch nicht bei Druck. Diese Suche sollte man so früh wie möglich durchführen, bevor sich der Fremdkörper weiter nach innen gearbeitet hat.

Ich selbst empfinde es übrigens als vorteilhaft, wenn am Ende ein wenig Blut herauskommt, weil ein Schorf die Wunde besser verschließt als jedes Pflaster. Nach meiner Erfahrung kann man, nachdem das Blut geronnen ist, weiter barfuß gehen wie zuvor. Es muss nur jeder Fremdkörper heraus sein.

Mit einer Akupunkturnadel geht das am besten – und die hinterlässt am wenigsten ›Schlachtfeld‹.

Viele Grüße, Ulrich«

Da ich weder einen Seitenschneider noch eine Akupunkturnadel dabeihabe, muss meine normale Pinzette auch reichen. Ich beschloss, die zugewachsene Haut vorsichtig aufzureißen. Ich merkte, wie dick meine Haut an den Ballen geworden war. Ich hatte schon lange gespürt, dass die Haut an den Fußsohlen angenehm ledrig geworden war, aber jetzt erkannte ich, wie in einem Krater liegend, einen kleinen Schnitt. Ich bewegte die Pinzette leicht und hörte, ob es nach Glas klang. Ich benutzte die Pinzette, wie wenn ich mir kleine Härchen von den Augenbrauen zupfe – ohne allerdings zu sehen, was ich da rauszupfte. Hatte ich da wirklich etwas erwischt? Oder bildete ich mir das nur ein? War da noch was drin?

Ich beschloss, die Frage in der Meditation zu stellen. Ich kenne den Unterschied zwischen Angst und Intuition. Die Angst kommt laut. Mit Drama. Die Intuition ruhig und ohne Emotionen. Ich schloss die Augen und atmete ein paarmal tief ein und aus. Dann stellte ich die Frage, ohne mir eine bestimmte Antwort zu wünschen oder zu bevorzugen. Dabei war ich ganz im »Beobachter-Modus«: »Ist da noch ein Fremdkörper drin?«

»Nein.«

Die Antwort kam ruhig.

Danke. Also noch mal Antiseptikum und Pflaster. Ich massierte meine Fußballen. Er fühlte sich am rechten Fuß genauso wie am linken an. Ich wollte gern raus und Marrakesch erforschen, aber plötzlich eintretender Regen hielt mich zurück. Vielleicht war das ja ein Zeichen, den Fuß erst mal zu entspannen.

Meine Freundin Désirée wurde fünfzig Jahre alt, und sie feierte mit einem Dutzend Freundinnen hier in Marrakesch. Ich kannte außer ihr niemanden und freute mich auf eine Gruppe interessanter Frauen. Die fünf Tage waren wunderbar – bis auf mein Barfuß-Erlebnis.

Ich hatte keines. Ich konnte nicht wirklich die Schuhe ausziehen. Meine Wunde verheilte sehr langsam. Jeden Tag tastete ich meinen Ballen zweimal ab, wischte mit ein wenig Antiseptikum nach und klebte ein neues Pflaster darüber. Dann zog ich entweder die Leguanos oder die Xero-Schuhe an. Marokko ist berühmt für seine kunstfertigen Fliesen und seine Teppiche, aber die Böden, auf denen ich stand, waren selten mit Teppichen gewärmt. Es war gerade in Restaurants empfindlich kühl.

Doch selbst mit meinen dünnen Schlappen fiel ich unter all den Stiefeln und Turnschuhen trotzdem auf. Wir waren alle in Lagen gekleidet. Alles, was wir haben, wurde drübergezogen. Hauptsache warm.

Der Boden in Marrakesch war zu feucht, um nur mit einem Pflaster auf der Fußsohle zu gehen. Nach ein paar Schritten wäre es mir abgefallen. Immer mal wieder schaute ich mir den Boden in der Medina genau an und kam zu der Erkenntnis, dass die kleine Wunde wahrscheinlich ganz praktisch war. Vielleicht doch ein Schutz, damit ich mich hier barfuß nicht zu sehr austobte. Im Souk, dem alten Markt, schauten wir uns eine kleine Färberei an, und barfuß hätten meine Fußsohlen danach für wer weiß wie lange eine interessante lila Farbe bekommen.

Am letzten Tag ging ich ein paar Schritte barfuß. Der Untergrund auf dem Platz der Gaukler – dem berühmten Djemaa el Fna – war durch die kurz hervorkommende Sonne warm geworden. Ich seufzte vor Erleichterung, als meine Füße statt der Gummisohle der Xero-Schuhe endlich wieder etwas anderes spüren durften. Ich hatte nicht geahnt, wie schön das Gefühl sein kann, auf simplen Pflastersteinen zu stehen. Obwohl Marrakesch sauber ist, ist es im Souk in den dunklen, engen Gassen nicht ganz übersichtlich, und wenngleich wir nicht in der Hauptsaison waren, ist es trotzdem zu bestimmten Zeiten so voll wie auf dem Münchner Marienplatz. Übrigens sah ich nur ein einziges Mal ein junges Mädchen barfuß spielen.

Am nächsten Morgen fuhr ich beschuht zum Flughafen. Bis bald, Marokko! Ich war gern hier. Ich war begeistert von der Freundlichkeit und der Kunstfertigkeit der Marokkaner. Vielleicht klappt es das nächste Mal.

Ich flog weiter auf die Kanarischen Inseln zu einem Teamtreffen für ein Projekt, an dem ich arbeitete. Da ich mich sowieso mehr oder weniger in der »Ecke« aufhalten würde, hatten wir das verbunden. Als ich in Gran Canaria zwischenlandete, spürte ich den starken Impuls, die Schuhe auszuziehen, sodass ich sie mir nach der Passkontrolle regelrecht von den Füßen riss. Nach meiner Erfahrung auf dem Flughafen von Los Angeles mit dem spitzen Schrei einer Sicherheitsfrau »She has no shoes on!« merkte ich immer noch, wie ungern ich auf einem Flughafen auffallen wollte. Ich ging ein paar Schritte und spürte: Ich war schmerzfrei.

Dass ich mir kurz vor dem Abflug nach Marokko eine Wunde zugezogen hatte und sie zur gleichen Zeit mit dem Abflug verheilt war, schien mir einen Schluss nahezulegen: Ich sollte in Marokko Schuhe tragen. Und da ich doch gelegentlich einen leichten Anflug von Sturheit habe, hatte alles dafür gesorgt, dass ich das auch tue. Klar, es war ein »Fehler«, in München nicht gleich nachzuschauen, als ich den Schmerz beim Eintreten der Glasscherbe verspürte, sondern weitere hundert Meter damit zu gehen, aber dieser »Fehler« hatte sich im Nachhinein als etwas ganz Sinnvolles herausgestellt – wenn man wie ich davon ausgeht, dass alles seine Richtigkeit hat.

Das sind diese Momente, in denen ich mich inniglich mit allem verbunden fühle.

Es soll auf La Palma wärmer sein, und ich bin leicht irritiert, als ich sehe, dass alle Passagiere, die mit mir in den Flieger dorthin steigen, dicke Jacken und warme Schuhe tragen. Ich beschließe, meine Jacke anzubehalten. Niemand spricht mich an, als ich barfuß einsteige.

Tja. Warm ist es hier wirklich nicht. Anscheinend habe ich die Kühle von Marokko mitgebracht. Meine Freundin Susanne lebt ein paar Monate im Jahr auf La Palma. In ihrem Haus ist es gemütlich, entspannt, lässig, viel Natur und zwei Gästezimmer, die einen Stock tiefer liegen, in ihrem Haus, das sich an einen Hügel schmiegt. Die Häuser auf den Kanarischen Inseln sind nicht wirklich auf Kälte vorbereitet, und ich träume gerade von einer warmen Badewanne, als ich den Stecker zum Boiler einstecke und nach einer halben Stunde Aufheizen heiß duschen kann. In der Zwischenzeit stehe ich barfuß und in eine Decke eingewickelt auf der Wiese vor ihrem Haus.

Ich liebe das Gefühl von Gras unter meinen Fußsohlen. Meinen Blick zieht es zum Meer, das am Horizont siebenhundert Meter tiefer liegt. Und dann gibt es noch den berühmten Wind, der energisch um das Haus pfeift und mich daran erinnert, dass er zuerst hier war.

Nach einem herzlichen gemeinsamen Abendessen mit Gemüse aus ihrem Garten und einem Glas Rotwein verabschiede ich mich, und gemütlich unter zwei dicken Daunendecken und neben einem wärmenden elektrischen Heizofen liegend, schlafe ich sofort ein.

Ich werde nur bis zum übernächsten Tag da sein, und nach einem Tag voller Arbeit gehen wir am späten Nachmittag in den Hügeln spazieren. Rund um ihr Haus leben Menschen, die sich von der städtischen Hektik verabschiedet haben und – mit mehr oder weniger Erfolg – jetzt dafür sorgen müssen, Wasser, Strom und das Internet in ihre unterschiedlichen Behausungen zu schaffen. Wir gehen den steilen Weg durch ihren Garten zu dem Nachbarn, der sich um ihren riesigen Gemüsegarten kümmert und das, was Susanne nicht selbst braucht, auf dem Markt verkauft.

Ich werde ihm vorgestellt, und er schaut überrascht auf meine Füße. »Du bist ja barfuß!«, ruft er aus. Nicht anders als so mancher Großstädter.

Ich dagegen bin überrascht, dass er es nicht ist.

Auf dem Rückweg zum Flughafen besuche ich eine meiner Freundinnen, die sich vor Jahren auf die Insel zurückgezogen hat. Ich sitze mit ihr im Garten, und sie fragt nach meinem Barfußerlebnis und was es mir bringt. Während ich in wenigen Sätzen davon erzähle, schaut sie auf ihre Füße mit dem abgesplitterten Nagellack, die in Plastiksandalen stecken, und meint: »Ich hab auch schöne Füße, wenn ich mich darum kümmere.« Dann hebt sie die Ferse, und ich sehe ihre tief eingerissene Hornhaut.

Ich zucke zusammen und spüre den wohlvertrauten Schmerz, der sich immer meldet, wenn ich etwas Schmerzhaftes sehe oder höre: Mein Po fühlt sich so an, als ob er mit einem scharfen Messer aufgeritzt würde. Mein Sensorensystem reagiert auf Fremdschmerz so. Selbst wenn der andere keinen Schmerz empfindet, es aber für mich so aussieht.

Ich habe mir ungefragte Ratschläge abgewöhnt, doch hier falle ich in eine alte Gewohnheit zurück. Statt eines »Darf ich dir was zu deiner Hornhaut sagen?« erkläre ich sofort, welche schwerwiegenden Folgen diese unbehandelte und immer weiter wuchernde Hornhaut haben kann.

»Ich weiß«, sagt sie. »Ich hatte das schon mal in Indien und konnte dann monatelang nicht mehr richtig auftreten. Aber wenn man barfuß geht, dann hat man eben so eine Hornhaut.«

Ich zeige ihr meine Fußsohlen. »Das stimmt nicht. Es kommt drauf an, wie du deine Füße pflegst.«

Sie berührt erstaunt meine Fersen. »Du hast ja gar keine! Wie machst du das?«

»Ich bürste mir jeden Tag mehrmals meine Fußsohlen und benutze einen Bimsstein. Dann creme ich mir für nachts meine Füße mit Melkfett ein.«

Ich schaue immer noch mit Schmerzen auf ihre Fußsohlen: »Bitte versprich mir, dass du dich um deine Füße kümmerst.«

Sie nickt. »Ja. Ich mache mal wieder ein Fußbad.«

»Das wird nicht reichen.« Ich bemühe mich um einen leichteren Tonfall, und doch bin ich zutiefst besorgt: »Deine Füße wollen jeden Tag gepflegt werden.«

Ich fliege zurück in den Schnee. Ich merke, wie sich meine Füße an die kälteren Temperaturen gewöhnt haben. Ich habe im Winter immer Hausschuhe getragen, weil es mir an den Füßen zu kalt war. In meiner Stadtwohnung brauche ich gar keine Hausschuhe mehr. Nur gelegentlich in Stankos Haus auf dem Land, wenn ich lange sitze.

Ich bin froh um meine neue Auswahl an gekürzten Hosen. Ich habe auch jetzt zwei verschiedene Längen. Damals waren es Hosen für hohe Absätze und Hosen für niedrige Absätze. Jetzt habe ich Hosen, die meine Füße etwas bedecken, und solche, die kürzer sind, damit sie nicht nass werden.

Ich habe noch keines meiner Kleider getragen, weil ich immer noch nicht weiß, wie ich das mit meinen Beinen machen soll. Irgendwie ist das schwierig ohne Schuhe. Nicht wegen der Füße, aber wegen der Beine. Und eigentlich auch nicht nur wegen der Beine, sondern wegen des Wetters und … meiner Eitelkeit. Ich bin nicht mehr dreißig, und meine Beine sind das auch nicht mehr. Meine schauen gelebter aus. So stört es mich nicht, aber da gibt es ein paar Krampfadern und Flecken und Täler und Bögen und na ja … das Leben eben. Es ist etwas völlig anderes, bei kühlerem Wetter mit langen Hosen und einer darunter versteckten langen Leggings zu gehen als mit einem Kleid. Leggings unter einem Kleid ist ein Stil, der mir nie besonders gefallen hat. Meine großzügige Auswahl an dicken Strumpfhosen in diversen Farben und Mustern fallen aus offensichtlichen Gründen aus. Um es doch einmal auszuprobieren, habe ich bei einem Paar meiner Seidenstrümpfe die Füße abgeschnitten, und erstaunlicherweise gab es keine Laufmaschen. Dies ist eine besondere neue Faser. Was es alles gibt!

Ich entscheide mich trotzdem dagegen.

Ich treffe mich mit meiner Freundin Nana zum Abendessen in einem Restaurant. Ihr Bruder Lele ist dort Geschäftsführer. Wir stehen am Ende des Abends an der Bar und unterhalten uns mit ihm. Beide kennen mich seit über dreißig Jahren. Nana deutet auf meine Füße und erzählt ihrem Bruder, was ich mache. Lele schüttelt den Kopf: »Du bist schon ein verrücktes Huhn.«

Ein junger Ober steht dabei und ist völlig geplättet. Als ich aus dem Restaurant gehe, schaut er mir am Eingang noch überrascht nach: »Sie ziehen das wirklich durch!«

Den Satz höre ich öfter. So als ob ich mich dazu zwingen müsste: Sie ziehen es wirklich durch, jeden Tag Sport zu machen! Sie ziehen es wirklich durch, keinen Zucker zu essen! Man geht bei alldem – so scheint es mir – nicht davon aus, dass jemand Freude daran haben könnte, sondern immer davon, dass es eine Anstrengung bedeute.

Der Weg von dem Restaurant zu meinem Zuhause ist nicht besonders weit. Für meine bloßen Füße genau die richtige Distanz. Länger würde nicht gehen. Mein Telefon piepst mit einer SMS von Nana: »Da hast du ja jemanden sichtlich beeindruckt. Der junge Mann kann sich gar nicht mehr beruhigen … hihihi.«

Zu Hause setze ich mich an den Computer, um mit meiner Freundin Nina in Frankfurt zu skypen. Wir unterhalten uns für eine Weile, und dann fragt sie: »Bist du barfuß?«

»Ja klar.«

»Und, wie sieht deine Hornhaut aus?«

Da ist sie schon wieder, die berühmte Hornhautfrage. Ich habe keine Lust, zum hundertsten Mal zu erklären, dass ich keine habe, und dem Gesichtsausdruck von Nina nach zu urteilen, würde sie mir das auch nicht glauben. Deshalb hebe ich meinen Fuß über den Schreibtisch und nah zur Kamera hin. »Da ist keine Hornhaut. Siehst du?« Sie ist eine enge Freundin, da zeige ich meine Fußsohlen. Ich reibe mir über die Ferse.

Sie setzt ihre Brille auf und kommt nah an den Bildschirm. »Ja, aber was ist denn das?« Sie deutet auf den Tuberositas-Knochen an meinem Seitenfuß. Der Ballen darunter hat in den letzten Monaten noch mal entscheidend an Form und Dichte zugenommen. Ich will sichergehen, dass ich auch verstanden habe, was sie meint, und berühre den Tuberositas-Knochen.

»Meinst du das da?«

Sie nickt.

»Das ist ein Knochen, und darunter ist ein Ballen.«

»Aha.« Sie ist nicht zufrieden. Das sieht man eindeutig. Sie geht wieder näher an den Bildschirm. »Und das da unter dem kleinen Zeh? Was ist das?«

Ich lache. »Auch ein Ballen. Das ist keine Hornhaut.«

Ich halte den Fuß näher an die kleine Kamera über meinem Computer, damit sie das begutachten kann.

»Nun gut.« Sie setzt ihre Brille ab und schaut mich prüfend an. »Wie lange machst du das jetzt schon?«

»Seit sieben Monaten.«

»Hm.«

Ich lache. »Tja. Und nun?«

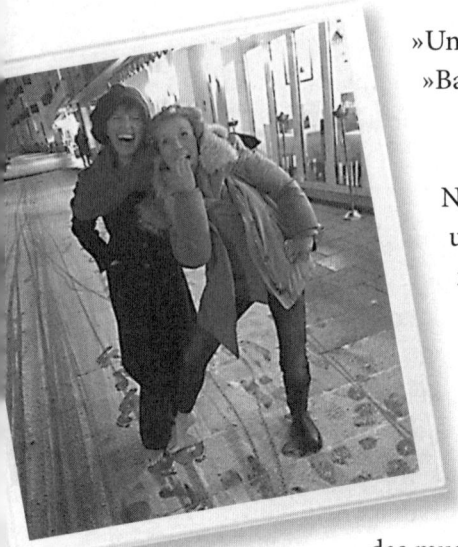

»Und nun muss ich ins Bett.« Sie grinst. »Barfuß.«

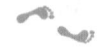

Nana, Nicole und ich treffen uns bei unserem Lieblingsinder, und nach einem gemütlichen Abendessen verlassen wir das Restaurant. Draußen hat es geschneit. Der Schnee liegt frisch und unberührt auf dem Gehweg, und ich hinterlasse wieder meine Fußspuren. Nana schaut sich das an und schüttelt den Kopf. »Also, das muss ich jetzt auch mal ausprobieren.«

Sie zieht ihren rechten Schuh aus und stellt sich neben mich auf den gerade gefallenen Neuschnee. Der Boden ist wie mit Puderzucker bedeckt, und sie schaut mich überrascht an. »Das ist ja gar nicht so schlimm!«

Nicole nutzt die Gelegenheit und macht ein Foto von uns. Nana tut so, als würde sie erfrieren. Lacht aber dabei.

»Ich dachte, du gehst immer barfuß«

Ich lade eins der Fotos, das mich barfuß im Neuschnee zeigt, auf meiner Facebook-Seite hoch. Schwarzer Mantel, roter Schal, rote Mütze, dunkle Hose, Handschuhe. Die Kommentare trudeln ein:

»Brrr«, »Was du dich traust«, »Das ist ja lustig« …

Eine schreibt: »Ich kenne viele Barfußläufer mit blauen Zehen, erfroren … soll so was toll sein?«

Ich bin jedes Mal aufs Neue sehr überrascht, wie viele Leute

glauben, dass ich immer – egal, was ist, und egal, wie lange –
barfuß gehe. Sie müssen mich für blöd halten.

Ich antworte: »Daran ist gar nichts toll. Ich *liebe* meine
Zehen. Barfußgehen heißt, auch immer genau auf den Körper
zu hören. Und meiner sagt mir nach einer Weile im Schnee: Bis
jetzt war es schön, und geh, zieh dir Schuhe an. Und das mache
ich natürlich auch.«

»Ach so, ich dachte, du gehst immer barfuß.«

Meinem Nachbarn und Freund Martin war nicht klar, wie oft
ich barfuß gehe. Wir sitzen bei unserem Griechen, und seine
Frau Sukey klärt ihn auf. Er ist verwirrt: »Auch bei diesem
Wetter? Wie machst du das?«

»Ich ziehe Schuhe an, wenn mir kalt ist. Ich kann ein paar
hundert Meter unter null Grad gehen. Manchmal zweihundert,
manchmal vierhundert. Und das war es dann auch.«

»Ja, aber was bringt dir das?« Er ist ein Geschäftsmann. Da
gibt es Kosten und Nutzen. Dinge, die was bringen, und Dinge,
die nichts bringen. Ich merke, wie ich ihn überzeugen will, dass
Barfußgehen was bringt, und komme mit dem Argument, das
ihn begeistern wird: »Ich brauche weniger Schlaf.«

Seine Augen leuchten. »Ah.«

Ich dagegen schaue mir beim Angeben zu. Tja, das war nun
wirklich eine Steilvorlage für mein Ego. Die Stimme, die mich
zurechtweist, ist noch recht leise. »Wirklich? Du schläfst weniger?«

Laut erkläre ich Martin: »Also, ich gehe normalerweise zwischen ein und zwei Uhr morgens ins Bett und wache so um
acht Uhr auf.«

»Manchmal ist es acht Uhr dreißig«, sagte die Stimme in mir.

Ich korrigiere mich. »Manchmal ist es acht Uhr dreißig. Dann
meditiere ich, und danach stehe ich auf.«

»Du meditierst im Liegen?«, fragt mich seine Frau. »Ich dachte, das soll man nicht?«

»Mir hat es noch nicht geschadet«, lache ich und bin froh, aus dem anderen Thema draußen zu sein. Doch meine Seelenstimme gibt keine Ruhe. Ich wende mich Martin zu und sage: »Aber ich mache es hauptsächlich, weil es mir großen Spaß macht.«

Martin kennt Spaß und nickt. »Ich trage Flipflops. Das ist gemütlich und weich, und ich bin trotzdem irgendwie barfuß.«

»Das dachte ich auch, aber jetzt merke ich, wie viel schöner es ist, die unterschiedlichen Böden auch zu spüren: Mal ist es warm, mal kalt. Mal ist es glatt, mal gewölbt, mal eine richtige Fußmassage. Das ist das Spannende am Barfußgehen. Du spürst alle paar Minuten etwas anderes.«

Am nächsten Morgen bin ich immer noch unzufrieden mit meinem Spruch von gestern Abend. Das war kein Egoverkleinern, das war ein Egovergrößern! Ich brauche eine passende Antwort, wenn ich gefragt werde, was mir das bringt.

Die Antwort kommt schnell: Schuhe zu tragen ist, wie auf einen der Sinne zu verzichten. Wie auf das Schmecken oder das Hören, das Riechen. Es entgeht einem etwas.

Ich verspreche mir, keine blöden Antworten mehr zu geben.

Eine Gang- und Laufanalyse

Es ist Ende Januar, und ich habe einen Termin zu einer Gang- und Laufanalyse. Mit dabei die Unterlagen von einer Analyse, die ich vor über einem Jahr gemacht hatte. Damals hatte ich eine Sehnenentzündung am linken Bein, und mir wurde geraten, meine Gangart zu überprüfen.

Da ich viel schreibe, sitze ich viel. In den Neunzigerjahren war mein Schreibtisch ein tiefer Tisch, vor dem ich, die Beine über Kreuz, am Boden saß. Da ich das übte, konnte ich so sehr lange sitzen. Heute habe ich zusätzliche Versionen: Drei-, viermal die Woche bin ich morgens auf meinem stationären Fahrrad (auf dem ich wie auf einem Stuhl sitze und nicht auf einem Sattel), und ich habe mir dort zwischen dem »Lenker« eine Platte für meinen Laptop festgezurrt, damit ich beim »Radfahren« schreiben kann. Dann habe ich einen höhenverstellbaren Schreibtisch, bei dem ich sitzen und auch stehen kann. Zusätzlich habe ich mir vor ein paar Jahren noch ein Laufband besorgt, das unter meinem Schreibtisch ist. Unser Körper schätzt Bewegung, und so versuche ich, so viel wie möglich davon zu erschaffen, selbst während ich viel am Schreibtisch sitze. Wenn wir uns bewegen, wird unser Gehirn mit Sauerstoff versorgt, und beim Schreiben brauche ich allen Sauerstoff, den ich bekommen kann.

Mein Schreibtisch-Laufband hatte ich vor meiner Sehnenentzündung recht oft barfuß benutzt. Allerdings war ich da noch im Fersengang. Und da ich vorhatte, das Laufband auch weiterhin zu benutzen, wollte ich damals herausfinden, wie ich eine zukünftige Sehnenreizung vermeiden kann. Es wurde mir geraten, Sportschuhe mit einer Sohle zu benutzen, die wenig »Sprengung«, also kaum einen Absatz hat. Jetzt erst verstehe ich wirklich, warum. Der Ballengang wurde mit keinem Wort erwähnt.

Ich habe den Termin für eine neue Ganganalyse gemacht, um zu sehen, ob sich seit meinem Ballengang und dem Barfußgehen etwas verändert hat.

Gert Hof ist ein sportlicher Mann. Es ist groß, muskulös, sein Kopf markant. Nach meiner Erklärung nimmt er meine Füße in die Hand und untersucht sie.

»Ihre Füße sind hypermobil.«

»Hypermobil? Sind sie das geworden?«

»Ich denke, die waren immer schon so.«

Das überrascht mich. Ich bin sonst nirgends hypermobil. Bei meinen Beinen wünsche ich mir das jedes Mal, wenn ich Yoga mache. In der Position »Nach unten schauender Hund« (bei der man die Hände und Füße flach auf dem Boden stellt und dann mit dem Po nach oben geht, um ein Dreieck zu formen) liegen meine Füße nie komplett flach am Boden auf. Meine Ferse steht immer noch leicht nach oben.

Herr Hof drückt, dreht, spreizt. »Ihr Fuß ist wahrscheinlich durch das Barfußgehen breiter geworden, oder?«

Ich nicke.

»Das sehe ich auch oft bei Birkenstock-Trägern. Der Fuß wird nicht mehr so eingesperrt. Was bei Ihnen auffällig ist, ist der Mittelbereich in dem Ballen. Der ist da sehr gepolstert. Das kommt daher, dass der Fuß sich da etwas absenkt.«

Er streicht über meinen Tuberositas.

»Der Seitenknochen ist bei Ihnen recht ausgeprägt. Aber das hatten Sie wahrscheinlich schon immer, oder?«

Ich nicke.

»Das ist auch alles normal. Ihre Füße sehen gut aus und fühlen sich auch gut an. Dann schauen wir mal, was die Ganganalyse sagt.«

Er bittet mich auf das Laufband. Ich werde von vorn, hinten und von der Seite gefilmt. Die Geschwindigkeit des Laufbands wird meiner normalen Gehgeschwindigkeit angepasst. Ich bemühe mich, sorgfältig zu gehen.

»Was ist vierzehn mal vierzehn?«, fragt mich Herr Hof plötzlich. Das kleine Einmaleins ist mir lieber, denn das ist mir als Kind von meiner Tante eingedrillt worden. Nun gut. Zehn mal zehn ist hundert. Vier mal vier ist sechzehn.

»Hundertsechzehn.«

»Nein. Konzentrieren Sie sich.«

Was? Nein? Wie war das noch mal? Mein Gott, bin ich plötzlich blöd geworden? Hab ich nicht gelernt, das aufzuteilen? Also zehn mal zehn ...

Währenddessen blickt Herr Hof aufmerksam auf meine Füße, und als ich beim zweiten Nachrechnen immer noch nicht draufkomme (vierzehn mal zehn natürlich!), erklärte er mir, warum er mir Rechenaufgaben stellt. Wenn man sich auf etwas anderes konzentrieren muss, dann macht der Körper das, was er normalerweise tut. Und bei mir konnte er sehen, dass ich weiterhin mit dem Ballen zuerst auftrete. Ich habe mir also nach sieben Monaten den Ballengang wirklich antrainiert.

Danach bittet er mich, auf einen Fußscanner zu steigen, um eine Aufnahme von meinen Fußsohlen zu machen. Als er sie im Computer öffnet und analysiert, deutet er auf meine Zehenabdrücke.

»Sie haben Ihre Zehen nicht genug auf dem Boden. Sehen Sie? Einige davon geben kaum einen Abdruck.«

Ich kenne die Zehenproblematik schon. Meine Tangolehrerin hat mich zum ersten Mal vor Jahren darauf aufmerksam gemacht, dass ich nicht stabil genug in meinen Schuhen stehe, weil ich die Zehen hochhebe. Woher ich das habe, weiß ich nicht genau. Manche Schuhe gehen vorn nach oben, und so wird von den Zehen nicht mehr viel erwartet. Meine waren während der Kindheit auch noch sehr eingequetscht und mussten sich eher darum sorgen, dass sie genug Platz hatten, geschweige denn, dass sie irgendeine Aufgabe hätten erfüllen können.

Wir schauen uns meinen Gang auf dem Video an.

»Sie landen barfuß auf der Außenseite. Das ist bei Barfußgehern nichts Ungewöhnliches. Das muss so sein. Viele glauben, dass sie dann auch auf der Außenseite weiterlaufen, aber das tun sie nicht, Die meisten Leute – circa achtzig Prozent der Bevölkerung – knicken eher nach innen rein. Das spürt man gar nicht. Schauen Sie mal!« Er hält das Bild an und deutet auf meine Füße. »Wenn Sie vollständig auf dem Boden stehen, sehen wir, dass Sie neutral stehen. Sie haben keine auffällige Knickfußstellung, weder nach innen noch nach außen. Das ist sehr gut.«

Er lässt das Gangbild wieder weiterlaufen. »Bei der Abstoßphase gehen Sie schön über den großen Zeh und den Zweitzeh.«

Er deutet auf den Monitor, auf dem ich jetzt von hinten zu sehen bin. »Ihre Spurbreite ist ein bisschen schmal.« Er vergleicht sie mit der alten Analyse. »Die ist sogar schmäler geworden. Sie haben eine leichte Überkreuzung. Im Idealfall ist es so, dass wir parallel eine Linie laufen. Die schmale Spur kann auch ein Ungleichgewicht im Becken sein, und das sehen wir gleich bei der Beckenaufnahme. Ihre Füße, Frau Fox, sind leicht nach außen gedreht. Das ist sogar gut. Inwieweit der Fuß nach innen oder außen gedreht wird, wird von der Hüfte bestimmt. Der Unterschenkel spielt manchmal eine Rolle, wenn es dort Deformierungen gibt.«

Er deutet auf meine Knie am Bildschirm. »Generell haben Frauen eher X- und Männer eher O-Beine. Das liegt an der etwas unterschiedlichen Anatomie des Beckens. Das Becken muss eine gewisse Stabilität haben. Es darf wenig schaukeln. Also, die Models auf dem Laufsteg machen den extremen Beckenschwung und den Kreuzgang. Das ist für die Hüften und die Wirbelsäule nicht gut, weil da die Wirbelsäule mehr belastet wird.«

Er deutet auf die Arme. »Sie pendeln Ihre Arme gut beim Gehen. Das ist wichtig und normal. Jetzt schauen wir uns noch mal genau Ihren Tritt an.«

Wir gehen näher zum Monitor. »Ihr rechter Fuß berührt den Boden in einer Vorfußlandung – an der Außenseite. Ihr Knie ist fast in der Streckung, das muss sich beim Gehen so zwischen null und vier Grad bei der Landung bewegen. Danach muss das Knie durchfedern, um die Energie beim Aufprall zu absorbieren. Das machen Sie schön. Wenn man zum Beispiel Knieprobleme hat, dann versucht man oft unterbewusst, immer in der Streckung zu bleiben, um das Knie zu schonen. Dadurch wird natürlich das Gelenk zu sehr belastet. Nach hinten muss sich das Knie wieder strecken. Das machen Sie auch sehr gut. Super auch die Streckung in der Hüfte.«

Er schaut durch die Unterlagen der alten Analyse. »Sie hatten in der alten Analyse Streckungsdefizite in der Hüfte.«

Er hält das Band an und lässt es in Zeitlupe laufen. Er deutet auf den hinteren Fuß. »Sehen Sie, Ihre Ferse bleibt relativ lang unten, bevor sie sich löst und der Fuß dann für den nächsten Schritt nach vorn geht. Das ist sehr gut. Und auch Ihre Wadenmuskulatur hat sich angepasst. Wenn man keine Absätze trägt, dann verlängert beziehungsweise dehnt sich die Achillessehne.«

»Ach, die sind nicht mehr verkürzt wie damals?«

»Nein. Da hat sich einiges getan. Auch Ihre Hüftstreckung ist ausreichend. Sie haben einen ganz leichten Rundrücken, und dadurch ist auch der Kopf etwas weiter vorn. Von Natur her haben Sie ein bisschen die Neigung, das Becken weiter nach vorn zu kippen. Aber das werden Sie schon immer gehabt haben.«

»Mir wurde damals geraten, die Hüfte zu stabilisieren, und das war ein Riesenthema. Ist das immer noch?«

»Das ist keine Baustelle mehr.«

Ich bin doch überrascht, wie viel sich nur durch das Barfußgehen verändert hat.

»Haben Sie viele Leute, die zu Ihnen kommen und barfuß gehen?«, frage ich Herrn Hof.

»Nein. Wir haben manchmal Läufer, aber die sind entweder mit den FiveFingers unterwegs oder haben ähnliche Schuhe mit dünner Sohle mit sehr wenig Sprengung. Viele laufen auf dünnen Sohlen auf harten Böden und Steinen, und dann gibt es schon mal Verletzungen im Vorfußbereich.«

Ich erinnerte mich an das Gefühl, als ob ein Knochen in meinem Ballen abgesunken wäre. Ich deute auf die Stelle in meinem Fuß: »Heißt das, der Vorfuß sinkt ab? Hier in der Mitte?«

Er schüttelt den Kopf: »Nein, ich spreche eher von Verletzungen durch die Steine. Besonders wenn sie spitz sind. Was im schlimmsten Fall passieren kann, aber das ist wirklich selten, ist ein Ermüdungsbruch im Mittelfußknochen. Das kommt eher bei Leuten vor, die gerade in der Anfangszeit viel zu viel machen und nicht erkennen, dass der Knochen erst den entsprechenden Knochenaufbau braucht.«

»Aus Ihrer Erfahrung: Was sollte man tun und was sollte man nicht tun?«

»Nicht von einem auf den anderen Tag plötzlich barfuß gehen. Der Körper braucht Zeit, um sich anzupassen; und das geht nicht von heute auf morgen, was viele Leute vergessen.«

Nachts hat es geschneit. Ich bin auf dem Land bei Stanko. Wir begeben uns gemeinsam in die Küche, und ich öffne die Terrassentür, um nach draußen zu treten. Der Schnee liegt noch unberührt da. Ich gehe über die Wiese und genieße jeden Schritt.

Früher waren meine Augen meine Sensoren. Wenn sie Schnee sahen, dann sagten sie meinem Körper, wie er sich zu fühlen hatte. Jetzt ist es anders. Jetzt sehen meine Augen Schnee, und mein Körper sagt: Ach, wie toll! Und alles freut sich darauf, den Schnee zu berühren. Die Füße werden zwar kühler, aber das Empfinden registriert das nicht als unangenehm.

Es ist Wochenende, und wir kochen gemeinsam mit Melia und ihrem Freund Franz. Nach dem Essen gebe ich die Küchenabfälle draußen in den Kompostcontainer, barfuß mit dickem Pullover. Ich merke, wie ich nach ein paar Malen Hin- und Herlaufen friere. Nicht an den Füßen, sondern am Oberkörper! Wirklich erstaunlich, wie sich das gewandelt hat.

Stankos Haus ist geräumig und zweistöckig. Es verfügt über eine Zentralheizung und zwei Öfen. Einer steht im breiten Hauseingang und einer im kleinen Wohnzimmer. Beide werden mit Holz befeuert. Und das ist, wie wir wissen, immer mehr Aufwand, als einfach nur am Knopf der Heizung zu drehen. Nicht immer ist der Ofen im Gang geheizt. Stanko akzeptiert sehr viel eher die Unterschiede zwischen Hausgang und den einzelnen Zimmern. Für ihn ist es kein Problem, wenn der Hausgang kalt, aber das Büro, das Bad und die Küche warm sind. Ihn stören diese Temperaturschwankungen nicht. Ich dagegen mag es überall warm.

Langsam merke ich auch hier, wie sich ein Wandel vollzieht. Von der warmen Küche durch den kalten Gang in das warme Badezimmer, das wird nicht mehr mit einem Stirnrunzeln begleitet. Ich betrachte es eher wie Kneippen. Wie eine Kalt-warm-Wasseranwendung, die durch Pfarrer Sebastian Kneipp berühmt geworden ist und die ich sehr schätze.

Mein Kältegefühl hat sich obenherum nicht verändert. Ich brauche immer noch Mützen – sogar unbedingt! –, und es würde mir nicht im Traum einfallen, sie in der Kälte abzusetzen. Besonders meine Ohren und meinen Hals brauche ich warm. Aber meine Füße genießen die neue Belebung. Was wird wohl passieren, wenn ich weitermache? Nach zwei, drei, vier Jahren Barfußgehen? Wird sich dann auch mein Oberkörper daran gewöhnt haben?

Mein Kopf?

Lucy begleitet mich durchs Jahr

Ich freue mich auf eine Massage von Lucy und bin auch sehr dankbar dafür, dass sie mich mit ihrer Erfahrung in diesem Jahr Barfußgehen begleitet. Massieren ist für mich eine Kunstform des Heilens. Den Körper zu erspüren, ihm zuzuhören, ihn zu verstehen, das ist eine Gabe, die geübt und perfektioniert werden muss. Für Lucy wie für mich ist es spannend, zu sehen, was sich verändert. Besonders weil ich manche Veränderungen ohne ihren Expertenblick gar nicht mitbekäme. Und als sie mir nach der Massage ihre Zusammenfassung gibt, wird das mal wieder bestätigt.

»Dein Bereich Solarplexus-Reflexpunkt war, neben dem Magen-Reflexpunkt, stets der schmerzhafteste. Das hat sich so gut wie komplett aufgelöst. Bei beiden Punkten. Ich drücke fast schon mit doppelter Kraft, und du berichtest nur noch von einem Druck, keinem Schmerz. Der siebte Halswirbel ist erstaunlich beweglich geworden. Auch im Nacken ist die Spannung weniger. Als ich deine Wirbel und Hüfte osteopathisch geprüft habe, ist mir auch da aufgefallen, dass weniger Blockaden für mich spürbar sind, die Hüfte ist offener.«

Das ist mir auch beim Yoga aufgefallen. Wenn ich in den Schulterstand gehe (in der Schule haben wir »Kerze« dazu gesagt), dann schmerzt mein Nacken jetzt nicht mehr. Früher hatte ich mir immer eine Decke unter die Schultern und den Nacken legen müssen.

Lucy fährt fort: »Deine Haut an der Fußsohle war diesmal etwas fester. Nicht ledrig-weich, sondern ledrig-rau.«

»Kann das daran liegen, dass jetzt Winter ist? Der Splitt ist wirklich sehr scharfkantig.«

Lucy nickt. »Das kann ich mir gut vorstellen. Wir werden ja sehen, wie das im Frühjahr aussieht. Der große Fußsohlenmuskel war entspannter, lockerer. Auch hat sich die ganze Fußsohle verändert. Sie wurde weiter, offener. Da ist mehr Fläche am Boden. Fühlst du mehr Standhaftigkeit?«

Ich denke nach. »Kann ich nicht wirklich sagen. Als ich früher Karate machte, war ich immer sehr standhaft, weil man ja viel auf einem Bein steht und kickt. Ich habe vor fünfzehn Jahren damit aufgehört, und ich merke schon, dass mein Gleichgewicht nicht mehr so gut ist wie damals.«

»Die Ausprägung am Ende des Mittelfußknochens von deinem kleinen Zeh ...«

»... der Tuberositas-Knochen ...«

»... der kriegt von Mal zu Mal mehr Breite. Er hat auch einen richtigen Ballen drunter bekommen. Das finde ich interessant.«

Ich betrachte Lucy, während sie konzentriert meine Füße begutachtet. Sie tätschelt sie wie junge Hunde. Dann berührt sie mein rechtes Knie, das immer mal wieder besondere Aufmerksamkeit braucht, denn während meiner Motorradführerschein-Prüfung vor fünfzehn Jahren hatte ich einen Sturz. Ich rieb mir das Knie ziemlich auf und hatte lange Zeit Schmerzen, bis festgestellt wurde, dass wohl einige Nervenenden verletzt waren. Es wurde mir damals eine Spritze gesetzt, die den Nerv lahmlegte.

Lucy deutet auf mein Knie: »Ach ja, sogar dein Knie ist besser. Ich war sehr beeindruckt, dass ich dort viel weniger Läsionen, also Blockaden, gespürt habe.«

»Alles in allem klingt das doch sehr vielversprechend.«

»Ja, das tut es. Ich bin gespannt, wie es weitergeht.«

Ich auch.

Claudia, meine Berliner Assistentin, schickt mir eine E-Mail:

> Heute Mittag lief ich so fröhlich in Gedanken barfuß die Straße entlang, da hörte ich eine Stimme hinter mir: »Eine Freundin von mir läuft auch barfuß.«
>
> »Wie wunderbar«, sagte ich und schaue in die Augen einer sehr sympathischen Frau.
>
> »Sie wohnt in München und schreibt gerade ein Buch darüber«, sagte sie.
>
> Ich stutzte einen Moment und fragte dann: »Reden wir hier über Sabrina Fox?«
>
> »Ja«, sagte sie, ebenso erstaunt wie ich. Stellt sich heraus, es ist Deine Freundin Nicole, die gerade nach Berlin gezogen ist.

Die Welt ist ein Dorf.

»Warum tun wir Frauen uns
das eigentlich an?«

– Februar –

Ich bin mit Ines beim Abendessen, als eine ältere Verkäuferin der Obdachlosenzeitschrift *Biss* das Restaurant betritt. Sie ist wohl um die siebzig Jahre, hat einen kleinen Rollator, an dem diverse Plastiktüten hängen, und wache, fröhliche Augen. Ein Kellner hält ihr die Tür auf, und ich sehe, dass sie es genießt, so kurz vor Mitternacht ihre Runden durch die Restaurants zu drehen. Ich versuche, Menschen in ihrer Ausstrahlung wahrzunehmen. Früher hätte ich in ihr nur eine alte Frau gesehen, die so spät noch arbeiten muss. Mir wäre es nicht möglich gewesen, ihre Freude zu erkennen. Nachdem ich ihr eine Zeitschrift abgekauft habe, bemerkt sie meine nackten Füße.

Sie runzelt die Stirn, schaut mich fürsorglich an und fragt: »Sie werden doch nicht so nach draußen gehen?«

Ihre Besorgnis rührt mich, und ich beruhige sie mit einem »Doch, doch, das geht schon; das mache ich oft«. Wir schauen uns lange in die Augen, und als sie spürt, dass alles gut ist, lächelt sie verschmitzt, und wir umarmen uns spontan.

Ines beruhigt sie: »Ich habe mein Auto dabei. Das ist gleich um die Ecke. Da muss sie nicht lange gehen.«

»Ja, das ist gut. Dann mal los.« Sie schaut mir lachend nach, als ich das Restaurant verlasse.

Es ist unser Badmintonabend, und ich spiele mit Stanko und zwei Männern ein Doppel.

Einer spielt in der Liga, der andere ist eher Anfänger. So wie Stanko und ich. Wir stellen uns vor. Der Anfänger sagt: »Sie spielen ja barfuß.«

»Ja.« Ich halte meine Antwort kurz, um nicht schon wieder jemanden mit meiner Barfußbegeisterung zu überfallen.

»Warum?«

»Weil es Spaß macht.«

Das reicht ihm als Antwort, und wir fangen zu spielen an.

Eine Stunde später verdrehe ich mir mein rechtes Knie, und es schmerzt in der Innenseite. Stanko fragt mich, ob ich aufhören will. Frau Pflichtbewusst mischt sich ein: »Wir sind sowieso am Ende des zweiten Satzes und haben vielleicht noch zehn Minuten Spielzeit. Wenn wir aufhören, müssen die anderen auch aufhören. Wir spielen einfach vorsichtiger.«

Ich stelle schnell fest, dass das beim Badminton nicht geht. Entweder läufst du und triffst, oder du läufst nicht und triffst nicht. In mir ringt es. Frau Pflichtbewusst will mein Seelenbewusstsein verdrängen. Ich spüre mich in mein Knie ein. Manchmal ist Bewegung gut. Manchmal braucht es eine Pause. Eine Innenbandsehne ist auf keinen Fall glücklich. Ich breche das Spiel ab. Frau Pflichtbewusst ist äußerst unzufrieden mit mir.

Ich sitze am Spielfeldrand und schaue den Spielern zu. Spüre mich in mein Knie ein. Streichle es und halte meine Hand drauf. Da merke ich wieder, wie investiert ich in den Gedanken bin, dass mir barfuß nichts passieren darf. Mein Ego in Höchstform: »Knie verrenken? Um Himmels willen, das passiert *mir* doch nicht. Ich spiele doch barfuß! Das ist doch *so* gesund!« So ähnlich wie beim letzten Mal, als ich in die Glasscherbe stieg und nicht gleich nachsah, weil ich nicht wollte, dass »jemand« denkt: »Die blöde Kuh, wäre sie nicht barfuß gelaufen, wäre sie nirgendwo reingestiegen« – so will ich jetzt auch nicht, dass jemand denkt: »Hätte sie Schuhe angezogen wie jeder andere Badmintonspieler auch, hätte sie sich das Knie nicht verletzt.« Wenn ich mich schon der Lächerlichkeit preisgebe – denkt sich das Ego –, dann muss das wenigstens zu meinem Vorteil sein. *Ich* muss dann diejenige sein, die die Oberhoheit in Sachen Gesundheit gepachtet hat. Wenn ich also barfuß gehe und nicht gleichzeitig vor Gesundheit strotze, tja …

Wieder zu Hause, meditiere ich und frage meinen Körper, was er braucht. Ich sehe vor meinem inneren Auge Gurkenscheiben, die ich an die Innenseite des Knies anbringe. Gurken habe ich immer im Kühlschrank. Sie sind kühl. Wahrscheinlich ganz praktisch. Ich lege sie dünn geschnitten auf mein Knie und befestige sie mit einem Verband.

Am nächsten Morgen und den ganzen Tag über wechsle ich die Gurkenscheiben alle drei Stunden. Bei meiner Physiotherapeutin bekomme ich für den nächsten Tag einen Termin. Das Bein beklagt sich nur, wenn ich den rechten Fuß nach außen drehe. Dann kommt ein scharfer Schmerz, der mich zur Vorsicht mahnt. Die Gurkenscheiben helfen. Das spüre ich eindeutig.

Bei der Physiotherapeutin

Am nächsten Morgen untersucht mich meine Physiotherapeutin Salla. Wir haben uns schon lange nicht mehr gesehen, und sie erinnert mich daran, dass ich vor meinem Barfußgehen häufiger Probleme mit meinen Sehnen hatte.

Sie arbeitet an meinen Beinen entlang und schlägt eine Faszien- beziehungsweise Bindegewebsmassage vor. In den letzten Jahren hat das Bindegewebe mehr Aufmerksamkeit bekommen. Man versteht jetzt, dass es wichtiger ist als bisher angenommen. Die Faszien sind wie ein feines Netz, das alles in unserem Körper überzieht. Würden wir also alles wegnehmen – Knochen, Muskeln, Sehnen, Organe, Adern und so weiter –, bis nur die Faszien übrig blieben, dann wäre ein perfektes Abbild von uns durch das Bindegewebsnetz vorhanden. Faszien verkleben manchmal, und durch tiefe Massagen macht man sie wieder flexibel.

Salla beschreibt die Verklebung wie kleine Knötchen, die sie ertastet, und dann wird so lange massiert, bis sie die nicht mehr spürt. Es ist eine tiefe Massage, und nach einer Stunde meint sie: »So, jetzt sind sie frei.«

»Soll ich die Woche noch mal wiederkommen?«

»Nein. Die Faszien sind jetzt gelöst. Nun braucht der Körper einfach ein bisschen.«

Salla schaut sich neugierig meine Füße an. Gerade in dem Moment ruft die nächste Patientin durch die Tür: »Was sind denn das für lustige Schuhe?« Sie hat meine Leguanos entdeckt, die neben der Praxiseingangstür stehen, weil es heute unter null Grad kalt ist. Ich erkläre ihr das Prinzip durch die geschlossene Tür.

Salla ist mittlerweile völlig begeistert von meinen Füßen. Etwas, was ich jedes Mal bei Körpertherapeuten bemerke. »Toll, wie beweglich und kräftig sie sind. Leider gehen immer noch viel zu wenig Leute barfuß! Ich empfehle das auch dauernd meinen Patienten.«

Ich werfe einen Blick auf ihre Turnschuhe und lache. »Warum hast du denn deine Schuhe an?« Ihre Praxis ist herrlich warm und hat einen gemütlichen Holzboden.

»Ja, das stimmt. Warum mache ich das eigentlich?«

Wir haben ein Familien-Abendessen, und ich fahre zu meiner Mama. Es ist winterlich kalt draußen, ein paar Grad unter null. Meine Schwestern sind schon da. Renate, die jüngste, die meine diversen Forschungen immer mit einem ungläubigen amüsiert-ironischen Blick betrachtet, sieht mich mit meinen Karma-Fellschuhen hereinkommen.

»Na, Gott sei Dank! Ich dachte schon, du kommst barfuß.«

»Ich bin doch nicht verrückt!«

»Weiß man's?«, antwortet sie und grinst.

Meine Nachbarin Sukey erzählt mir, dass sie gestern mit dicken Stiefeln unterwegs war und plötzlich einen scharfen Schmerz im Fuß spürte. Beim Nachschauen entdeckte sie einen riesigen Nagel von einer Baustelle, der ihre Sohle komplett durchdrungen hatte.

Sie war sehr beunruhigt, weil sie sich vorstellte, dass es mir hätte passieren können. – Ich war beruhigt, weil ich nun merkte, dass es auch passiert, wenn man auf Sohlen geht.

Abends im Jazzclub »Unterfahrt« treffe ich mich mit Ines und ihrer Freundin Tina, um der begnadeten Sängerin Shayna Steele zuzuhören. Ich habe meine Karma-Fellschuhe anbehalten. Kurz vor dem letzten Song improvisiert sie eine Songzeile: »I can't take it anymore! I can't take it anymore!«

Wir wundern uns. Was hält sie nicht mehr aus?

Fragende Blicke ihrer Zuhörer.

Mit einem weiteren »I can't take it anymore« zieht sie sich ihre Schuhe aus und wird sofort einen gefühlten halben Meter kleiner. Sie hält die Schuhe hoch. Die üblichen High Heels. Zehn, zwölf Zentimeter, schmal geschnitten, schwarz. Natürlich schön. Sie schüttelt den Kopf und sagt ins Mikrofon: »Warum tun wir uns das an? Sind wir Frauen alle verrückt geworden? Ich musste die jetzt ausziehen.«

Wir sitzen an unserem Tisch und können uns kaum halten vor Lachen. Alle drei ziehen wir unsere Schuhe unterm Tisch aus.

Nach dem Konzert merke ich, dass mein Knie immer noch nicht glücklich ist, und ich beschließe, statt mit der U-Bahn mit dem Taxi nach Hause zu fahren. Zu Hause erinnere ich mich an die »Dieter-Dorn-Methode«, die Lucy mir mal vorgeschlagen hat: Ich setze mich auf den Boden und ziehe mein rechtes Bein an. Dann drücke ich die rechte Hand flach auf die Kniescheibe, und langsam – sehr langsam – strecke ich dabei das Bein wieder aus. Dabei schiebt die Hand mit leichtem Druck die Kniescheibe Richtung Fuß nach vorn. Ich spüre ein Knirschen in meinen Handflächen. Zum Vergleich mache ich die gleiche Übung mit dem linken Knie. Dies fühlt sich ganz durchlässig an. Das rechte hingegen knirscht fast von Anfang an und dann durchgehend bis zur Streckung. Ich mache die Übung viermal. Jedes Mal wird das Knirschen weniger.

Vor fünfundzwanzig Jahren hätte ich über Schmerzen im Knie ein bisschen gestöhnt und mir eventuell eine schmerzlindernde Salbe draufgeschmiert. Sich weiter um den Körper zu kümmern wäre mir im Traum nicht eingefallen. Es war mir auch zu viel Arbeit. Ich war mit anderen Dingen beschäftigt.

Heute sehe ich das anders. Ich will meinen Körper in guter Verfassung behalten, und dazu muss ich mich um ihn kümmern. Meine Mutter kann leider schon seit Jahren ihre Schuhe nicht mehr zubinden, und das Bücken fällt ihr schwer. Ich möchte so lange wie möglich beweglich bleiben, und die Chancen, dass mir das gelingt, sind mit Bewegung erheblich höher als ohne.

Eine Freundschaft mit dem Körper aufrechtzuerhalten ist, wie eine Freundschaft mit Menschen zu pflegen: Es braucht Zeit, Interesse, Dankbarkeit und manchmal eben ein paar Gurkenscheiben.

Der Körper ist die erste Liebe unseres Lebens, und wir alle haben unseren Körper mal von Herzen geliebt. Wir waren entzückt von unseren Fingern. Entzückt, als wir krabbeln konnten. Wir waren entzückt, wenn wir gestreichelt, gedrückt und umarmt wurden. Was wir nicht alles schmecken und riechen konnten! Es war eine aufregende Zeit. Wir liebten es, Geräusche von uns zu geben und begeistert barfuß zu laufen. Dieses Gefühl haben viele von uns verloren. Aber wir können es zurückbekommen! Die Erkenntnis, dass unser Körper uns mal von Herzen erfreut hat, bringt uns vielleicht wieder näher zur Dankbarkeit. Und die Dankbarkeit ist der erste Schritt. Ja, unsere Beine sehen nicht mehr so aus wie vor zwanzig Jahren, aber wir haben noch welche!

Ich fing eigentlich erst sehr spät an damit, mich um meinen Körper zu kümmern. Als junge Frau habe ich zwei Schachteln Zigaretten am Tag geraucht, jede Diät mitgemacht und meinen Körper täglich mehrmals laut beschimpft. Er war mir nicht schlank genug. Nicht beweglich genug. Nicht schön genug. Erst als ich mich Anfang dreißig für alte indianische Kulturen und Bräuche zu interessieren begann, merkte ich, dass der Körper ein Geschenk ist.

Als ich jünger war, hatte ich oft das Gefühl, als ob ich zweigeteilt bin: mein Kopf, in dem sich alles abspielte, und mein Körper, der mich meistens irgendwie nervte, weil er nicht so reagierte, wie ich das haben wollte. Es hat gedauert, bis ich mir mehr Sensibilität für meinen Körper aufgebaut hatte, und ich bin sicher, ich bin noch nicht fertig.

Schon immer richtete ich auch ein Augenmerk auf meine Füße. Manchmal waren es nur meine Füße, die ich an mir mochte. Obwohl ich mich auch immer viel an den Füßen verletzt hatte, mich oft anstieß, war mir ihr Wohlbefinden nie egal. Tief in mir wusste ich, dass sie wichtig sind. Als ich mit Mitte zwanzig anfing, regelmäßig Yoga zu machen, war ich besonders froh darüber, dass man dies barfuß übt.

Den Füßen wird beim Yoga eine entsprechende Aufmerksamkeit gewidmet. Nicht nur, wie man sie aufstellt, sondern auch ihre Beweglichkeit. Es gibt Übungen, die von den Zehen verlangen, abgebogen zu werden. Oder Gleichgewichtsübungen, bei denen wir nur auf dem Ballen stehen.

Gerade Yoga hilft bei vielen körperlichen Herausforderungen. Manche haben wir durch eine genetische Vorgabe. Manche durch einen Unfall. Manche durch Umweltbedingungen oder durch ein (bio)chemisches Ungleichgewicht. Sich darum zu kümmern hat uns unsere Seele als Hausaufgabe mitgegeben: Wenn wir mit einem verkürzten Arm auf die Welt kommen, wird uns der nicht nachwachsen. Aber wir können lernen, wie wir damit umgehen. (Eine großartige Inspiration sind die Paralympics und ihre beeindruckenden Athleten.) Reagiert unser Körper zum Beispiel auf eine Substanz allergisch, dann gibt es verschiedene Möglichkeiten, damit umzugehen. So zu tun, als wäre nichts, macht es nicht besser. Nur das einzunehmen, was uns von Ärzten verschrieben wird, ohne aufmerksam hinzuschauen, was man da denn täglich schluckt, kann ebenfalls unangenehme Folgen haben. Viele Arzneien und medizinische Maßnahmen sind wichtig und notwendig. Viele aber auch nicht.

Ich glaube, dass es immer Lösungen gibt. Manche sind nicht an den üblichen Stellen zu finden. Manchmal wird von uns verlangt, dass wir uns auf Situationen einlassen, die uns vorher fremd waren. Wir werden von unserer Seele auf Spurensuche geschickt. Wenn uns etwas begeistert, dann ist es das wert, dieser Spur zu folgen. Das gilt nicht nur für Bereiche, die unseren Körper betreffen, sondern für unser gesamtes Leben. Erinnern wir uns, dass unser Verstand darauf gepolt ist, Energie zu sparen, und es deshalb manchmal den berühmten »Tritt in den Hintern« braucht, bis wir uns wirklich bewegen. Nach meiner Erfahrung hat sich das immer gelohnt. Vielleicht auch nach Ihrer?

Der Splitt ist wirklich mühsam. Ich hätte gern einen Schutz für den Vorderfuß. Irgendein Stück Leder. Oder ein Pflaster, das leicht wieder abzukriegen ist, aber nicht so leicht, dass es mir nach ein paar Schritten abfällt. Wie Post-it für die Füße. Ich werde mir selbst etwas nähen müssen. Ein Stück Leder, das den Ballen bedeckt, und ein dickes Gummiband, das quer über den Vorderfuß geht. Also wie ein Armband für die Füße.

Ich fahre in die Stadt zu einem Laden, der eine große Auswahl an Nähzeug hat. Als ich mein Auto parke und aussteige, kommt mir eine Familie entgegen, die wie eine Gruppe eleganter Düsseldorfer Touristen aussieht. Wir gehen aneinander vorbei, und ich höre lautes Lachen hinter mir. Ich biege gerade in eine Seitengasse ab und sehe aus den Augenwinkeln, dass die Familie mit Fingern auf mich deutet und immer noch lacht. Ich bleibe stehen. Es wird mir erst jetzt klar, dass sie mich auslachen. Ich lächle sie an und winke zurück.

Sie reagieren nicht. Sie deuten. Lachen. Registrieren nicht, dass ich mit ihnen Kontakt aufgenommen habe.

Ich betrachte das überrascht. Es macht auf mich den Eindruck, als würden sie mich nicht als lebendig wahrnehmen; für sie bin ich vielmehr eine Art Plakat, vor dem man steht und sich amüsiert.

Wirklich erstaunlich.

Tja, nun hab ich mal mitbekommen, wie ich ausgelacht werde. Jetzt lache ich darüber und freue mich, dass sich die Herbergsmutter überhaupt nicht meldet.

Ich suche mir beiges Leder aus, damit es an meinen Füßen nicht auffällt. Zu Hause nähe ich mir ein breites Gummiband an, damit es oben am Vorderfuß auch hält. Ich muss es relativ eng machen, sodass es nicht rutscht. Meine Ballen werden etwas zusammengedrückt. Ich trage es an meinem linken Fuß und gehe durch die Wohnung, um zu sehen, ob es funktioniert. Es fühlt sich unangenehm an. Nach zehn Minuten nehme ich es wieder ab.

Mitten in der Nacht wache ich von enormen Schmerzen an meinem linken Fuß auf. Mein ganzer Fuß ist steif, als wenn ich einen Muskelkrampf hätte. Mein Fußgewölbe lässt sich nicht mehr bewegen. Fast eine Stunde lang massiere ich meinen Fuß, denn an Einschlafen ist nicht mehr zu denken. Danach meditiere ich, und ich sehe vor meinem inneren Auge eine Art Mode-Schnittbogen: Striche, die kreuz und quer gehen. Das sieht auf keinen Fall harmonisch aus. Mir wird wieder einmal bewusst, wie viel Aufmerksamkeit meine Füße jetzt von mir verlangen. Sie sind eben auch sehr viel sensibler als früher.

Am nächsten Morgen kann ich nur an der Außenseite des Fußes auftreten. Meine Barfußschuhe funktionieren gar nicht. Der Fuß will jetzt den Fersengang, ich ziehe meine dicken Uggs an und bin erleichtert. Ich fange an, Schuhe mit federnden Absätzen wieder zu schätzen. Ja, sie sind praktisch: für die Situationen, in denen der Fuß Schutz braucht. In diesem Fall für drei Stunden. Ab elf Uhr ist es mir wieder möglich, ohne Schuhe zu gehen. Ich habe das Gefühl, als ob das Ganze etwas mit meinem selbst gebastelten Ballending zu tun hat.

Heute erfahre ich, was für einen Tsunami an Fragen ich offensichtlich mit meinem Barfußgehen auslöse, nachdem ich einen
Raum verlassen habe. Mein Freund Reinhard wurde sechzig
Jahre alt. Er hat uns in die »Kochgarage« in München eingeladen. Dort kann man feiern und mit den Gästen gemeinsam
kochen. Wir sind eine bunte Mischung aus Familie, Verwandt-
schaft und Freunden. Reinhard, seine Frau und seine beiden
Töchter wissen natürlich, dass ich barfuß gehe.

Am nächsten Morgen telefoniere ich mit Reinhards Tochter
Kira, und sie erzählt mir, dass fünf Leute nach meinem Abschied
zu ihr gekommen sind und gefragt haben, warum ich keine
Schuhe trage. Reinhards Patenonkel (knackige achtzig Jahre)
wollte wissen, ob denn »die Frau mit den nackerten Füßen«
noch da sei. Kira ist studierte Kulturwirtschafterin, und ich will
von ihr wissen, was denn ihr Eindruck von den Fragestellern
war. Waren sie interessiert, neugierig oder entsetzt?

»Entsetzt trifft es eher. Es war ein völliges Unverständnis,
warum jemand kurz vor dem Gefrierpunkt barfuß rumlaufen
kann. Und als Kulturwirtin kann ich dir sagen, dass es häufig so
ist, dass die Leute übereinander als miteinander reden. Leider.«

Ich bin überrascht, weil ich hier nicht damit gerechnet hatte.
Ich dachte, die Leute fragen mich, wenn sie etwas wissen wollen – aber offensichtlich ist das nicht der Fall. Das ist der Moment, der mich immer wieder zweifeln lässt. Wenn ich barfuß
gehe, dann falle ich so auf, dass dies die Gedanken der Gäste
und die Situation anscheinend häufig überlagert.

Das will ich nicht.

Nun ja, nicht ganz. Natürlich möchte ich inspirieren. Ich habe
mir leider immer noch nicht abgewöhnt, das Leben meiner
Mitmenschen wie mein eigenes verbessern zu wollen, und freue

mich, wenn sie sehen, dass Barfußgehen offensichtlich möglich ist und man Schuhe nicht immer braucht. Aber welche Konsequenz ziehe ich daraus? Passe ich mich an und trage wieder Schuhe?

»Zwei Seelen wohnen, ach! in meiner Brust …«

Seit Monaten schon suche ich immer mal wieder nach Workshops zu Füßen. Ich wollte mich nicht nur über YouTube-Videos, Bücher oder Interviews informieren. Ich mag es, wenn kompetente Menschen etwas direkt erklären und ihr Wissen, das durch Erfahrung entstanden ist, weitergeben. Ich schätze es, wenn sich jemand die Zeit dafür nimmt, andere zu informieren. Doch es gibt für Leute wie mich anscheinend keine Fuß-Workshops. Für die, die ich finde, brauche ich eine vorherige Ausbildung entweder als Physiotherapeut, Heilpraktiker oder Arzt.

Schade.

Ich habe Termine in Hamburg und merke glücklich: Es liegt hier kaum Splitt auf der Straße. Ich weiß schon, warum ich diese Stadt so mag.

Am Abend holt mich meine Freundin Katharina zum Essen ab. Es ist zwei Grad, nasskalt, und ich trage einen dicken Daunenmantel sowie eine Mütze. Wir fahren in den Hafen zu einem der neuen Restaurants. Als ich es betrete, habe ich plötzlich das Gefühl, als ob im Raum kollektiv die Luft angehalten wird.

Ich schaue freundlich und folge der Bedienung, die uns zum Tisch bringt. An den Tischen, an denen wir vorbeigehen, schaut man verwundert zu mir. Als ich mich setze, bemerke ich eine Dame, die mit einem Mann etwas erhöht zwei Tische weiter sitzt und auf mich herunterschaut. Im doppelten Sinn des Wortes. Ihr Blick zeigt Missbilligung. Ich mache, was ich immer mache. Ich lächle sie an. Sie streift mein Gesicht nur kurz, zieht ihre Mundwinkel herunter, schaut ihren Mann an und nickt in meine Richtung, um seine Aufmerksamkeit auf mich zu lenken. In der Zwischenzeit sitze ich aber schon, und meine Füße sind nicht mehr sichtbar.

Zurück im Flughafen, merke ich wieder, dass mir hier mehr Aufmerksamkeit als in München zuteilwird. Wenn mir so eine Welle zuströmt, gibt es einen innerlichen Seufzer: Ach wie schade. Ich falle auf. Selbst im Flieger schauen die Leute überraschter als sonst. Beim Landeanflug in München erblicke ich zwei Reihen vor mir eine Frau, die ebenfalls ihre Schuhe ausgezogen hat. Ich freue mich, nicht die Einzige zu sein.

Claudia und ich besprechen telefonisch berufliche Termine und was sonst noch ansteht, und am Schluss unterhalten wir uns über das Barfußgehen. Ich frage sie, ob sich ihre Füße eigentlich verändert haben.

»Ja, die sind leichter und beweglicher geworden. Die waren früher irgendwie strenger. Am linken Fuß in der Ballenmitte habe ich gerade eine Verdickung und beobachte das. Ich weiß nicht ganz, was das ist. Wenn ich auf der Wiese gehe, dann habe ich das Gefühl, als ob meine Füße Fühler bekommen und in die Erde wachsen. Ich merke auch, wenn ich viel draußen unter Leuten bin, dass ich danach eine Pause brauche. Irgendwie nehme ich mehr Informationen auf. Ich freue mich dann auf mein Fußbad und meine Ruhe.«

Das habe ich bei mir nicht beobachtet. Aber vielleicht liegt es daran, dass ich doch die meiste Zeit allein verbringe und nicht so viel Außenkontakt wie sie habe.

»Und die Hornhaut ist weg!« Claudia klingt völlig euphorisch. »Ich hatte früher oft damit zu kämpfen, und jetzt ist gar nichts mehr da. Wenn ich das gewusst hätte, hätte ich es früher gemacht.«

»Erstaunlich eigentlich, dass jeder glaubt, es gibt mehr Hornhaut, wenn man barfuß geht. Wie machst du das eigentlich mit den Damentoiletten?«, will ich von ihr wissen.

»Ja …«, sie zögert und lacht. »Also, ich vergesse manchmal, Schuhe in meiner Tasche mitzunehmen, und ich merke schon, dass ich da aufmerksam bin. Ich schaue mir den Untergrund ganz genau an. Ist das jetzt Wasser oder …« Wir lachen. »… und einmal habe ich Toilettenpapier am Boden ausgelegt und erst dann meine Füße draufgestellt. Und du?«

»Die ersten zwei Monate habe ich immer Schuhe vor den Toiletten angezogen, aber dann war mir das zu mühsam. Ich merkte auch, dass am Anfang der Gedanke hochkam: Was werden wohl die Leute denken, wenn sie mich barfuß in die Damentoilette gehen sehen?«

»Das dachte ich auch! Nicht nur, wenn ich auf die Toilette ging, sondern ganz allgemein. ›Die hat ihre Schuhe vergessen!‹, höre ich seit Wochen. Ich weiß nicht ganz, wie ich damit umgehen soll. Langsam nervt der Satz. Ich überlege mir, ein T-Shirt mit der Aufschrift ›Ich gehe gerne barfuß‹ anzuziehen.«

Ich mache kein Geräusch mehr beim Gehen und bin so leise, dass die Leute mich nicht mehr wahrnehmen. Wenn ich hinter jemandem gehe, fühle ich mich wie unsichtbar. Oft zucken sie zusammen, wenn ich sie dann auf dem Gehweg überhole, und habe ich sie dann überholt, erstirbt gelegentlich das Gespräch hinter mir, und ich ahne, dass ich der Auslöser bin. Ich allerdings bemerke jetzt umso lauter die unterschiedlichen Geh-

geräusche hinter mir: das Schlurfen, das Klappern, das Quiet-
schen, das Poltern, das Scheppern, das Latschen.

Wenn ich im Wald gehe, dann versuche ich, kein Geräusch
zu machen. Wie die Indianer in den Western, die ich als Kind
sah. Es gelingt mir noch nicht. Der Boden knistert. Das Holz
knackt. Wenn es vorher geregnet hat, dämpft es ein bisschen.
Aber noch nicht genug, um die Cowboys nicht vorzuwarnen.

Ich habe heute eine Presseeinladung zu einer Fotoausstellung
von Mayk Azzato angenommen. Wenn ich solche Einladungen
bekam, lehnte ich sie bisher immer ab, weil ich weiterhin barfuß
gehen wollte, ohne gleich fotografiert zu werden. Die Presse-
dame Petra Penzinger ist eine Freundin von mir, und ich wollte
ihr nicht schon wieder absagen. Gleich am Eingang begrüßt sie
mich, und, ganz perfekte Pressefrau, stellt sie mich gleich überall vor, sofort mit Informationen zu meinem Barfußgehen.

Nach mir kommt ein Ehepaar zur Tür herein, das ich schon
lange kenne und das hinter mir auf der Straße gegangen war.
»Ach, du bist das, barfuß! Das ist ja lustig. Ich habe gerade zu
meiner Frau gesagt: ›Kuck mal, was die jungen Dinger heute
so machen.‹« Ja, von hinten ist das Alter dann doch nicht so
erkennbar, und offensichtlich nimmt niemand an, dass eine
sechsundfünfzigjährige Frau barfuß geht.

Petra stellt mich einer eleganten Modefrau vor, die mich weit
überragt, obwohl ich mit meinen eins fünfundsiebzig auch nicht
gerade klein bin. Sie steht auf hohen Hacken und ist neugierig.
Plötzlich bin ich umringt von sehr modischen Frauen, die alle
Fragen haben – »Ist Ihnen nicht kalt?«, »Haben Sie sich nach
vielen Erkältungen jetzt abgehärtet?«, »Wie viele Blasenent-
zündungen hatten Sie denn schon?« –, die von mir wie üblich
beantwortet werden.

Ich merke, dass ich wieder in den Erklärungsmodus falle, und bin besorgt, dass ich vielleicht auch zu viel erzähle. Deshalb rate ich mir, den Mund zu halten. Einer der vielen Pressefotografen rennt vorbei und wird von meiner Freundin angehalten. »Darf ich dir Sabrina Fox vorstellen? Sie schreibt gerade ein Buch darüber, wie es ist, ein Jahr lang barfuß zu gehen.«

Er schaut mich an, als ob er versuchte, mich irgendwo einzuordnen. Aber hier laufen gerade Schauspielerinnen, junge Models und berühmte Sportler vorbei, da will er sich mit einer barfuß laufenden Kuriosität nicht weiter abgeben. Ich muss schmunzeln, während ich ihn beim Denken beobachte. Er nickt kurz und sprintet weiter. Als ich noch Journalistin war, wäre jemand wie ich für mich ein gefundenes Fressen gewesen.

Ich bleibe noch ein bisschen, begrüße ein paar Bekannte und gehe recht bald wieder. In dem Eingangsgedränge passe ich auf meine Füße auf. Viele laufen etwas unsicher auf hohen Absätzen herum, und die habe ich ungern auf meinen Füßen.

Auf dem Weg nach draußen öffnet mir ein Sicherheitsmann die Tür und sagt erschrocken: »Ja, wo sind denn Ihre Schuhe?«

»Zu Hause im Schrank.«

»Oh, das finde ich ja toll!«

Dann grinst er und lässt mich raus. Männer, das fällt mir auf, reagieren immer mit einer Mischung aus Belustigung und Bewunderung. Frauen mit einer Mischung aus Neugierde, Bewunderung und … gelegentlich Ekel.

Ich kann es verstehen, selbst wenn es mich ein wenig schmerzt.

Ich fahre mit dem Auto zu einem Improvisationssingen-Treffen in die Schweiz. Nach unserem Workshop mit Rhiannon haben einige von uns beschlossen, uns auch weiterhin regelmäßig zu treffen, miteinander zu üben und Spaß zu haben. Ines aus

München und Vanessa aus Köln sind mit mir unterwegs, um nach Wil, einem Dorf in der Nähe von Zürich, zu Sonja und Katrin zu fahren.

Kurz vor der deutsch-schweizerischen Grenze im stockenden Verkehr, der sich vor den strengen Schweizer Grenzwächtern angesammelt hat, fällt mir ein, dass ich nicht weiß, ob Barfußfahren in der Schweiz überhaupt erlaubt ist. Bevor sich Frau Obrigkeitshörig beschweren kann, angle ich nach meinen Uggs, die hinter meinem Sitz liegen und die ich dort geparkt habe für den Fall, dass es mir im kalten Auto beim Anfahren zu ungemütlich ist. Frau Obrigkeitshörig schickt mir schon das erste Herzklopfen, und ich erinnere sie daran, dass wir nicht verhaftet werden, wenn wir barfuß sind. »Aber wahrscheinlich gibt es eine hohe Geldstrafe!«, droht sie mir, und das kann ich mir sogar vorstellen. Brav und völlig unauffällig fahren wir an den Grenzern vorbei.

In München hatten wir schon fast Frühling, und jetzt fahren wir wieder in den Winter. Es schneit. Wir besuchen auf dem Weg Freunde von Ines – ein Ehepaar –, und irgendwann einmal kommt das Gespräch auf meine nackten Füße. Man ist neugierig. Das merke ich immer wieder. Da es Ines' Freunde sind, will ich nicht das Gespräch okkupieren und versuche immer wieder, das Thema zu wechseln – doch es geht nicht. Sie haben zu viele Fragen.

Am Nachmittag kommen wir bei Sonja an. Wir singen und erfreuen uns aneinander. Alle sind ohne Schuhe – aber das ist normal, wenn wir gemeinsam singen. Sonja erzählt uns von dem Auftritt eines Duos am Abend in der Bar, und wir beschließen, dorthin zu gehen.

»Wir können mit dem Auto fahren«, schlägt Sonja vor, mit Blick auf mich.

»Wie weit ist es denn?«, frage ich.

»Fünfhundert Meter.«

»Ein bisschen frische Luft kann nicht schaden. Wir haben ja auch lange im Auto gesessen.« Die anderen nicken.

»Aber es schneit!« Sonja ist besorgt.

»Wenn es zu kalt ist, ziehe ich Schuhe an. Aber schauen wir mal, wie lange es geht.«

Es geht – nur ist auch hier alles Asphalt, und ich hatte auf mehr Wiesen gehofft. Fast am Ende unseres Weges finde ich eine. Ich gehe erfreut darauf und versinke sofort in feuchten, herrlichen Schlamm. Wäre ich nicht auf dem Weg zu einer Bar gewesen, wäre ich mit Freude länger dort eingesunken, aber so verlasse ich die Wiese wieder – zu schmutzig möchte ich meine Füße und vor allem meine Fußnägel nicht werden lassen. Ich fummle mit feuchten und trockenen Tüchern etwas herum und bekomme sie wieder sauber.

Die Tür zum Eingang hat ein Fenster, und ich sehe, dass wir gleich neben der improvisierten Bühne eintreten. Das Duo spielt schon, und jeder im Raum schaut in diese Richtung. Es ist völlig ausgeschlossen, unauffällig hineinzukommen. Ich lasse die anderen vorgehen in der Hoffnung, so unbemerkt durchschlüpfen zu können.

Wir betreten eine warme umgebaute ehemalige Autowerkstatt. Ledersofas. Bar. Kronleuchter. Teppich. Laut Plakat spielen die »Red Hot Serenaders« – bestehend aus Tanja Wirz und Rainer Wöffler –: Blues, Jazz, Hawaiimusik und Ragtime. Und hinter ihnen sind Gitarren, Klarinetten, Waschbretter, Ukulelen und Mandolinen aufgestellt. Es sieht nach Spaß aus!

Wir müssen vor all den Zuschauern quer durch den Raum, und wenn man nicht blind oder beschäftigt ist, sieht man natürlich, dass eine von uns fünf Frauen barfuß geht. Ich setze mich hin und stelle meine Tasche so, dass man meine Füße nicht sieht. Sie sind eiskalt. Ich reibe sie etwas aneinander und lege jeweils abwechselnd eine Hand auf einen Ballen. Sie werden innerhalb von ein paar Sekunden wieder warm. Herrlich, wie das funktioniert.

Die Musik macht Spaß. Die beiden sind Vollblutmusiker und wissen, was sie tun. Die Stimmung ist großartig. Die Bar wird von zwei Frauen geleitet. Beide sprechen Schwyzerdütsch, das ich nur am Rande verstehe und auch nur dann, wenn ich mich wirklich darauf konzentriere. Ich bestelle ein Glas Rotwein. Dann erzählt mir die Frau etwas, und ich denke, sie redet noch über die Bestellung, bis mir auffällt, dass das Wort »Füße« dabei vorkommt.

»Entschuldigung? Könnten Sie das bitte wiederholen?« Ich sehe sie ratlos an.

»Ich ziehe zu Hause auch immer sofort meine Schuhe aus.« Sie nickt und schaut bedauernd auf ihre Füße, die in den typischen schwarzen Bedienungsschuhen stecken. Ihre Freundin, mit der sie den Laden führt, bringt mir nach kurzer Zeit den Rotwein und sagt: »Barfuß wie zu Hause. Ist schon recht.«

Sie tätschelt mich an der Schulter.

Ich bin gerührt.

Die Schweiz. Da sieht man mal wieder, was ich für Vorurteile habe. Ja, ich bin schon in Zürich barfuß gegangen und nicht groß aufgefallen – aber in einem kleinen Ort so herzlich aufgenommen zu werden ist einfach schön.

Die beiden Musiker singen ein Hawaiilied und brauchen jemanden zum Tanzen für ihre Bühnenshow. Sie schauen in unsere Richtung. Wahrscheinlich sehen wir ein bisschen wilder und williger aus als der Rest der Zuhörer. Ines bewegt die Hände wie bei einem hawaiianischen Tanz, und wir stehen unisono auf und tanzen einmal über die Bühne. Großes Gelächter und dann wieder zurück. Wir sind Improvisieren gewöhnt. In der Pause kommen beide zu uns und erfahren, dass wir singen. Später am Abend holen sie uns auf die Bühne, und wir jammen für eine halbe Stunde mit großem Spaß.

Die anderen bleiben noch, aber Vanessa und ich gehen nach Hause. Wir verlaufen uns. Wir sind jetzt eindeutig länger als fünfhundert Meter unterwegs. Ich ziehe nach einer Weile die Schuhe an. Jetzt ist es wirklich kalt. Minus vier Grad, schätze ich. Wahrscheinlich habe ich recht.

Ich fahre nach Augsburg und freue mich auf meinen Termin mit Dr. Martin Jordan, Facharzt für Orthopädie und Unfallchirurgie in der »Hessingpark Clinic« und Spezialist für Fuß- und Sprunggelenkserkrankungen. Ich wollte unbedingt mit einem Arzt sprechen, der sich mit Füßen auskennt, und bin nach einigen Recherchen bei ihm gelandet. Er ist eben nicht nur Experte, sondern selbst Barfußläufer.

»Ich habe mehr Beschwielung erwartet«

Die Hessingpark Clinic sieht eher wie ein modern gestaltetes und ruhiges Hotel aus. Ich gehe barfuß zur Rezeption. Es ist siebzehn Uhr dreißig, und es wird bald dunkel. Es ist angenehm entspannt und ruhig hier. Ich bin eine der letzten Patienten. Man findet mich noch in der Datei – ich war früher mal wegen eines Innenbandrisses hier –, und ich werde gebeten, kurz zu warten. Eine junge Frau holt mich ab und bringt mich ins Behandlungszimmer. Große Fenster in den weitläufigen Garten. Zwei Schreibtische und eine Abbildung eines Fußskeletts auf dem Schreibtisch. Die junge Frau setzt sich an den Computer, um meine Informationen einzugeben.

»Was haben Sie denn für Probleme?«, fragt sie mich.

»Keine.«

Sie schaut verwirrt, und ich erkläre ihr, dass ich gern meine Füße untersuchen lassen möchte, weil ich seit Juli barfuß gehe und Dr. Jordan dazu interviewe.

Dr. Jordan kommt kurz danach herein. Sein offener, interessierter Blick fällt mir als Erstes auf. Er ist um die vierzig Jahre alt, schlank, athletisch, rasierter schmaler Kopf, und er hat einen angenehmen Händedruck.

Ich bin neugierig, was er zu meinen Füßen sagt. Er untersucht sie sorgfältig. Dreht und wendet sie. Bittet mich gelegentlich gegenzudrücken. Er tastet sich über meinen Fuß wie ein Blinder über die Brailleschrift. Hochkonzentriert und aufmerksam. So geht das für zehn Minuten. Dazwischen murmelt er Ausdrücke, die ich nicht verstehe und die seine Assistentin in den Computer eingibt.

»Was ist Ihr Eindruck?«, frage ich ihn.

»Wach, aktiv, gesund. Wirklich großartig! Ihr Fuß ist im Mittelfußbereich breiter, und das ist wahrscheinlich eine gute Adaptation [Anpassung], denn dann ist die Auflagenfläche etwas größer. Die Beschwielung ist immer ein untrüglicher Ausdruck von dem, was wirklich an Belastung passiert. In dem Bereich« — er zeigt auf den Mittelballen — »ist das ganz großflächig, und nur auf dem fünften, also dem kleinsten Zeh ist eine vermehrte Druckschwiele, aber nicht mehr, als Leute haben, die beschuht gehen. Das ist sehr interessant. Sonst ist er topfit. Auch bei der neurologischen Untersuchung, bei der Gefäßuntersuchung, völlig gut. Ihr Fuß hat keine Einschränkungen. Es gibt so Kennmuskeln, die sind einem Rückenmarksegment zuzuordnen, und die sind ganz wichtig für den Fuß und für das doch heikle Gleichgewicht, und die sind alle fantastisch und kräftig.«

Ich freue mich. »Wenn Sie meinen Fuß sehen, würden Sie gleich erkennen, dass das ein ›Barfuß-Fuß‹ ist?«

Er schüttelt den Kopf. »Man hätte sehen können, dass Sie mehr barfuß gehen. Aber das hätte auch eine Stunde am Tag sein können. Ich habe mehr Beschwielung erwartet.« Er erinnert sich: »Während ich als Kind in Kroatien in den Ferien war, da waren die Kinder dort ohne Schuhe. Und die haben eine unglaubliche Hornhaut gehabt und sind mit Absicht über die Seeigel gegangen, um uns zu beeindrucken. Was ihnen natürlich gelungen ist. Ich wusste, wenn ich da draufsteige, gibt es ein Desaster.« Er lacht.

Ich frage ihn nach dem blauen Fleck, den ich vor ein paar Monaten hatte. Was das wohl gewesen sein könnte.

»Das kann ich jetzt natürlich nicht mit Sicherheit sagen. Der ganze Fuß wird ja mobiler, und die Ballendichte ist ja auch eine gute Adaptation, um auch die Unebenheiten im Untergrund besser auffangen zu können. Das braucht man ja in den Schuhen nicht unbedingt, und deshalb geht das da auch verloren. Sie setzen die Last mehr auf den Ballen, und zwar vorn und flächig.«

»Ich gehe im Ballengang.«

»Das macht jeder, der zum Beispiel barfuß zu joggen anfängt, denn er wird sich nicht mehr trauen auf den Fersen hinten aufzukommen, weil es schmerzt. Das ist ja das, was uns die Laufschuhe wegdämpfen. Deshalb haben Sie dort auch mehr Last nach vorn geschoben, und da kann es schon sein, dass im Rahmen dieser Adaptation mal eine Ader platzt. Auf jeden Fall sind keine entscheidenden Strukturen – wie eine Kapsel – kaputtgegangen, und ein sogenannter Ermüdungsbruch war es auch nicht. Beim ungeübten Barfußjoggen auf dem Vorfuß kann das schon passieren. Aber mit dem Gehen und Langsam-Hintasten kann das nicht geschehen.«

Ich frage nach dem zweiten sehr starken Schmerz im Fußgewölbe, von dem ich Anfang Januar nachts aufgewacht war.

Er nimmt meinen Fuß und hält den großen Zeh in der Hand. »Tarso ist der Mittelfuß, und das Tarsometatarsalgelenk eins – TMT eins –, das geht hier vom großen Zeh nach oben in Ihre Fußwölbung. Das ist ganz entscheidend für die Stabilität der medialen Säule, also des Fußlängsgewölbes. Ihr Gelenk ist schön stabil. Es ist beweglicher als bei anderen Leuten. Bei manchen ist es auch instabil, das knickt dann ein, aber das haben Sie gar nicht. Diese innere Säule macht das Längsgewölbe aus. Das könnte eine Kapselreizung gewesen sein. Da haben Sie vielleicht mal zu viel Druck von oben gekriegt und das Gelenk überreizt.«

Ich zeige ihm meinen selbst gebastelten Ballenschutz: das Stück Leder mit dem strammen Gummiband. »Das hatte ich tagsüber für ein paar Minuten an, und dann bekam ich diesen Schmerz. Vielleicht war der Zug zu groß, und das quetschte mir dann das Gelenk zusammen?«

»Das kann schon sein, dass dies das Gelenk gereizt hat und dann einfach in der Nacht hochkam.«

»War Massieren das Richtige?«

»Ja. Je mehr Durchblutung Sie hinbringen, desto besser. Und es dann etwas schonen. Das hilft.« Jetzt ist er aber neugierig geworden. »Wie sind Sie denn aufs Barfußgehen gekommen?«

Ich erzähle ihm von der Übung mit den Fingern in den Ohren und wie erschüttert ich war, was ich da immer durch meinen Körper schicke.

»Ich höre das auch, wenn bei einer Patientenuntersuchung jemand mit dem Fersengang reinkommt. Und klar, da wirken enorme Kräfte, aber andererseits ist es natürlich eine gute Adaptation für den Körper. Er muss damit zurechtkommen.«

»Aber kommt er denn damit zurecht? Mit den ganzen Knie- und Hüftbeschwerden?«

»Es gibt schon pathologische Zustände im Bewegungsapparat, bei denen eben der Schwerpunkt verschoben ist und Muskelverkürzungen da sind, die sich dann an allen möglichen Orten auswirken können. Auf jeden Fall nicht die bessere Methode. Aber der Mensch kompensiert viel.«

»Haben Sie Barfußgänger in Ihrer Praxis?«

»Das hat sich nicht so sehr durchgesetzt, wie wir das gern hätten. Wir empfehlen das ganz vielen Menschen, dass sie es machen. Aber nicht nur auf dem glatten Parkett daheim, sondern auch überall. ›Ja, da könnte ich mich ja verletzen!‹: Daran scheitert es dann. Das würden sie wahrscheinlich auch am Anfang. Am kleinsten Kieselstein. Aber man muss über diese Schwelle rüberkommen, wenn man sich ein bisschen traut. Die wenigsten machen das. Sie haben ja selbst gemerkt, wie die Füße gekräftigt wurden, die Haltung sich verbessert, Rückenschmerzen weniger werden; und viele Leute würden das so sehr brauchen, weil sie ihren Fuß einpacken in Watte und dann die Fußnerven verkümmern lassen.«

»Ich vergleiche das gern mit Händen in dicke Handschuhe packen. Da kriegt man ja auch nicht mehr viel mit. Die häufigste Frage ist übrigens, ob meine Füße nicht kalt sind.«

Dr. Jordan nickt. »Ihr Körper hat gelernt, dass er die Füße wärmer machen muss, besser durchbluten muss, damit sie nicht zu schnell kalt werden. In einem Schuh haben sie keinen großen Regulationsbedarf, da muss er eher runtergefahren werden, weil meistens eine Überhitzung in den Schuhen ist. Und der, der eine schlechte Durchblutung hat, der hat eher Sensibilitätsstörungen und steht auch nicht mehr sicher, weil er seine Füße nicht mehr spürt und nicht mehr genug ertasten kann.«

Ich wollte natürlich auch wissen, wo genau die Warnzeichen für zu viel Kälte liegen. »Am Anfang des Winters habe ich gemerkt, wenn ich lange ging und es sehr kalt war, sodass ich meine Fußsohlen eigenartig wahrnahm. So als ob ich auf Watte ginge. Ich habe dann Schuhe angezogen. War das ein Zeichen dafür, dass meine Nerven absterben?«

»Das war wahrscheinlich eine Kältereaktion. Wo die Blutgefäße zugehen und Ihnen der Körper das Signal sendet: ›Jetzt nicht mehr weiter‹, weil sonst eine Kälteschädigung des Gewebes droht – dass etwas verkühlt oder quasi abstirbt.«

»Gibt es da so ein klares Signal, dass es jetzt zu kalt ist? Ist es eine Farbe, die meine Haut nicht bekommen darf?«

»Das ist bei jedem unterschiedlich. Der Körper signalisiert durch Schmerz, dass es zu kalt ist. Das ist dann letztendlich das Symptom. Das sendet er klar aus. Dann ist er gefährdet. Ich habe mir schon mal die Fingerkuppen erfroren auf siebentausend Meter. Ich zog mir die Handschuhe nur kurz aus, und dann verpasste ich den Zeitpunkt«, Dr. Jordan schnippt mit den Fingern, »weil es so schnell ging, und danach dachte ich mir: ›Mist, ich werde nie wieder arbeiten können, weil ich mir jetzt meine Fingerkuppen ruiniert habe.‹«

»Gerade in Ihrem Beruf, wo das Ertasten so wichtig ist.«

»Ja, Gott sei Dank war es dann nicht so.«

»Ich habe eine Frage zu diesen kleinen Verletzungen. Wie soll ich denn damit umgehen?«

»Wie Sie gemerkt haben, gehen Sie viel bewusster mit Ihrem Fuß um. Wenige Bereiche am Körper haben eine so gute Heilungstendenz wie die Fußsohle. Aus genau diesen natürlichen Gründen: Sie wird sehr belastet. Es gibt fast nie etwas, was sich zu einer richtigen Infektion entwickelt. Das muss an dem Fußfett liegen, das so ähnlich wie das Bauchfett eine sehr gute Abwehrkraft hat, und an der Hornhaut natürlich. Als Barfußgänger wird man sehr viel bewusster und geht mit den kleinen Verletzungen auch sorgfältig um und schaut, dass man sie sauber hält und desinfiziert, es mit einem Pflaster abdeckt, damit sich das nicht verschlimmert.«

Ich erzähle ihm von meiner Glasscherbengeschichte. »Darf man eigentlich unter der Haut so herumfummeln, wie ich das gemacht habe?«

»Ja, aber genauso steril wie woanders. Wenn Sie einen Fremdkörper merken, schon raus damit, aber sauber desinfizieren. Das eitert ganz selten. Entweder der Körper inkorporiert das und kapselt den Fremdkörper ab – dann geht der nicht mehr raus –, oder er scheidet ihn dann später aus.«

»Ich war auch etwas verwirrt, was jetzt was ist: Ist da noch etwas drin oder ist das jetzt der Heilungsschmerz ...«

»... oder eine Schwellung?«, fügt Dr. Jordan hinzu. »Es braucht einen ganz bewussten Umgang mit der Wunde. Aber eigentlich ist es erstaunlich, wie wenig im Großen und Ganzen passiert.«

»Wird die Haut dicker oder bilde ich mir das ein?«

»Das ist nicht nur, was man im Extremfall als Hornhaut merkt, sondern die Haut insgesamt wird dicker. Es ist ein lebendiges Organ, und das passt sich an. Das folgt der Funktionsvorgabe. Laufen Sie eigentlich auch barfuß, Frau Fox?«

»Nein, aber ich spiele barfuß Badminton.«

»Da finde ich es total sinnvoll, weil Sie einfach sicherer stehen. Beim Badminton passieren viele Umknickverletzungen, weil Sie mit jedem Zentimeter Absatz einen anderen Hebel zum Umknicken haben. Barfuß ist am besten. Es gibt übrigens ein Areal im Gehirn, das den Fuß repräsentiert – was erstaunlicherweise ziemlich groß ist –, und das ist beim Barfußgehen bestimmt viel aktiver. Würde man bei Ihnen eine Spezialuntersuchung des Gehirns – ›PET-CT‹ genannt – machen, dann wäre dieser Fußbereich wahrscheinlich viel aktiver als bei jemandem, der im Schuh geht.«

Man sah ihm an, dass er da neugierig drauf wurde. Ich auch.

»Das wäre eine interessante Untersuchung. Aber es würde nur das bestätigen, was man eben merkt. Ob die Leute dann mehr barfuß gingen, das ist noch eine ganz andere Sache.« Er lacht.

»Und es kommt wahrscheinlich darauf an, ob die Leute etwas davon haben, dass ihr Fußbereich im Gehirn aktiviert wird.« Ich erzähle ihm von meinen Vorträgen und dass die Leute neugierig sind. Auch im Flugzeug fragen mich die Stewardessen häufig; und wenn ich davon erzähle, wird es um mich herum ganz ruhig, weil jeder mithören will.

»Das wundert mich nicht. Die meisten Stewardessen haben Fußprobleme. Deshalb fragen sie. Sie stehen den ganzen Tag in diesen leichten Absatzschuhen. Das ist ein großes Thema für sie.«

»Daran habe ich gar nicht gedacht.«

»Ich würde gern noch mit Ihnen den Step-down-Test probieren.« Er zieht einen Schemel heran und bittet mich, mich mit beiden Beinen draufzustellen. Jetzt soll ich so tun, als würde ich mit einem Fuß absteigen, aber kurz vor dem Aufkommen am Boden den Fuß wieder zurück auf den Schemel stellen. Das soll ich mit jedem Fuß einige Male machen. Ich merke, dass ich mich auf mein Gleichgewicht konzentrieren muss. Ich bin gespannt, für was das gut ist.

»Wenn Sie vom Schemel runtersteigen, dann müssen Sie in die Knie gehen; und Ihres geht dann nach innen. Sehen Sie das?«

Ich nicke.

»Das ist eine Schwäche Ihrer sogenannten kleinen Außenrotatoren, das ist eine Muskelgruppe hinter dem Hüftgelenk. Das zeigt mir, dass Sie das durch den Barfußgang nicht völlig kompensieren können.«

Er bittet mich, auf einem Bein zu stehen und in die Knie zu gehen.

»Ihr Fuß steht gut, aber Ihr Knie geht nach innen.«

Etwas enttäuscht bin ich schon, dass nicht alles perfekt ist.

Dr. Jordan erklärt, warum: »Die Muskeln sind hochkomplex vom Rumpf bis zu den Füßen, und die Zusammenhänge sind faszinierend. Obwohl Sie voll aktiviert barfuß gehen, sind diese oberen Dysbalancen trotzdem noch da. Das trainiert der Mensch nicht beim Gehen. Das ist die Bewegung beim Inlineskaten zum Beispiel. Da geht das Bein nach hinten schräg weg, und der Fuß ist nach außen gedreht. Das ist ganz wichtig: seitlich das Bein heben, den Fuß nach außen drehen und strecken. Das machen wir eben nicht so oft.«

Das erinnert mich an mein früheres Karatetraining. Da musste ich immer nach hinten kicken, und zwar genau so, wie Dr. Jordan es beschreibt: seitlich das Bein heben, den Fuß nach außen drehen und kicken.

Als Nächstes schaut er sich die Beweglichkeit meiner Zehen an. Mittlerweile kann ich den großen und den kleinen Zeh stehen lassen und die mittleren drei unabhängig nach oben ziehen.

Dr. Jordan ist beeindruckt: »Das, was Sie da machen, das kann fast keiner. Können Sie den großen Zeh abspreizen?«

Wir beide starren auf meine Zehen. Es fühlt sich an, als ob mein Gehirn etwas weitergeben will, was mein Zeh nicht ganz umsetzen kann. Wenn ich ihn nach oben hebe, dann geht er mehr nach innen. Obwohl ich auf den rechten Zeh schaue, fällt Dr. Jordan auf, dass ich es auf der linken Seite gerade gemacht habe.

»Ein Kind kann das. Das kann die Zehen super abspreizen.«

»Was halten Sie vom Ballengang?«

»Ich finde es gut. Man muss aber nicht ausschließlich über den Ballen gehen. Beim Barfußlaufen können Sie nicht auf der Ferse laufen, denn nach ein paar Schritten gehen Sie sofort nach vorn. Ich sage den Leuten immer wieder, dass sie das langsam angehen müssen: ›Mach zweihundert Meter, nicht mehr‹, und dann höre ich ein Murren und ein ›Wieso so wenig?‹. Ich sage: ›Du wirst es merken, weil es einen massiven Schmerz im Ballenbereich gibt, weil der Mittelfußknochen überlastet wird, und da muss man aufhören. Die Mittelfußknochen sind das nicht gewöhnt und müssen sich langsam adaptieren.‹«

»Ich habe nicht wirklich langsam angefangen, sondern von heute auf morgen die Schuhe ausgezogen.«

»Ja, aber Sie sind gegangen und nicht gelaufen. Mit jedem Zentimeter, den Sie weiter in der Luft sind und dann auftreten, potenzieren Sie die Kräfte. Das haben Sie gehört, wenn Sie die Finger in die Ohren stecken. Beim Joggen haben Sie Ihr Körpergewicht plus vierzig Prozent mehr Kraft. Das heißt, wenn jemand achtzig Kilo wiegt, dann sind das etwa hundertzehn Kilo, die da von unten nach oben bei jedem Laufschritt zurück in meinen Körper stoßen.«

»Was kann man bei Barfußgehen falsch machen?«

»Da kann man nicht viel falsch machen, das wird dann wie von selbst besser. Am Anfang erfolgt der gewohnte Fersenauftritt, und dann geht es ruck, zuck, dass Sie sich einen anderen Gang angewöhnen.«

»Wie ist es mit Ihrem Barfußgehen, Dr. Jordan?«

»Ich habe mit dem Laufen angefangen. Ich habe mir die Schuhe ausgezogen, nachdem ich das Buch *Born to run* von Christopher McDaugall gelesen hatte. Das war so vor fünf, sechs Jahren und mit kleinen Etappen. Nach einem Kilometer tat mir die Haut schon weh, und ich bekam einen massiven Muskelkater. Das waren sicher so Muskelfaserrisse, weil sie durch dieses Abfedern da hinten die Wadenmuskulatur in einer ungewohnten Weise beanspruchen.«

Das kommt mir bekannt vor: »Ich hatte selbst beim Gehen an den Waden und am oberen Vorderfuß Muskelkater. Jetzt sind Sie ja in einem Beruf, wo Sie mehr oder weniger davon leben, dass die Leute Schuhe anhaben, oder?«

Er schüttelt den Kopf: »Nein, wir empfehlen viel Barfußgehen. Es würde uns schon freuen, wenn die Leute wenigstens zu Hause barfuß gingen. Einige der Erkrankungen im Fuß- und Sprunggelenksbereich, angeboren oder erworben, entwickeln sich unabhängig vom Faktor Schuhwerk. Auf der anderen Seite zeigen Studien an barfuß gehenden Völkern ein deutlich geringeres Vorkommen von Hallux valgus im Vergleich zu Menschen, die täglich Schuhe tragen. Somit gäbe es zum Beispiel von dieser häufigen Erkrankung in Deutschland deutlich weniger Fälle, und Therapien wie Spiraldynamik (das Aktivieren der Fuß- und Beinmuskeln) würden weniger gebraucht, wenn die Leute eine kräftigere Fußmuskulatur hätten.«

»Was wäre denn, wenn Sie hier in der Klinik barfuß gingen?«

»Das habe ich mir schon ein paarmal überlegt.«

»Ihr habt ja auch diese Vorbildfunktion. Wenn mein Arzt barfuß geht, dann nehme ich seinen Vorschlag doch auch sehr viel ernster. Ich bin sicher, das hätte eine tolle Wirkung.«

»Ja klar. Das würde schon den einen oder anderen motivieren. Ja, das mache ich jetzt mal.«

»Es würde mich interessieren, was Ihre Patienten dann zu Ihnen sagen.«

Er schaut mich nachdenklich an. »Ich bin natürlich auch gespannt, was die Kollegen dazu sagen.«

»Nach meiner Erfahrung hilft es immer, wenn man die Leute

mitnimmt. Wenn sie vorher wissen, warum man was macht. Dann können sie das besser unterstützen und verstehen es auch.«

»Ja, weil das es ja auch ist, was wir den Menschen hier mit auf den Weg geben wollen: Fußgesundheit.«

Ich habe ein paar Tage vorher im Barfußforum gefragt, ob jemand bestimmte Fragen hat, und ich lese ihm die drei Fragen vor, die sich herauskristallisiert haben.

»Warum glauben so viele Orthopäden, durch Muskelschwäche deformierte Füße mittels Einlagen in einer bestimmten Form ruhen lassen zu müssen? Wäre es nicht besser, Muskeln durch Bewegung zu trainieren, damit solche Füße wieder gesund werden können?«

Er nickt. »Eine Einlage hat verschiedene Aufgaben. Wenn Sie zum Beispiel eine isolierte Schwiele im Ballenbereich haben, tut das richtig weh beim Gehen. Dann kann ich dem Orthopädietechniker sagen: ›Du machst genau hier eine schöne Weichbettung rein, während der Bereich drum herum härter ist.‹ Dann sinkt der Bereich mit der Schwiele isoliert ein, und die Last verteilt sich. Man erreicht so eine flächige Lastumverteilung, und die Einlage bewirkt genau das, wofür sie angedacht war, in diesem Falle: Betten.

Wegen der Muskelaktivierung: Manchmal muss man stützen, um Füße, die nicht in Ordnung sind, in der bestmöglichen Position abzustützen. Das ist die passive Komponente. Aber man empfiehlt dazu immer noch eine aktive: Barfußgehen. Aktivierung der Fuß- und Beinmuskeln. Eine reine Stützfunktion bewirken Einlagen für den Spreizfuß. Das verhindert, dass die Last zu sehr in den Bereich der zentralen Mittelfußknochen wandert, und damit kommt es zur Lastenverteilung, die der Fuß braucht. Für manche ist es gut. Für manche auch hier nicht notwendig.«

Die zweite Frage aus dem Barfußforum: »Warum werden Deformationen nicht ursächlich behandelt, indem die Betroffenen über die tatsächlichen Ursachen aufgeklärt werden? Und wenn die Leute schon nicht barfuß laufen wollen, könnte man ihnen doch wenigstens Minimalschuhe statt Einlagen verordnen. Und ein zugehöriges Lauftraining!«

Dr. Jordan vermutet: »Wahrscheinlich hat der Frager eine schlechte Erfahrung gemacht. Grundsätzlich muss eine Deformation ursächlich behandelt werden. Und nicht: Was hast du, Plattfüße? Also Einlagen. Und zwei Minuten später ist er aus dem Praxiszimmer draußen. Das ist natürlich nicht richtig. Wir wissen nicht, ob Minimalschuhe die Füße so aktivieren wie beim Barfußlaufen. Ein Minimalschuh ist nicht die Lösung für viele Deformitäten. Grundsätzlich heißt es: den ganzen Bewegungsapparat genau untersuchen – wie bei der Übung mit dem Schemel und dem Knie. Dann erkennt man zum Beispiel auch eine entfernte Muskelschwäche als Ursache der Beschwerden, und dann kann man sie entweder durch ein gezieltes Training oder beim Vorliegen anderer Ursachen mit einer OP korrigieren. Da gibt es verschiedene Möglichkeiten. Es ist einfach nur ein Symptom, und darauf kann ich mich nicht ausruhen. Oft ist es ein Symptom für etwas anderes. Dann wird es philosophisch: Was ist ein guter Arzt? Einer, der so was sucht? Und hat er auch die Zeit und nimmt er sie sich auch?«

»Die Zeit wird in unserem Gesundheitssystem nicht unterstützt,« füge ich bedauernd hinzu.

Dr. Jordan nickt.

Ich stelle ihm die letzte Frage aus dem Forum: »Warum leisten die Orthopäden angesichts der Volkskrankheit deformierter Füße nicht ähnlich wie die Zahnärzte Aufklärungsarbeit? Dort hat das doch funktioniert – meines Wissens ist die Karies schon deutlich zurückgegangen. Warum wehren sich immer noch Sportstudios, Schulen und sogar Ärzte gegen das Barfußlaufen?«

»Es ist auf jeden Fall zu wenig. Wir Menschen, und da schließe ich uns Ärzte nicht aus, sehen die Vorteile von Schuhen. Sie sind bequem, und man ist geschützt vom Untergrund. Die Vorteile des Barfußgehens überwiegen natürlich deutlich. Eine schöne Entwicklung ist die zunehmende Anzahl an Barfußwegen. Meine Kollegen und ich waren da bereits häufig bei Eröffnungen dabei. Es passiert schon was. Allerdings insgesamt nicht ausreichend.«

Ich erzähle ihm von meinem Gespräch mit der Mitarbeiterin eines Kletterstudios.

»Das sind Konventionen, die nicht hinterfragt werden, und es gibt vielleicht auch zu viele Schmutzfinken. Wenn Sie in so ein Kletterstudio gehen, dann riecht es oft nach Fußschweiß. Die wenigsten gehen so bewusst mit ihren Füßen um wie Sie. Ich muss mir dort auch die Schuhe anziehen.« Er lacht. »Das ist Aufklärungsarbeit. Wenn Sie gegen den Strom laufen, dann ist das seltsam. Und wer hat Interesse daran, dass wir barfuß gehen? Außer den Ärzten und denen, die es machen? Eine ganz massiv einflussreiche Seite hat überhaupt kein Interesse daran, dass Sie barfuß gehen.«

Ich lache: »Die komplette Schuhindustrie.«

Er nickt.

»Können Krankheitserreger eigentlich durch die Fußsohle dringen?«

»In Mitteleuropa generell nicht. Es gibt keine derartigen Würmer oder Erreger hier. Das gibt es in den Tropen, aber nicht bei uns.«

Viele um mich herum husten, schniefen oder schwächeln, und wir haben in Deutschland die angeblich größte Grippewelle seit fünfundzwanzig Jahren. Mir geht es gut. Vielleicht wegen meines Barfußgehens – obwohl ich schon seit zwanzig Jahren keine Grippe mehr gehabt habe.

Also, das gilt nicht, oder?

»Dein Steißbein ist total frei«

Lucy massiert mich wieder und gibt mir ihre Zusammenfassung: »Geändert hat sich der Ballen am kleinen Fuß. Er ist breiter geworden. Bei beiden Füßen. Ich vermute, da der Mittelfußballen eine starke Belastung hat, versucht der Fuß jetzt, das zu kompensieren. Dein Steißbein ist total frei, das kenne ich auch nicht von dir.«

Das ist ja eine Überraschung. Damit hatte ich in den letzten Jahren immer mal wieder Probleme, und das äußerte sich bei mir in Schmerzen am unteren Rücken und im Nacken. Ich erinnere mich an die Steißbeinübung, die Lucy schon ein paarmal zur Lösung und Entspannung mit mir machen musste: Dabei beuge ich mich nach vorn, und Lucy legt ihren Finger unter das Steißbein, und dann setze ich mich wieder langsam auf.

Lucy ist aber mit der Aufzählung der Veränderungen noch nicht fertig: »Der Faszienbereich im Unterschenkel ist wesentlich freier als der im Oberschenkelbereich.«

»Wieso nicht überall? Das Bein wird doch beim Barfußgehen auch überall bewegt?«

»Also, ich habe da so meine Theorie dazu: Wenn der Oberschenkel verkrampft oder nicht so frei ist, wird das Knie nach oben gezogen, und dadurch können Knieprobleme entstehen. Und dadurch, dass die Füße extrem bewegt werden, ist der

Unterschenkel-Waden-Bereich gut durchblutet und wahrscheinlich auch der Grund, warum es hier so frei ist. Und das Knie ist quasi in der Mitte und muss das irgendwie ausgleichen.«

Das hört sich logisch an. Aber was heißt das jetzt? Muss ich mehr mit meinen Oberschenkeln machen? Mit meinen Hüften? Oder ist das ein Veränderungsprozess, der einfach noch nicht abgeschlossen ist? Ich bin gespannt, ob und was sich da noch tut. Mein Gehen ist noch keine hundertprozentig fließende Bewegung. Barfuß fließt es zwar mehr als mit Schuhen, aber irgendetwas stimmt da noch nicht. Ich bin nicht sicher, ob es nur an der Kürze der Zeit liegt. Die Umstellung auf den Ballengang ist zwar schon sieben Monate her und hat sich laut der Laufanalyse auch in meinem Unterbewusstsein verankert, aber trotzdem – da hakt noch was, das erspüre ich ganz genau.

Ich bin im Bayerischen Hof in München zu einem monatlichen Salon von Diane Riedel eingeladen, der dieses Mal in der Hotelbar im Erdgeschoss des Fünf-Sterne-Hotels stattfindet. Sehr schick, sehr elegant. Sie steht umringt von ihren Gästen an der linken Seite der Bar. Wir umarmen uns, und ich höre eine leise Frage hinter mir: »Wer ist denn die Dame, die da barfuß geht?«

Ich zucke kurz zusammen. Bin ich jetzt eine Dame geworden? Wann ist denn das passiert?

Diane entdeckt meine schuhlosen Füße sofort. Kurz danach bin ich im Zentrum einer Frage-Antwort-Stunde. Diane ist PR-Beraterin und lädt zu ihrem monatlichen Salon ein, weil sie gern Leute miteinander bekannt macht, und so wissen wir Gäste auch, dass wir uns mischen sollen. Bei der einen Gruppe bleibt man eine Weile stehen, und dann wandert man zur nächsten. Alles sehr angenehm und zwanglos und mit einer Neugierde für Menschen und ihr Leben. Am Ende des Abends stehe ich neben Hendrik, Dianes Mann, und einem anderen weiblichen Gast. Bisher habe ich noch nie jemanden gefragt, welchen Eindruck ich eigentlich hinterlasse. Aber jetzt scheint mir der geeignete Zeitpunkt.

Hendrik überlegt nicht lange: »Ich glaube, dass man dich nicht einordnen kann. Offensichtlich kannst du dir Schuhe leisten. Du siehst elegant aus. Das macht neugierig. Du bist nicht in eine Schublade zu stecken.«

Ich drehe mich zur Frau hin, die mit uns an der Bar steht und unser Gespräch verfolgt hat. Sie ist hochgewachsen, schlank, sehr gepflegt und sieht so aus, als sei sie die Chefredakteurin eines Mode- oder Style-Magazins.

»Das ist jetzt hochinteressant für mich«, gibt sie zu. »Mein erster Eindruck war: ›Die Frau will auffallen.‹ Und wenn man dir zuhört und dich sympathisch findet, dann passt das nicht mehr in die Schublade. Man kann sich gar nicht vorstellen, warum jemand barfuß gehen will, außer er will auffallen.«

Ja, das war zu befürchten.

Ich bestelle mir eine Tasse Tee. Das beruhigt.

Steffi Czerny, Mitgründerin und Geschäftsführerin von DLD (Digital-Life-Design) – einer mittlerweile weltweit agierenden Konferenz- und Innovationsplattform von Hubert Burda Medien –, hat zu einem zwanglosen Treffen eingeladen, bei dem sie zusammen mit dem Verleger Hubert Burda den Co-Founder der weltweit erfolgreichen Foto-App Instagram vorstellen wollen. Meine Tochter liebt Instagram, ich verwende es auch und habe mich auf den Weg dorthin gemacht.

Es ist kalt. Der Winter ist zurückgekommen. Gerade mal drei, vier Grad. Ich bin warm eingepackt. Steffi Czerny steht an der Tür des Kunstvereins München, von der ein eisiger Wind hereinzieht, und begrüßt die Gäste. Sie wirft einen Blick auf meine Füße, starrt mich an und sagt: »Du bist barfuß?«

»Ja, schon seit Juli.« Den Monat füge ich hinzu, damit es sich nicht so anhört, als ob ich gerade meine Schuhe verloren hätte oder kurzfristig einer bizarren Idee gefolgt bin. Steffi ist eine Frau mit einer beeindruckenden Begeisterungsfähigkeit, sie deutet auf meine Füße und winkt den diversen Pressefotografen, und so werden wir beide abgelichtet.

Jetzt ist der Moment gekommen, in dem ich nicht mehr Autorin bin, sondern Barfußfrau. Ich akzeptiere ihn. Früher oder später musste das ja passieren. Ich habe lange öffentliche Veranstaltungen gemieden, und das war der Grund.

Ich treffe Bekannte und Freunde, werde vorgestellt und angesprochen. Frauen fragen mich, was es macht, wie ich mich fühle. Es kommen immer mehr Gäste, es wird voller, und damit werden meine Füße unsichtbarer, weil doch selten genug Raum frei bleibt, um nach unten zu schauen.

Der Instagram-Chef Kevin Systrom wird von Steffi Czerny und Hubert Burda vorgestellt. Er ist mit einer Gruppe von Mitarbeitern auf einer Europatour, um – wie er sagt – seine User kennenzulernen. Neben mir stehen ein paar seiner Mitarbeiter. Sie fragen mich nach meinen Füßen und zeigen mir ein Hashtag mit dem Thema »Füße auf tollen Böden«. Eine junge Frau nimmt ihre Füße – bei ihr in Schuhen – auf ungewöhnlichen Böden auf. Sie hat eine Unmenge an Followern. Alle drei schauen mich an, dreißig Jahre jünger, und sie sehen in mir ein neues Hashtag-Phänomen mit einer großen Instagram-Gemeinde. Will ich das?

Nein. Ich will nicht einzig und allein zur Barfußfrau mutieren.

Am Ende des Abends hole ich meinen Mantel, und ein etwa fünfunddreißigjähriger Mann im Rollstuhl hält mich auf. Er ist mit einer Gruppe von Freunden da und schaut mich gut gelaunt an. »Sie wissen schon, dass Sie das Gesprächsthema des Abends sind?«

»Ich? Ich dachte, es ist Kevin Systrom?«

Er grinst. »Nein, das sind eindeutig Sie! Ich habe eine Frage. Haben Sie nicht Angst vor Glasscherben? Ich bin zweimal mit meinem Rollstuhl über eine Glasscherbe gefahren, und dann hat es ›Puff‹ gemacht.«

Ich bin überrascht: Das war mir nicht klar, dass Rollstuhlfahrer ebenfalls Glasscherbenprobleme haben. »Meine Füße merken das vorher, bevor Sie es mit Ihren Reifen merken.«

Er nickt. »Ich versuche auch, nicht dauernd auf den Gehweg zu schauen, weil ich nicht ständig nach unten schauen will. Musst du immer auf den Boden schauen?«

Wir wandern automatisch ins Du.

»Ich mag das auch nicht«, antworte ich. »Ich sage meinem Energiefeld, dass es sich darum kümmern muss.« Dabei deute ich einen Kreis um meinen Körper an.

Er nickt. »Ja, das kenne ich auch. Ist so ein intuitives Ding.«

»Spürst du deine Füße?«, frage ich ihn.

»Nein.«

»Bist du ab und zu barfuß mit den Füßen auf der Erde?«

»Nein«, sagt er schnell. Er hat seine Antwort kurz gehalten, wahrscheinlich möchte er nicht weiter darüber sprechen. Ich sage nichts mehr dazu.

Wir grinsen uns an, und er sagt: »Dir viel Spaß.«

Ich lächle zurück: »Dir auch.« Er grinst, winkt und rollt weg.

Ich überlege mir kurz, ob das mit dem »Viel Spaß« nicht völlig daneben war. Aber es kam einfach so raus. Jeder von uns muss aufpassen, wo wir drüberfahren beziehungsweise -gehen.

Jeder fällt auf.

Er wie ich.

Es erinnert mich auch an eine Frau, die ich ein paar Wochen vorher kennengelernt hatte und deren Wirbelsäule sehr verbogen war. Sie ging an Krücken, wohl auch weil ihre Beine unterschiedlich lang waren. Jeder Schritt war eine Gleichgewichtsübung, und sie trug diese steifen schwarzen Schuhe mit immensen Sohlen. Ich fragte auch sie, ob sie ab und zu barfuß ginge, und sie sagte ebenfalls Nein. Ihre Eltern hatten es ihr schon als Kind verboten. Ich fragte sie, ob sie das mal ausprobieren möchte, und sie schaute mich verschreckt an.

In der nächsten *Bunten* ist ein Foto von mir mit Steffi Czerny abgebildet, und es steht drunter, dass ich jetzt auf Partys keine Schuhe mehr trage.

Du lieber Himmel!

Nun bin ich nicht nur seltsam, sondern offensichtlich auch geistesgestört.

Mein Seelenanteil lacht darüber, mein Ego nicht: »Siehst du! Alles wegen deinem blöden Barfußgehen. Die Leute glauben, was sie lesen, und dass du auf Partys barfuß gehst, kann nur eines bedeuten: Du willst auffallen! Das hat schon die Dame bei dem Cocktail gesagt. Du hinterlässt bei Leuten den Eindruck, verrückt zu sein. Alles, was du machst, wird jetzt auf diese eine Sache reduziert.«

Ich versuche es mit Logik: »Was die anderen Leute über einen denken, ist nicht zu beeinflussen.«

»Doch. Zu einem gewissen Grad schon. Menschen ordnen Menschen danach ein, wie sie aussehen. Warum machst du es uns so schwer? Ist das wirklich notwendig?«

»Ich schreibe gerade ein Buch darüber.«

»Das ist eine faule Ausrede!«

»Ich bin eine Forscherin, und ich werde mich damit abfinden müssen, falsch verstanden zu werden. Das ist ja weiß Gott nicht mein erstes Erlebnis damit. Ich werde oft falsch verstanden. *Jeder* wird falsch verstanden.«

Bevor ich mich zum Aufheben von etwas bücke, denke ich gelegentlich daran, dass ich das ja auch mit den Füßen tun könnte, und mache es dann auch. Manches geht gleich, manches braucht etwas Übung, bis ich es greifen kann. Aber eines haben beide Möglichkeiten gemeinsam: Es ist immer ein Spaß!

Dabei bemühe ich mich auch oft, den großen Zeh nach außen zu bewegen. Er rührt sich leider noch nicht. Ich bewege meine großen Zehen mit den Händen nach außen, damit die Muskeln wissen, was ich von ihnen will.

Kinder können das noch, sagte Dr. Jordan. Es wäre interessant, zu wissen, ab wann Kinder das verlernen.

Mir fällt meine Freundin Darshana ein, die in einem Hort arbeitet. Da könnte man ja mal fragen. Darshana ist ähnlich interessiert wie ich, und das ist ihr Ergebnis: Von den fünfundzwanzig Kindern zwischen sieben und zehn Jahren waren nur noch fünf Kinder in der Lage, mit etwas Übung die Fußzehen nach außen zu bewegen. Nur eines der Mädchen (zehnjährig) konnte ihre großen Zehen in alle Richtungen bewegen, und sie übt auch viel, weil sie gern mit den Füßen Gegenstände aufhebt.

Darshana ist vom Barfußgehen so begeistert, dass sie am liebsten einen Barfuß-Hort aufmachen möchte. Vielleicht findet sich ja jemand?

»Das irritiert mich jetzt schon, dass Sie keine Schuhe tragen«

– März –

Bei meinem Versuch, per Internetrecherche den passenden Schutz für meine Ballen zu finden, stoße ich auf Dr. Daumer und seine Running-Pads. Das, was ich mir selbst gebastelt habe, hat er in Schön. Elegantes hellbraunes Hirschleder für die Ballen. Eine schwarze Schlinge für die Ferse. Er hat sie für Läufer erfunden, und während unseres Telefonats findet er die Idee ganz spannend, dass sie vielleicht auch für Geher wie mich praktisch wären. Ich bestelle ein Paar, aber es heißt, dass ich mich auf eine Wartezeit einstellen muss. Ich hoffe, ich kriege sie noch, bevor der Splitt weggeräumt wird.

Der Splitt und ich – eine Freundschaft ist es noch nicht geworden. Eher ein gegenseitiges Akzeptieren. Obwohl es von meiner Seite erheblich mehr Gelassenheit erfordert.

Dr. Daumer schickt mir eine Einladung zu einem Symposium des »Human Motion Institute«. Menschliche Bewegung? Genau mein Thema zur Zeit. Allerdings verstehe ich die Hälfte der Wörter im Programm schon mal nicht: Carcinogenesis? Muss man das kennen? Und mehr noch? Werde ich überhaupt etwas an diesem Tag verstehen?

Innerhalb von ein paar Wochen bin ich somit gleich zweimal barfuß in einer Klinik. Der Unterschied von der Hessingpark Clinic in Augsburg zum Klinikum Großhadern in München könnte nicht größer sein. Die Hessingpark Clinic: kühl und modern, aber architektonisch gelungen. Das Klinikum Großhadern: kühl, trist und architektonisch daneben. Kann hier überhaupt jemand gesund werden? Grauer Betonbau mit grauenvollen langen Gängen. Der längste und breiteste heißt »Besucherstraße« und sieht wie eine Straße in einem Industriegebiet aus. Man versuchte, durch Schaufenster und vereinzelte Grünpflanzen in Töpfen eine Art Boulevard zu gestalten – das Ergebnis erinnert eher an eine triste Straße, die zum nächsten Wertstoffhof führt. Das Klinikum soll in den nächsten zwanzig Jahren völlig umgebaut beziehungsweise in Teilbereichen abgerissen werden. Hoffentlich kommt etwas Besseres nach. Mittlerweile hat sich herumgesprochen, dass man zur Förderung der Heilung nicht nur gute Technik, sondern auch eine nährende Atmosphäre braucht, die Wärme, Herzlichkeit, Lebendigkeit, Fröhlichkeit und Lebensfreude vermittelt. Ich seufze. Die Dame am Empfang ist reizend, obwohl ihr Umfeld so wirkt, als ließe man sie nur zu Freigängen raus.

Der Tag im Hörsaal besteht aus verschiedenen Vorträgen von Experten zum Thema »Gehen«. Draußen vor den Gängen bieten Pharmafirmen ihre Produkte an. Da gibt es neben einem System zur gleichen Etikettierung von Medikamenten (auch interessant zu erfahren, was in anderen Bereichen Probleme hervorruft) bis zu beweglichen Betten, die man von der Waagerechten in die komplett Senkrechte sogar mit ausklappbarem Tisch stellen kann.

Ich komme mir vor, als wäre ich in einem fremden Land. Ich treffe zu meiner Überraschung jemanden, den ich kenne: Silvy. Sie arbeitet hier im Krankenhaus in der Schwindel-Abteilung. Wir kennen uns vom Improvisationsspielen.

Es beginnen die ersten Vorträge. Ein Neurologe erklärt, dass sechzig bis siebzig Prozent in seinem Aufgabenfeld Mobilitätsprobleme haben. Ein anderer, dass bei Umfragen das Gehen zu den drei wichtigsten Funktionen am Körper eingestuft wird. (Die anderen zwei wurden nicht erwähnt.) Ich erfahre, wie oft Leute fallen und dass sie darüber nicht unbedingt die Wahrheit sagen, denn sie haben Angst, dass es von den erwachsenen Kindern dann heißt: »Mama, jetzt ist es genug! Du kannst hier nicht mehr allein leben.« Ich erfahre, wie sich die Geh-Gewohnheiten im Alter ändern. Ich erfahre, dass es nicht mehr Verletzungen bei siebzigjährigen Sportlern gibt als bei siebzehnjährigen, da Sport bei Menschen, die gern und ihr ganzes Leben lang trainieren, auch im Alter keinen erkennbaren Nachteil, aber jede Menge Vorteile hat. Fast wie nebenbei erfahre ich noch, dass Krebs keine »einzelne« Krankheit ist, sondern aus vielen Krankheiten besteht. Ich erfahre, dass man bei den ersten wissenschaftlichen Gehtests Anfang des neunzehnten Jahrhunderts bei den Probanden Tinte auf die Sohlen geschmiert hat, sie dann zu gehen bat und anschließend die Tintenabdrücke am Boden vermaß.

Ich sehe Videos von mobilen Gehbändern, auf denen sich Alzheimer-Patienten mit Schuhen bewegen. Immer auch wieder Gehübungen mit Schwindelpatienten in Socken und beschuhten Parkinson-Patienten, die am Arm geführt werden. Wiederholt höre ich, dass es bei vielen Krankheiten eine Verringerung des Gefühls und der Sensorik in den Beinen und Füßen gibt.

Es dürfen Fragen gestellt werden. Ich melde mich. »Gibt es diese Tests auch mit Leuten, die dafür barfuß sind?«

»Nein. Wir testen so, wie sich die Leute im normalen Leben bewegen, und da tragen sie Schuhe.«

Er bemerkt meine Füße und lacht.

»Nun ja, offensichtlich gibt es auch Leute, die im normalen Leben barfuß gehen. Bei Ihnen scheint das ja zu funktionieren.«

Ich frage nach den verlorenen Gefühlen in den Füßen und Beinen – offensichtlich sind ja ein paar Informationsstränge gestört –, ob es da nicht besser wäre, durch das Barfußgehen die Durchblutung anzuregen? Gerade bei solchen Krankheiten und Patienten?

Er nickt. Gute Idee. Er sieht interessiert aus.

»Gibt es denn dazu irgendwelche Studien?«, frage ich nach. Das Gesprächspanel schaut sich an. Jeder schüttelt den Kopf.

»Nein. Soweit ich weiß, nicht; und wissen Sie, wir Wissenschaftler brauchen jemanden, der solche Studien finanziert. Und wer hat daran Interesse?«

Ich!

Aber »Ich« ist kein Konzern. »Ich« ist keine Firma, die etwas vertreibt, wozu man Informationen über das Barfußgehen braucht, und »Ich« hat nicht vor, einen Pharmavertrieb aufzubauen. Wahrscheinlich müssten interessierte Menschen so etwas gemeinsam finanzieren, und bestimmt würden sich auch diverse Selbsthilfegruppen für solche Studien interessieren. Aber wollen sie dafür zahlen?

Silvy neben mir ist allerdings ganz begeistert. »Ich mache mit meinen Patienten, die unter Schwindel leiden, bestimmte Gehübungen in Socken. Reicht das?«, fragt sie mich.

»Ich glaube, nicht. Das ist ein Riesenunterschied, ob ich in Socken oder barfuß bin. Du bist ja immer noch wie in Watte eingepackt. Außerdem rutschst du leichter.«

Das Klinikum Großhadern arbeitet mit der »Schön Klinik« in Bad Aibling zusammen. Es werden Dias gezeigt. Ein gelungener runder Bau inmitten von Grün. Dort könnten die Patienten jeden Tag mehrmals auf einen Barfußpfad gehen und so die Mobilität unterstützen. Ich sehe vor meinem inneren Auge rechts und links Geländer, damit sich die Patienten erst einmal sicher fühlen, und erinnere mich an Lorenz Kerscher, der seit fünfzehn Jahren Barfußaktionen organisiert und ein sehr interessantes Buch mit dem Titel *Barfuß werden wir beweglich* geschrieben hat. Gerade diese Barfußpfade sind immer wieder der Renner in städtischen Street-Festivals. In dem Buch beschreibt er verschiedene Übungen und Spiele und wie leicht es geht, sich so einen Barfußpfad – sogar als mobile Möglichkeit – zu gestalten. Das wäre natürlich auch in Kliniken empfehlenswert.

Mich juckt es in den Fingern.

Silvy auch. Sie will unbedingt die Gehübungen mit ihren Schwindelpatienten barfuß durchführen.

Ich habe noch einen Vorschlag: »Vielleicht solltest du deine Patienten vorwarnen. Wenn Leute unvermittelt ihre Schuhe und Socken ausziehen müssen, wollen sie vorbereitet sein. Pediküre. Abgesplitterter Nagellack. Zu lange Zehennägel. Löcher in den Socken. Gerüche ...«

Sie nickt: »Gute Idee. Für uns alle.«

Eine junge Frau spricht mich in der Mittagspause an. Sie schreibt für eine Zeitschrift und möchte mich gern interviewen. Ich schaue auf ihre Visitenkarte: Sie schreibt für ein Orthopädie-Schuhtechnik-Magazin und für *foot & shoe*, ein »International Journal for Foot Orthotics«.

Ich schaue sie fragend an. »Wollen Sie wirklich etwas übers Barfußgehen schreiben? Glauben Sie, dass das Ihre Zielgruppe interessant findet?«

Sie nickt. »Unbedingt.«

Das überrascht mich zwar, aber sie scheint sich sicher zu sein. Wir tauschen unsere Daten aus.

Am späten Nachmittag fahre ich nach Hause. Für jemanden wie mich, der seit vielen Jahren fast immer allein arbeitet, ist es

eine Inspiration, eine Gruppe von interessierten Wissenschaft-
lern zu erleben, die sich austauschen. Ich hatte keine Ahnung,
dass es Menschen gibt, die zum Beispiel mit völliger Begeisterung erforschen, wie man hinfällt. Wie schön, wenn die Wissenschaftler jetzt auch erforschen würden, wie gut man barfuß
steht.

Die Barefoot Society auf Facebook regt sich gerade über eine
junge Studentin auf, die in einem Blog einer Universität von
ihren barfüßigen Mitstudenten verlangt: »Zieht verdammt noch
mal Schuhe an!«

Sie schreibt, sie ärgere sich immer wieder über diese Studenten, die auf der Vorwiese faul rumliegen und dann auch noch
keine Schuhe tragen. Und sie findet es komplett lächerlich, dass
die gleichen Leute nicht mal Schuhe anziehen, wenn sie in die
Vorlesung oder zum Essen gehen. Einen der Studenten hatte sie
gefragt, und er erklärte ihr, dass er sich mit der Erde und der
Natur dadurch mehr verbunden fühlt. Offensichtlich fragte
sie dann auch noch mehrere Leute, und viele stimmten dem
Barfußstudenten zu. Dann wird es ein bisschen verwirrend,
denn sie bringt ein paar Sachen durcheinander. Sie schreibt,
dass Barfußgehen gefährlich sein und man sich seine Haut auf-
schneiden kann und »es den meisten Barfußleuten völlig egal
ist, wenn sie das an andere weitergeben«.

Wie, ist nicht ganz klar.

Dann schreibt sie, Fußpilz sei das größte Problem, wenn man
barfuß gehe, und man solle Schuhe anziehen, um sich davor zu
schützen. Sie selbst gehe nicht einmal zu Hause barfuß, sondern
sei nur im Bett und unter der Dusche ohne Schuhe.

Die junge Frau ist neunzehn Jahre alt, und ich erinnere mich
an einen Artikel, den ich in ihrem Alter geschrieben habe und

der auch nicht besonders geglückt war. Mir wäre es lieber gewesen, die Barfuß-Community hätte da etwas gelassener reagiert. Sie vielleicht informiert, wie Fußpilz wirklich entsteht – aber trotzdem bezweifle ich, dass sie ihre Meinung übers Barfußgehen geändert hätte. Für manche Leute ist das einfach eine ganz schreckliche Vorstellung, und das wird sich durch uns nicht ändern.

Seit meinen Wechseljahren nehme ich täglich bioidentische Hormone. Ich bin durch den Abfall der Hormone vor zwei Jahren in ein Loch gefallen. Bioidentische Hormone stimmen im Gegensatz zu chemischen mit den menschlichen Hormonen überein. Um ein Hormon patentieren zu können, muss es verändert werden. Deshalb sind die Hormone, die man üblicherweise verschrieben bekommt und die in schicken Packungen angeboten werden, auch immer chemisch verändert.

Ich spiele mit dem Gedanken, meine bioidentischen Hormone abzusetzen, und möchte herausfinden, was jetzt in Verbindung mit dem Barfußgehen mit mir passiert. Ich erinnere mich noch an die Worte Solanos, dass die Produktion der Thymusdrüse durch das Barfußgehen wieder angeregt wird.

Ich hatte mich damals für die bioidentischen Hormone entschieden, weil ich über ein Jahr lang völlig antriebslos war, und fühlte mich nach einigen Veränderungen und Erkenntnissen in meinem Leben wieder wie ich. Wie ich mich für die Einnahme von Magnesium entscheide, wenn es mir fehlt, so hatte ich mich auch für die Einnahme von Hormonen entschieden. Allerdings immer mit dem Hintergedanken, sie auch wieder abzusetzen. Ich hatte nicht das Gefühl, sie mein ganzes Leben lang nehmen zu wollen. Wäre jetzt ein geeigneter Zeitpunkt, das mal auszuprobieren?

Ich bespreche mich mit meinem Arzt Dr. Martin Gschwender und erzähle ihm dabei auch von der Thymusdrüse. Ich beschließe, die Hormone mal probeweise abzusetzen, um selbst zu sehen, was sich da in mir tut. Ich kann sie immer wieder einnehmen, wenn ich beobachte, dass ich mich »in Richtung Loch« bewege. Aber vielleicht hat sich ja etwas in mir so stabilisiert, dass ich keine Hormone mehr brauche?

Ich fahre mit dem Rad in die Innenstadt. Es ist quasi über Nacht Frühling geworden. Herrliche dreizehn Grad. Radfahren geht jetzt auch wieder. Sonst war mir der Zugwind barfuß zu kalt. In ganz München ist schon wieder alles zum Draußensitzen vorbereitet: Tische, Stühle und Decken. Das liebe ich so an meinen Münchnern: Egal wie kalt, beim ersten Sonnenstrahl sitzen wir alle draußen.

Vor meinem Lieblingsbrotladen Aran sind ebenfalls Tische aufgebaut, und ich komme mit meinem belegten Brot und setze mich an einen der Tische. Ein Mann kommt dazu und fragt, ob an meinem Tisch noch ein Platz frei sei. Ich nicke, er setzt sich und sieht meine nackten Füße.

»Ach, Sie haben Ihre Schuhe schon ausgezogen?«

Das ist der Moment.

Der Moment, der immer wieder kommt. In dem ich einfach nur »Ja« sagen kann, und das war es dann. Damit gehe ich mit ziemlicher Sicherheit jedem weiteren Gespräch aus dem Weg. Es ist eine Weggabelung. Alles, was es von mir braucht, ist ein »Ja« als Antwort.

»Ich trage keine Schuhe.«

Ich habe den üblichen Weg genommen. Das Gespräch wird weitergehen. Er packt ein paar Süßigkeiten aus, die er in eine

Dose legt. Es sieht so aus, als ob er diese als Geschenk für irgendjemanden vorbereitet.

»Und hilft's?«, fragt er.

Ich schaue überrascht. »Bei was?«

»Ja, hilft es Ihnen?«

»Es macht Spaß.« Ich lächle.

»Protestieren Sie damit gegen die Tiere?«

Das ist neu. Das kannte ich noch nicht. Ich musste kurz überlegen. Er meinte wohl die Lederindustrie und die Tierhaltung.

»Nein. Ich habe einfach nur ein unbenutztes Sinnesorgan entdeckt.« Natürlich bin ich gegen die Tierfabriken, entschließe mich aber, das Thema nicht anzuschneiden. Ich esse mein Brot. Er checkt was in seinem Handy. Gesprächsthema beendet, denke ich mir. Er kommt wieder mit einem neuen Konversationsangebot: »Das macht es dann bewusster. Obwohl bewusst ist heute keiner mehr.«

Wieder so eine Weggabelung. Gehe ich da jetzt mit oder halte ich den Mund? Ich erkenne an seinem Satz, welche Meinung er hat und wie das Gespräch weitergehen wird.

»Ich glaube, jeder versucht, so bewusst zu sein, wie er eben kann.«

Also bin ich mitgegangen.

»Na, ich weiß nicht. Bewusst sind doch die wenigsten. Ich versuche eher herauszufinden, was die mir gerade wieder zu verheimlichen versuchen.«

Wieder eine Weggabelung. Ich stecke mir schnell einen Bissen Brot in den Mund, damit ich die Klappe halte. Er stopft die Süßigkeiten in die etwas zu kleine Dose. Ich beschließe, unser Gespräch auf harmlose Gleise zu lenken, und frage ihn, ob er Gummibärchen mag. Wir reden über Gummibärchen und Lakritze, und dann verabschiede ich mich.

Ich brauche Cremes und Gesichtspflege. Zwei junge Frauen warten am Verkaufstresen. Eine davon hilft mir, sieht meine Füße, ist irritiert und hat dann ihre Lösung gefunden: »Ach, Sie waren gerade bei der Pediküre.«

Da ist schon wieder die Weggabelung. Ich könnte einfach nur »Ja« sagen.

»Nein, ich gehe immer barfuß.«

»Immer?« Sie schaut verwirrt. »Auch draußen? Auch im Winter?«

Hätte ich doch bloß einfach ein »Ja« gesagt. Ich wollte nur ein paar Sachen kaufen und gleich wieder los, doch jetzt beantworte ich die Fragen der beiden entzückenden jungen Frauen und finde mich in einem längeren Gespräch wieder.

Warum also sage ich nicht einfach »Ja«? Es hält mich nicht nur die offensichtliche Lüge davon ab, sondern auch mein Wunsch, zu informieren und zu inspirieren. Natürlich könnte ich in den Fällen, in denen ich nicht auffallen will, meine Xero-Schuhe tragen, mit denen ich jetzt, wo es wärmer wird, sehr viel weniger auffalle. Aber je länger ich barfuß gehe, desto mehr genieße ich die unterschiedlichen Temperaturen und das Erspüren der unterschiedlichen Bodenbeläge an meinen Fußsohlen. Wenn ich warmes Wasser liebe, dann lege ich mich ja auch nicht komplett bekleidet in eine Badewanne.

Das Zeug stört einfach die meiste Zeit.

Nach meinem Gespräch mit den jungen Frauen geht es mit dem Radl zu meinem Sonnenstudio. Eine Kundin wartet auf einen bestimmten Raum und sieht mich barfuß reingehen. »Äh, ich will Ihnen ja nicht zu nahe treten, aber Sie haben keine Schuhe an ...«

»Ja.«

»Darf ich fragen, warum?«

»Weil es Spaß macht.«

»Aber …« Ich sehe sie lächelnd an und weiß um ihre Verwirrung.

Heute fragen aber viele. Manchmal ist es tagelang ruhig. Es muss am Frühling liegen. So, wie die zwei Wochen vor Weihnachten die Leute aufmerksamer und redseliger geworden sind, ist es wohl auch jetzt. Ich erkläre mich kurz, während ich meine Fußsohlen mit meinem feuchten Reinigungstuch abwische, und mache mich dann auf den Weg in die Kabine. Die Damen vom Empfang haben meinen Weg seit letztem Juli begleitet. Diverse weitere Fragen werden vielleicht sie beantworten …

Ich fasse gern meine Füße an. Die ledrige Haut gefällt mir. Ihre Berührung ist neu und zutiefst angenehm. Der ganze Ballen ist jetzt eine ziemlich glatte, gut gepolsterte Fläche geworden. Früher hatte ich in der Mitte eine Delle, und die ist völlig verschwunden. Immer wieder bin ich begeistert, wie sich unser Körper anpassen kann.

Heute merke ich beim Yoga, dass ich den großen Zeh ein bisschen nach außen bewegen kann. Die mittleren Zehen sind jetzt eindeutig in der Lage, ohne großen und kleinen Zeh zu winken, und würden mir wahrscheinlich sogar ein Taxi anhalten, wenn ich sie hochhielte.

Barfuß über die Alpen

Wenn man sich für das Barfußgehen interessiert, dann stößt man unweigerlich auf Martl Jung. Er ist barfuß über die Alpen gegangen und schon seit Jahren begeisterter Barfußgeher. Wir haben uns heute verabredet. Es ist sehr kalt. Wir treffen uns am

U-Bahn-Ausgang, um in der Nähe einen Tee zu trinken. Er schickt mir eine SMS, dass er sich etwas verspätet, und ich gehe auf und ab. Bei der Kälte darf ich nicht stehen bleiben, sonst werden meine Füße zu kalt.

Er kommt aus der U-Bahn und hat Schuhe an. »Heute will ich nicht auffallen«, sagt er. Das verstehe ich. Ich bin barfuß, und er grinst. »So erkenne ich dich wenigstens.«

Wir finden ein nettes altmodisches Café, und ich frage nach, wann es denn bei ihm angefangen hat.

Martl ist als Jugendlicher schon barfuß in die Disco gegangen, und er empfand sich bereits als junger Kerl nicht als Gruppenmensch. Er ging immer lieber zum Laufen in die Berge, als mit einem Haufen anderer einem Fußball nachzurennen. Schon mit sechzehn Jahren ist er allein mit dem Fahrrad nach Kroatien und von dort aus an die Côte d'Azur und über viele Alpenpässe zurück.

»Wann hast du angefangen, keine Schuhe mehr zu tragen?«

»Ich habe im Sommer 2005 mal von zu Hause aus gearbeitet und musste auch nicht daran denken, ob ich jetzt im Büro Schuhe anziehen muss. Bevor ich meinen Homeoffice-Sommer hatte, da gab es eine Schranke. Ja, schon mal barfuß zum Briefkasten am Gartentor gehen, aber darüber hinaus? Man hat ja diese Sicherheit noch nicht, dass den Füßen nichts passiert. Es sind die eigenen Grenzen, die man überwindet, und dann merkt man: Es geht ja. Warum ziehe ich eigentlich Schuhe an? Es ist doch viel schöner ohne.«

»Ja, das erlebe ich auch so.«

Er nickt. »Du weißt ja, dass ich Bergwanderführer bin und alpine Touren mache, und ich leite auch Barfußtouren. Barfußlaufen ist Kopfsache.« Martl tippt sich an den Kopf. »Es gibt kaum etwas, was in unseren Köpfen so verankert ist, wie Schuhe anzuziehen. Wenn man aus der Tür rausgeht, zieht man Schuhe an. Und wenn man das mal nicht macht, dann merkt man erst, dass man sie nicht braucht.«

Wir reden ein bisschen über den Schnee, und auch Martls Erfahrung deckt sich mit meiner: Wenn der Oberkörper warm ist, dann können die Füße ruhig kälter sein. Er fügt hinzu: »Ich denke, wenn man einen Sommer konsequent barfuß läuft und dann versucht, so gut wie möglich über den Winter zu kommen, dann ist man schon gut dabei.«

Ich schaue erfreut. »Meinst du, der zweite Winter ist dann nicht mehr so herausfordernd?«

»Winter bei uns geht nicht immer. Wegen der Salzstreuung.«

Ich habe das schon ein paarmal gehört, aber nicht wirklich verstanden. »Wieso ist Salz so unangenehm? Ich habe davon noch nichts gemerkt. Merkt man das nur, wenn man offene Wunden hat?«

Martl klärt mich auf: »Wenn der Salzmatsch unter null geht, dann leitet er die Kälte schneller als nur nasser Schnee, und damit kühlst du schneller aus. Das Salz-Wasser-Gemisch hat eine ganz andere Wärmekapazität als reines Wasser, und weil es flüssig bleibt, kühlt es bei Minusgraden deine Füße runter.«

»Mich stört eher der Splitt.«

Martl nickt. »Splitt ist extrem hartes und scharfkantiges Gestein. Auf Asphalt oder Pflasterstein kann der nirgendwohin wegrutschen. Im Schnee ist es nicht so schlimm. Ich bin mal beim Silvesterlauf in München zehn Kilometer über Splitt auf Asphalt gelaufen, und da konnte ich die nächsten zwei Tage nicht mehr gescheit gehen.«

»Heute hast du ja Schuhe an. Wie oft bist du barfuß und wie oft nicht?«

»Ich betreibe es nicht mehr so konsequent, weil ich weiß, dass es geht. Das muss ich nicht mehr beweisen. Wenn ich keine Fragen beantworten will, ziehe ich Schuhe an.«

Ich schaue sinnierend in meinen Tee. Das Thema kenne ich.

Er grinst. »Aber solange man sich so normal bewegt wie du zum Beispiel, fällt es vielen Leuten auch gar nicht auf. Bei mir daheim ist es oft anders herum. Wenn ich Schuhe anhabe, fragen die Leute, wieso ich denn jetzt Schuhe anhabe.« Er lacht, und dann fügt er hinzu: »Das Problem haben die anderen, wenn sie mit meinem Barfußgehen nicht zurechtkommen, das muss ich nicht zu meinem Problem machen.«

»Möchtest du Leute zum Barfußgehen inspirieren?«

»Inspirieren schon, aber auch zeigen, dass mehr geht, als man glaubt. Und das kann man auf vieles übertragen.« Er grinst dabei. »Die Temperatur, Feuchtigkeit, Bodenbeschaffenheit, das merkt man ja in Schuhen nicht. Und beim Bergsteigen hast du barfuß einen direkten Kontakt. Mit Schuhen geht man immer etwas unsicher. Da kannst du leicht umknicken. Barfuß geht das nicht. Du hast ein völlig anderes Gleichgewichtsgefühl.«

»Was würdest du jemandem raten, der anfängt?«

»Leichte Schuhe in den Rucksack nehmen und sich keine Gedanken darüber machen, was die anderen denken.«

»Das ist ja leichter gesagt als getan.«

»Das habe ich auch gemerkt. Ich habe am Anfang immer gedacht: ›Was denken die Leute denn?‹, und so schaut man die Leute dann auch an. Und wenn man das nicht mehr macht, dann schauen die Leute einen auch anders an.«

Ich schmunzle. Der Unterschied zwischen Ego und Seele. Nur anders erklärt.

Ich rede über Hygiene und die Sorge, die viele Leute haben. Martl winkt ab: »Die Leute geben sich die Hand. Ich weiß nicht, was der andere vorher mit der Hand gemacht hat. Mit den Füßen bin ich auf dem Boden. Ich trage auch keinen Dreck rum wie mit Schuhen. Fußpilz und Schweißfüße hat man auch nur in Schuhen. Schuhe sind überhaupt nicht hygienisch.«

Martl ist ein gut durchtrainierter Mann. Das sieht man ihm sogar unter der Winterjacke an, und auch sonst sieht er sehr gesund aus. Aber trotzdem will ich von ihm wissen, ob sich da was gesundheitlich bei ihm verändert hat. Einige beginnen ja einen Barfußversuch, weil sie krank sind.

»Krank wird man, wenn man zur falschen Zeit in der U-Bahn fährt. Schnupfen kriegt man durch Viren, und die kommen nicht durch die Füße.«

»Hast du an deinem Körper gemerkt, dass sich was verändert hat?«

Martl nickt. »Ja, an der Körperhaltung auf jeden Fall. Mit einer starren Sohle, da arbeitet der Fuß nicht mehr richtig. Wenn du barfuß läufst, dann gehst du ungleichmäßig. Das musst du ausgleichen, und deswegen kriegst du einen Muskelkater, aber das Bewegen ist ja gut für den Körper.«

»Schaust du immer auf den Boden?«, frage ich ihn.

»Ich scanne das aus den Augenwinkeln.«

»Hast du das Gefühl, dass du ein Energiefeld hast?«

»Da kommt ein Vertrauen in das, was man tut. Am Anfang läuft man rum wie der Storch im Salat und schaut, wo man den Fuß hinsetzt; und im Hochgebirge, da muss man auch auf jeden Schritt schauen. Dadurch ist man auch aufmerksam. Im Geröll-feld rollt mal was drauf. Barfuß ist man einfach bergab nicht ganz so schnell.«

»Ja, das merke ich auch. Ich gehe viel bewusster. Ich latsche nicht mehr. Ich weiß, wo ich meinen Fuß hinsetze.«

Martl nickt: »Man geht rücksichtsvoller.«

Da er Schuhe anhat und wir in einem Café sitzen, kann ich seine Füße nicht sehen, aber die Frage nach der Hornhaut war mir natürlich bei ihm besonders wichtig. Schließlich ist er als Bergsteiger anderes gewohnt als ich in der Großstadt.

»Die Haut ist dicker geworden. Auf der Alpenüberquerung

hatte ich eine dicke Hornhautplatte drauf, weil es da auch so trocken war. Der Fuß wird breiter, weil er viel mehr arbeitet. Das ist normal.«

»Wenn ich jetzt in die Berge ginge, glaubst du, ich würde Probleme haben?«

»Es kommt auf den Untergrund an. Granit sieht oft wild aus, aber das sind alles Platten, die sind alle glatt, das ist super. Schöne flache Steine. Ein idealer Berg ist zum Beispiel das Hörnle bei Unterammergau, aber wenn du geschotterte Wege hast, dann ist es schwierig. Oberhalb der Waldgrenze ist das Gestein immer stärker verwittert als unterhalb. Die Temperatur ändert sich, und oben ist alles etwas scharfkantig. Kalk ist alles andere als lustig. Die Dolomiten sind schmerzhaft! Das Allerschlimmste!«

»Warum hast du bei deiner Alpenüberquerung bei so einem Gestein keine Notschuhe angezogen?«

»Weil ich keine dabeihatte!« Er lacht. »Ich wollte gar nicht erst in die Versuchung geraten, aber wenn, dann hätte ich sie angezogen.«

Dann fachsimpeln wir noch eine ganze Weile über Schuhe. Welche ganz praktisch sind, wenn man einen Berg runtergeht (»Fürs harte Gelände verwende ich die Trail Glove von Merrell«). Welche Barfußschuhe er mag und welche er selber hat (»Die Sole Runner sind für den Alltag ideal. Die FiveFingers fühlen sich auch ganz gut an«) und welche er mal ausprobieren möchte (»Die Furoshiki von Vibram: Die Sohle hat breite Bänder an den Seiten, die man sich um den Fuß wickelt«).

Noch nie habe ich mich mit einem Mann so ausführlich über Schuhe unterhalten.

Vor zwei Jahren habe ich mir einen Hula-Hoop-Reifen gekauft, nachdem ich eine Frau gesehen hatte, die ihn hochelegant bewegte. Ich folgte meiner Begeisterung und besorgte mir auch einen. Ich legte ihn um die Hüften, gab den Schwung vor, und ein paar Sekunden später fiel der Reifen auf den Boden. Ich schaffte gerade mal einen, vielleicht zwei ganze Schwünge um meine Hüften.

Dann erinnerte ich mich daran, dass ich schon als junges Mädchen nicht besonders begabt darin war. Ich gebe nicht so schnell auf und übte immer mal wieder, und doch sind wir keine Freunde geworden. Seit einem Jahr steht er unbenutzt neben meinem Heimtrainer-Fahrrad. Da es vom Nichtüben auch nicht besser wird, holte ich ihn jetzt wieder hervor.

Ich lege ihn an, gebe einen kleinen Hüftschwung vor, und der Hula-Hoop-Reifen dreht sich in freudiger Gelassenheit um meine Hüften. Ich bin beglückt darüber, finde aber keine Erklärung dafür. Da ich nicht geübt habe, muss es einen anderen Grund haben. Kann das mit dem Barfußgehen zu tun haben?

Ich erzähle Lucy davon, und sie meint Ja. Meine Hüften sind beweglicher geworden, und weniger Verengung macht mehr Bewegung möglich.

Stanko und ich bereiten unsere Ausstellung in der Orangerie im Englischen Garten vor. Wir haben einige Werke zusammen entwickelt – er als Farbfeldmaler, ich als Bildhauerin –: Meine Gesichter zeigen sich als Relief aus seinen Farbfeldern, die so aussehen, als ob Gesichter aus der Farbe kommen. Die meisten Bilder sind seine meditativen Farbfelder. Die Ausstellung beginnt mit einer Vernissage und bleibt für zehn Tage geöffnet.

Ich hole meine Arbeiten aus meinem Atelier im Botanikum in München. Dazu brauche ich auch ein paar Sockel, die ich

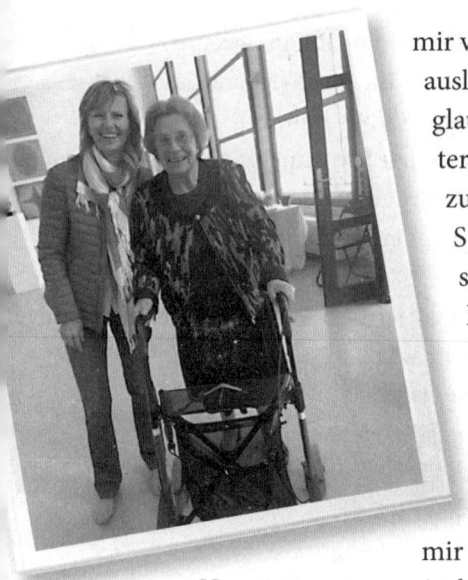

mir von meiner Kollegin Doris Leuschner ausleihen darf. Vor ihrem Atelier liegen, glaube ich, die scharfkantigsten Schottersteine überhaupt, und ich beschließe, zum Tragen der Sockel doch lieber Schuhe anzuziehen. Wann immer ich sie die letzten Monate in ihrem Atelier besuchte, habe ich mich immer extrem langsam und vorsichtig die fünf Meter zu ihrem Eingang hinbewegt. Ich gehe aus meinem Atelier um die Ecke zu ihrem, und genau in dem Moment kommt mir Heinrich Bunzel, der Besitzer und Vermieter unserer Ateliers, entgegen und lacht: »Du hast ja mal Schuhe an! Jetzt reicht es dir wohl, oder?«

Ich bemühe mich um eine Erklärung (»Nur weil ich gleich Sockel tragen muss und der Schotter so scharf ist, und nein, mir reicht es noch nicht«) und wundere mich innerlich: Frau Pflichtbewusst zeigt ihre Enttäuschung, dass wir beim Schuhetragen »erwischt« worden sind. Ich lache sie aus. Sie wird sich daran gewöhnen müssen, denn der Frühling meldet sich diesen März noch nicht, es ist immer noch winterlich kalt, und auf dem Fußboden in dem riesigen Ausstellungsraum, der ehemaligen Orangerie im Englischen Garten, liegen Steinplatten. Je mehr ich mich bewege, desto problemloser geht das. Die Vorbereitungen, die Ausstellungseröffnung, alles schaffen meine Füße leicht, obwohl der Boden kalt ist.

Natürlich bin ich obenherum gut und warm eingepackt. Nur danach, wenn ich in den Tagen später dort bin und nur stehe, wird mir schnell kalt, und ich ziehe entweder die Leguanos oder meine Uggs an.

Draußen vor dem Eingang der Orangerie ist wieder dieser grauenvolle Betonboden mit Steinchen, den Stanko auch zu Hause vor seiner Einfahrt hat. Mein Gott, wieso ist das eigentlich so weit verbreitet? Dagegen fühlt sich Asphalt wie eine Blumenwiese an. Natürlich kann man solch einen unangenehmen Bodenbelag nur auswählen, wenn man immer Schuhe trägt. Kein Mensch würde sich einen Kiesweg oder diese Betonplatten mit Steinen aussuchen, wenn er darauf barfuß gehen müsste. Stellen Sie sich vor, Sie hätten so etwas in Ihrem Wohnzimmer.

Wir haben in München endlich Sonnenschein mit überraschenden fünfzehn Grad, und Ines, Vanessa und ich fahren in der Nähe vom Tegernsee hoch auf eine Hütte zu einem Jodelkurs. Als geborene Bayerin, fand ich, sollte ich jodeln können, wo ich doch sonst so viel singe. Wir fahren in den Schnee.

Ich liebe meine Bayern, und mein Bayerisch kommt mir flüssig über die Lippen. Wir steigen aus dem Auto, und da ist rundherum Schneematsch. Ines und Vanessa versuchen, vorsichtig aus dem Auto zu kommen, damit ihre Schuhe nicht nass und verdreckt werden, und ich platsche mit meinen beiden Füßen mit großer Lust voll rein. Es ist angenehm kühl.

Wir gehen in die große Hütte, und ich lasse wie üblich die anderen vorgehen, in der Hoffnung, vielleicht nicht aufzufallen. Keine Chance. Meine Bayern am Stammtisch bemerken neue Gesichter … und nackerte Füße.

»Jo host du deine Schuah verlorn?«, fragt mich ein Mann sofort, als ich versuche, unauffällig vorbeizugehen.

»Naa, i hob koane.« Ich grinse ihn an.

Wir gehen weiter nach hinten zum Jodelkurs, der in einem typisch bayerischen und gemütlichen Hinterzimmer stattfindet.

Wir werden von der Jodellehrerin Barbara Lexa begrüßt und stellen uns den restlichen Kursteilnehmern vor. Dann setzen wir uns an das Ende des langen Tisches, an dem schon die anderen sitzen.

Eine Teilnehmerin mir gegenüber schaut mich an. »Das irritiert mich jetzt schon, dass Sie keine Schuhe tragen.«

»Das tut mir leid«, antworte ich und warte ab.

Ich merke, sie denkt nach. Ich lasse ihr die Zeit. Nach einer Weile sagt sie: »Die meisten Barfußgänger, die ich kenne, die haben fürchterliche Füße. Ganz grauenhaft ungepflegt. Aber Ihre sehen ja nett aus.« Sie lächelt mich an.

»Ja. Da bin ich etwas eitel. Ich finde, wenn man die Füße schon herzeigt, dann sollten sie auch ordentlich aussehen.« Sie nickt und scheint beruhigt. Ich stecke meine Füße tiefer unter den Tisch, damit sie nicht in ihrem Blickfeld sind.

Wenn ich zur Toilette muss, dann geht es quer durch den Gastraum an der großen Theke und dem Stammtisch vorbei.

»Do iss ja! De hat koane Schua o!«

»A geh, des glaub i net«, sagt der andere, der ihm gegenübersitzt. Ich merke, dass er nur einen Blick auf mein Gesicht geworfen hat. Ich spüre seinen Blick auf meinem Rücken, als ich zur Toilette gehe.

»Ja do schau her!«, höre ich es hinter mir. Das ist in Bayern immer eine Mischung aus Überraschung und Bewunderung.

Ich muss leider über den Tag verteilt öfter auf die Toilette, und beim dritten Mal – später am Nachmittag – werde ich dann aufgehalten. Der Mann, der mit einem Freund am Stammtisch sitzt, schaut mich neugierig an. »Also jetzat muaß i scho moi frong: Wos host du denn nachat für eine Hornhaut?«

Ach, das Hornhautthema … »Nix.«

»Geh, jetzt zoig ma des a moi.« Ich erinnere mich, wie der Mann in dem Wellness-Hotel meine Füße am Salatbuffet nach oben gerissen hat. Doch wir stehen am Eck. Keiner sieht uns, und so zeige ich ihm ausnahmsweise meine Fußsohlen. Er langt sofort hin und fühlt. »Also des hätt i jetzt net denkt.«
Er lässt meine Füße los. »Und bei dem Schnee bist du nachat draußn?«
»Ja, des geht schon a bisserl. So a paar hundert Meter.«

Der Kurs ist vorbei, und wir gehen nach draußen. Der letzte Frager folgt mir. Es gibt Schnee am Parkplatzrand, und dann ruft er: »Also jetzt wui i des scho amoi seng, wia du da im Schnee gehst.«
Ich trete in den Schneehaufen und lache. Er kratzt sich den Kopf.
Ja, so kann man Männer auch verwirren.

Ich fliege nach Hamburg zu einer Fernsehsendung beim NDR, um auf dem roten Sofa mit Bettina Tietjen zu plaudern. Die Sendung dauert eine Stunde, und zwischen den einzelnen Reportagebeiträgen soll ich interviewt werden. Hauptsächlich bin ich wegen meines Wechseljahrbuchs *Kein fliegender Wechsel* eingeladen, aber das Gespräch geht auch immer um andere Themen, die den Gast betreffen und sein Leben beschäftigen. Nach dem telefonischen Vorgespräch wurde ich gebeten, eine meiner Skulpturen mitzubringen: Frau Merkel als Blumenmädchen. Sie ist eine aus einer Serie von neun Köpfen, knapp dreißig Zentimeter groß, mit einer Öffnung oben für eine Blume. Stabilisiert mit einem viereckigen weißen Metallständer – der nach den Sicherheitsvorschriften im Flieger wohl auch als Waffe missbraucht werden kann. Und natürlich geht es auch ums

Barfußgehen. Meine Befürchtung ist dabei die gleiche wie bei meinen Vorträgen: Lenken meine Füße vom Thema ab? In diesem Fall Informationen über die Wechseljahre? Eigentlich müsste ich noch eine Entscheidung treffen, und doch habe ich mich schon entschieden.

Ich fliege mit Handgepäck. Ich hoffe, dass ich mit meiner waffentauglichen Skulptur und meinem Barfußgehen bei der Sicherheitskontrolle nicht in die Kategorie »Labile Geisteskranke, mögliches Sicherheitsrisiko« eingestuft werde. Ich erkläre mich, sage, dass ich diese Skulptur für eine Fernsehsendung brauche, und da sie Frau Merkel auch wirklich ähnlich sieht, lassen sie mich ziehen.

Redaktion, Regie, Kamera, Ton, Kabelträger und natürlich Bettina, die ich seit vielen Jahren kenne und schätze, können netter nicht sein. Es passiert nicht oft, dass jemand hier barfuß ist, außer den vierbeinigen Freunden, und in einer Atmosphäre eines Fernsehstudios, in dem viel Neues vorgestellt wird, geht man mit Ungewöhnlichem interessiert um.

»Ach, Sie sind barfuß. Das finde ich ja toll!«

Den NDR mochte ich immer schon besonders gern. Ich war bereits oft eingeladen, und immer wieder freue ich mich darauf. Ich habe so viele Jahre als Fernsehmoderatorin verbracht, dass die Kamera für mich wie eine liebe Freundin ist. Livesendungen sind mir am liebsten, denn was ich sage, kommt genau so rüber, wie ich es gesagt habe. Bei Zeitschriften oder Zeitungsinterviews bleibt von einem Gespräch, oft aus Platzmangel, nicht viel übrig, und manchmal macht die gekürzte Version auch wenig Sinn.

Wir sprechen vorher über den Verlauf der Sendung. Normalerweise sitzen die Gäste bei Sendungsbeginn schon auf dem roten Sofa. Bei mir möchten sie eine Ausnahme machen und mich beim Hereingehen zeigen, um groß mit meinen Füßen beim Gehen anzufangen.

Will ich das?

Frau Obrigkeitshörig sagt ausnahmsweise »Ja«, denn für sie sind Wünsche und Anfragen ebenfalls unter Obrigkeit einzuordnen.

Die Herbergsmutter fühlt sich wohl und macht alles dafür.

Frau Pflichtbewusst stimmt aus anderen Gründen zu: Beim Fernsehen zeigt man Interessantes durch Nahaufnahmen.

Mein Ego ist dagegen, denn wir wollen ja unbedingt »normal« sein, und es befürchtet, dass wir uns lächerlich machen. Darauf kann ich nun wirklich überhaupt keine Rücksicht nehmen, und diese Thematik ist für mich nun schon seit Jahren erledigt. Ich möchte meine Fußsohlen nicht in die laufende Kamera halten, stimme aber dem Gang zum Sofa zu. So sehen mich die Leute normalerweise auch. Ansonsten entscheiden wir uns jedoch gegen weitere Schwenks auf meine Füße. Wenn wir über ein anderes Thema sprechen, dann ist es einfach zu irritierend.

Die Sendung hat Spaß gemacht, und abends treffe ich mich noch mit meinem Freund Tom zum Essen. Er lacht, als er mich barfuß aus dem Hotel kommen sieht, aber weiter ist uns das keine Gesprächszeit mehr wert.

Am nächsten Morgen nehme ich den Flieger zurück und falle wie schon beim letzten Besuch in Hamburg viel mehr als in München auf. Auch hier hoffe ich, dass ich Frau Merkel wieder als Handgepäck mitnehmen kann. Die Dame an der Sicherheitskontrolle hat mich gestern im Fernsehen gesehen und lacht, als sie mich sieht. »Sie sind ja wirklich barfuß!«

Sie lässt mich mit meiner Skulptur durch.

Als ich in den Flieger einsteige, begrüßt mich die Flugbegleiterin: »Sie kenne ich schon! Mit Ihnen bin ich schon mal ge-
flogen. Das habe ich mir gemerkt!«

Am Gesicht hat sie mich nicht erkannt.

Ich versuche, einen Termin bei meiner chinesischen Ärztin Dr.
med. Yanqing Wellenhofer-Li zu meiner Frühjahrs-Akupunk-
turserie zu bekommen. Ich reagierte früher sehr allergisch auf
Esche, und weder gutes Zureden noch diverse Mittel haben geholfen. Dann versuchte ich es mit Akupunktur. Damals erklärte
mir Frau Dr. Wellenhofer-Li, dass ich beim ersten Anzeichen
von Frühling mindestens einmal die Woche zur Akupunktur
kommen soll, um den Körper vorzubereiten. Zu meiner großen
Freude und Dankbarkeit spürte ich schon bei den ersten Ter-
minen eine leichte Besserung, und jedes Jahr ging meine Aller-
gie zurück. Letztes Jahr hatte ich keine allergischen Reaktionen
mehr. Trotzdem wollte ich auf meine Vorbereitungsphase noch
nicht verzichten.

Leider ist sie zurzeit in China, und wenn sie zurückkommt,
bin ich schon in Los Angeles. Auch dort blüht alles, und so hoffe
ich, dass ich ohne Akupunkturvorbereitung gut durchkomme.

Natürlich möchte ich sie auch wegen des Barfußgehens fragen. Sie war bei der Eröffnung unserer Ausstellung dabei und
sehr interessiert an meinen Erlebnissen. Eine Leserin schrieb
mir über meine Facebook-Seite, dass kalte Füße in der Tradi-
tionellen Chinesischen Medizin ein großes Warnzeichen sind
und man sie unbedingt vermeiden soll. Dazu wollte ich mehr
wissen.

Also gut, dann bis Mai.

Die Münchner Zeitung *tz* möchte gern ein Interview mit mir machen. Wir treffen uns in einem Straßencafé. Die Reporterin Maria Zsolnay interessiert das Thema persönlich, denn sie hat Knieprobleme. Vor zwei Monaten hatte sie einen schweren Skiunfall und sich im rechten Knie das vordere und hintere Kreuzbein angerissen und soll nur flache Schuhe tragen. Die Umgewöhnung fällt ihr nicht leicht. Sie liebt ihre hohen Schuhe. Wir unterhalten uns über die üblichen Punkte des Barfußgehens, und sie fragt nach meiner Hornhaut. Ich zeige ihr meine Fußsohlen, will sie aber nicht fotografieren lassen. Sie hatte – wie bisher alle – fest mit einer dicken Hornhautschicht gerechnet.

Nach dem Interview macht der Fotograf Heinz Weißfuß, den ich schon lange kenne, ein paar Fotos. Als wir rausgehen, empfängt uns ein Sturm. Ich werde von beiden gefragt, ob mir nicht kalt ist, obwohl es hier angenehme zehn Grad hat. Ich werde gebeten, auf einem Baumstamm, der an einem Spielplatz steht, zu balancieren. Der Wind ist so stark, dass ich nur ein paar Schritte wage.

Barfuß vom Baum zu fallen wäre auch ein tolles Foto geworden.

Ein paarmal habe ich schon von Dr. med. Hans-Peter Greb gehört, der die GODO-Gangschule in Kiel leitet und viel über den Ballengang weiß. Ich schaue mir ein paar seiner YouTube-Videos von seinen Vorträgen an. Er sieht wie ein indischer Heiler aus: lange weiße Haare, langer weißer Bart, weiße Kleidung, asketischer Körperbau. Er geht leicht und elegant auf dünnen Sohlen. Seit über vierzig Jahren beschäftigt er sich mit dem menschlichen Gangverhalten und nennt den Ballengang »GODO« (vom englischen go für »gehen« und dem japanischen *do* für »Weg«).

Beim Ballengang geht man »mit dem Herzen«, da das Herz und die Lunge vorn am Fußballen ihre korrespondierenden Reflexzonenpunkte haben. Mit jedem Schritt im Ballengang aktiviert man also die Herz- und Lungengesundheit.

An der Ferse hingegen liegen seinen Ausführungen zufolge die Reflexzonen der Beckenorgane wie der Eierstöcke und der Hoden, und seiner Meinung nach geht man sich im Fersengang (im wahrsten Sinne des Wortes) auf die Eier. Für ihn ist das »Mit-der-Ferse-Abrollen« eine Verführung zum Marschieren, die uns psychisch krank macht.

Interessanterweise spricht er auch davon, dass die Ferse eigentlich schmal ist. Die meisten Fersen, die ich kenne, sind breit, und doch kann man an den Knochen des Fußgelenks sehen, dass sie nicht breit sein müssen.

Es ist nachvollziehbar, dass sich die Ferse den Notwendigkeiten des Fersengangs genauso anpasst wie mein Ballen sich jetzt dem Ballengang. Auch habe ich den Eindruck, dass meine Fersen schmäler geworden sind.

Ich schaue mir Bilder von Fußreflexzonen an. Ich dachte, die sind alle gleich. So kann man sich täuschen. Bei manchen liegt das Herz in der Mitte vom Ballen und bei manchen Zeichnungen unter dem Ballen am großen Zeh. Und bei wieder anderen ganz woanders.

Es sieht so aus, als ob manche Fußreflexzonenmodelle davon ausgehen, dass der ganze Körper in einem Fuß abgebildet ist, und andere sehen den Körper verteilt auf beide Füße. Das heißt zum Beispiel, dass bei dem einfüßigen Modell die paarigen Organe beide in einem Fuß, bei dem zweifüßigen im rechten wie linken Fuß jeweils nur eine Lunge oder Niere abgebildet sind.

Doch das allein wird wohl nicht der Grund sein. Während ich die einzelnen Bereiche vergleiche, sehe ich, dass es wohl unterschiedliche Methoden und verschiedene Schulen gibt. Was im Körper klar seinen Platz hat, scheint in den Fußsohlen schon weniger eindeutig.

»Es ist nicht illegal, es ist nur ungewöhnlich«

– April –

Ich bin auf dem Weg nach Los Angeles, um zu schreiben und Zeit mit meiner Tochter zu verbringen.

Als ich den Flieger in Los Angeles verlasse, ziehe ich mir meine Xero-Schuhe an. Ich habe sie in letzter Zeit so selten getragen, dass ich mich jetzt eingeschränkt fühle, selbst von ein paar Bändern und der dünnen Sohle.

Die umgebaute Passkontrolle am Flughafen in LA ist gerade erst eröffnet worden und jetzt voll automatisiert. Überall stehen kleine Automaten rum. Hier scannt man den Pass ein, tippt die Flugnummer dazu und wird fotografiert. Ich sehe aus wie auf einem Fahndungsfoto. Dann geht man damit weiter zum Sicherheitsoffizier.

Er fragt mich aus: wo ich herkomme? Warum ich wieder hier bin? Wo ich wohne? Was ich beruflich mache? Als ich alles beantwortet habe, fragt er detaillierter: worüber ich jetzt schreibe? Und so erzähle ich ihm von meinem letzten Erlebnis und dem Ausruf der Sicherheitsfrau. Ich sage ihm, dass ich mich jetzt nicht mehr traue, hier im Flughafen barfuß zu gehen.

Er lächelt zuvorkommend: »Sie können hier barfuß gehen. Es ist nicht illegal, es ist nur ungewöhnlich.«

Draußen warte ich auf Julia. Sie hat sich durch den Verkehr etwas verspätet, und ich nutze die Gelegenheit, kurz meine

Schuhe auszuziehen und in der Sonne zu sitzen. Am Boden liegen Steinplatten mit kleinen blauen Verzierungen. An meinen Fußsohlen pickst es bei jedem Schritt. Ich schaue mir den Bodenbelag genauer an. Da sind kleine blaue Glasscherben in die Betonplatten eingearbeitet, und die Enden stecken hoch. Autsch! Wer kommt nur auf solche Ideen?

Am Abend gehen Julia und ich zusammen essen, und auf dem Rückweg darf ich meine Schuhe ausziehen.

In der Nähe von Julias Wohnung ist ein Supermarkt, in dem ich normalerweise einkaufe. Auf der Facebook-Seite der »Society for Barefoot Living« wird immer wieder berichtet, wie Barfußgeher von Managern oder Angestellten in amerikanischen Supermärkten gebeten werden, Schuhe anzuziehen oder, wenn sie dem nicht folgen, zu gehen. Jemand schrieb dazu, in einem Restaurant oder Laden gehöre eine bestimmte Art von Persönlichkeit dazu, jemandem zu sagen, er solle sich die Schuhe anziehen. Denn da könne es zu einer Konfrontation kommen, und viele ließen einen lieber in Ruhe.

Das lässt mich nachdenklich werden. Würde ich jemandem sagen, er solle sich seine Schuhe anziehen? Bestimmt nicht. Vielleicht braucht es wirklich eine bestimmte Art von Persönlichkeit. Jemanden, der anderen sagt, was er zu tun hat. Jemanden, der sich entweder verantwortlich fühlt (für meine Gesundheit, mein Benehmen) oder der seine Machtposition zeigen möchte. Oder jemanden, der Angst hat, dass ich ihn verklage.

Als ich das letzte Mal in LA war, habe ich meine Schuhe beim Betreten von Supermärkten angezogen. Verwöhnt durch meine Erfahrungen in Deutschland, möchte ich nun herausfinden, ob es doch auch hier möglich ist, barfuß zu gehen. Heute gehe ich barfuß rein und frage jemanden an der Kasse nach dem

Manager. Ich werde zu seinem Stellvertreter geführt, einem sehr kundenorientierten, sympathischen Mann. Ich schenke ihm mein charmantestes Lächeln und erkläre ihm, dass ich Autorin bin (macht Eindruck, hoffe ich), dass ich ein Buch über das Barfußgehen schreibe und deshalb hier gerne barfuß einkaufen möchte.

Er ist besorgt. Das verwundert mich nicht. Er sagt mir, dass ich jetzt natürlich barfuß einkaufen kann – schließlich möchte er nicht, dass ich noch mal nach Hause gehen muss, um mir Schuhe zu holen –, aber dass es sicherer wäre, wenn ich Schuhe anzöge.

Ich komme vorbereitet. Ich öffne meine Handtasche und zeige ihm einen Haftungsausschlussvertrag. Schon von mir unterschrieben und die Adresse mit dem Namen der Lebensmittelkette eingefügt. Darin bestätige ich in dem üblichen notwendigen juristischen Terminus, dass ich auf eigene Gefahr barfuß gehe und die Lebensmittelkette nicht verklagen werde. Ich habe einiges an Zeit darauf verwendet, ihn korrekt zu schreiben. Es gibt natürlich Formdrucke – die meisten werden für Sportevents gebraucht –, und man fügt in der Leerzeile ein, für was man es braucht.

Wenn man als Aktivität statt Tauchen, Klettern oder Kanufahren plötzlich Barfußgehen einfügt, dann heißt es unter anderem:

> Ich partizipiere freiwillig an der Aktivität des *Barfußgehens*, und es ist mir bewusst, dass ich dies auf eigenes Risiko tue. Ich bestätige hiermit, dass ich … [Name der Lebensmittelkette] schadlos gegen alle Ansprüche, Klagen oder Aktionen jeglicher Art halte, sei es Haftung, Schadensersatz oder Entschädigung, die von mir oder jemand in meinem Namen vorge-

bracht werden könnten, darunter Anwaltskosten, aber nicht ausschließlich, sondern alle Kosten, selbst wenn sie hier nicht speziell aufgeführt sind. Es ist mir klar, dass ich mit der Aktivität *Barfußgehen* an körperliche und psychische Grenzen stoße, dass es die Gefahr beinhaltet, mich ernsthaft zu verletzen oder dabei mein Leben zu verlieren.

Der stellvertretende Manager schaut sich das kurz an und gibt mir den Vertrag mit einem Schulterzucken wieder zurück: »Ich kann das leider nicht annehmen, ich weiß doch nicht, ob er auch richtig geschrieben ist. Ich bin ja kein Anwalt.«

Mit dieser Reaktion habe ich überhaupt nicht gerechnet. Muss ich jetzt einen Anwalt mitbringen, wenn ich so etwas unterschreibe? Wie bitte?

»In Deutschland kann ich barfuß in jeden Laden und jedes Restaurant gehen.«

Er ist sichtlich irritiert: »Wirklich?« Er schaut mich an, als erzähle ich etwas von einer Reise zu einem anderen Planeten. Dann gibt er mir die Visitenkarte und bittet mich, mich an den Hauptsitz der Firma zu wenden.

Ich seufze.

Ich weiß, warum er so reagiert. Ich kenne meine Amerikaner. Ich kaufe noch ein paar Lebensmittel ein und merke, wie ich bei jedem Schritt auf den blitzblank geputzten Boden wütend werde. Ein Zustand, der für mich relativ selten ist. Ich bin sechsundfünfzig Jahre alt und kann aus Angst vor diesem dämlichen gegenseitigen Verklagen nicht barfuß gehen? Darf ich nicht mehr Verantwortung für meine eigenen Handlungen übernehmen? Wenn ich mich verletze, dann ist das mein Problem! Hilft nicht mal mehr ein Haftungsausschluss? Wie weit soll das noch gehen? Bis wir alle wieder wie Kinder behandelt werden?

Ich gehe barfuß, weil ich dabei ein Gefühl von Freiheit verspüre. Aber jetzt nicht mehr. Ich verspüre Anstrengung. Das Gespräch mit Solano kommt mir in den Sinn und sein Hinweis, dass ich nicht den Spaß beim Barfußgehen verlieren soll und dass ich nichts beweisen muss.

Ich versuche, mich wieder runterzuholen. Wieso habe ich noch vor ein paar Monaten völlig entspannt gesagt: »Kein Problem, dann ziehe ich mir einfach Schuhe an«, und jetzt regt mich genau das auf? Werde ich militant? Werde ich engstirnig?

Ich verstehe, dass sich ein Laden schützen will, wenn nicht sicher ist, wer hier wen für wie viel verklagen will. Ein paar Millionen für eine Glasscherbe? Bestimmt schon da gewesen. Da ist ein System aus dem Ruder gelaufen, und es ist noch nicht korrigiert worden.

Ich beruhige mich wieder. Und doch frage ich mich, ob wir uns alle einfach zu sehr beruhigen ...

Ich schreibe schließlich eine E-Mail an das Management der Lebensmittelkette:

Sehr geehrte Damen und Herren,

ich wohne in der Nähe Ihres Ladens in West Hollywood. Ich kaufe schon viele Jahre bei Ihnen ein. [Damit will ich zeigen, dass ich eine gute Kundin bin.] Ich bin sechsundfünfzig Jahre alt und Buchautorin [ich versuche hier, einen seriösen, erwachsenen Eindruck zu hinterlassen] und gehe seit letztem Juli barfuß.

Wie Sie wissen, ist Barfußgehen legal, und es gibt auch keine bestreffenden Vorschriften oder Regeln vom kalifornischen Gesundheitsamt, außer ich bin Angestellte bei Ihnen, was nicht zutrifft. [Hier will ich ihnen zeigen, wie gut informiert ich bin.] Ich schreibe ein Buch über das Barfußgehen und habe bisher noch nie irgendwelche Probleme gehabt, weder in Restaurants noch in Lebensmittelläden, weder hier noch in Europa. [Alle anderen haben kein Problem damit. Sie wollen doch nicht die einzige Ausnahme sein?] Ich schreibe Ihnen, weil ich sicher sein möchte, dass ich auch weiterhin bei Ihnen einkaufen kann. [Sie werden doch nicht eine Kundin verlieren wollen?]

Herzlichen Dank, Sabrina Fox

Ich bin schon sehr gespannt darauf, wie sie auf dieses Schreiben reagieren werden.

Ich treffe in unserem Hauseingang auf einen Nachbarn, den jeder hier kennt. Ich erkläre ihm ungefragt, dass ich jetzt barfuß bin, weil ich ein Barfußbuch schreibe – immer treu meiner Erfahrung, dass es leichter ist, wenn Leute informiert sind. Er schaut überrascht und ein bisschen neugierig. Wir unterhalten uns für eine Weile. Man muss nur die richtigen Leute informieren, und schon weiß jeder im Haus Bescheid. Selbst Frau Obrigkeitshörig ist beruhigt darüber, denn jetzt kann auch sie entspannt durchatmen, wenn wir auf den Flurteppichen in die Waschküche gehen.

In dieser Woche fällt mir Folgendes auf: Meine Füße werden hier schmutziger als in München. Es hat in Los Angeles schon seit Monaten nicht mehr geregnet, und diese konstante Fußwascherei, wenn ich nach Hause komme, ist doch mühsam.

Schuhe an- und auszuziehen ist da natürlich sehr viel einfacher. Doch noch nehme ich die Extramühe auf mich.

Wenn ich meine Freunde treffe, dann fahre ich mit dem Auto barfuß zu den Restaurants und gehe auch so hinein. Ich habe das Gefühl, als ob es noch niemandem aufgefallen sei. Niemand spricht mich an, und niemand hält mich auf. Früher hatte ich beim Sitzen die Beine überkreuzt. Das mache ich jetzt, wenn ich in der Öffentlichkeit sitze, überhaupt nicht mehr, außer die vom Boden abgehobene Fußsohle kann gegen eine Wand zeigen. Ich behalte meine Füße diskret am Boden.

An einem Abend fällt am Nebentisch eine leere Wasserflasche vom Tisch und direkt auf meinen linken Fuß. Das tat etwas weh – Gott sei Dank war sie leer –, und das war das erste Mal seit letztem Juli, dass ich dachte, ein Stiefel wäre jetzt ganz praktisch gewesen.

Hier in Los Angeles habe ich mir vor fünfundzwanzig Jahren Pediküren angewöhnt. In einer halben Stunde rein und raus. Kein Termin notwendig. Zwanzig, fünfundzwanzig entzückende Damen, die sich um Hände, Füße und den Nacken kümmern. Massagen bieten sie nämlich auch gleich dazu an. Man fühlt sich doch sehr dekadent, wenn drei Leute an einem herumfummeln.

Ich gehe mit Xero-Schuhen zur Pediküre, weil ich auch hier nicht will, dass sie erst meinen Dreck wegwaschen müssen. Ich suche mir einen hellen Nagellack für die Füße aus. Sie werden mit großer Professionalität behandelt und mit einer matschigen Salz-Öl-Mischung abgerubbelt für fünf Dollar extra – und meine Füße sind danach extrem sauber. Das werde ich mir auch besorgen.

Ich bekomme eine Zehn-Minuten-Nackenmassage von einer anderen Mitarbeiterin, und als ich die Augen wieder öffne, habe ich knallrote Fußnägel. Leider war der Nagellack der Kundin vor mir noch am Tisch, und die Frau dachte wohl, das wäre meine Wahl gewesen.

Sorry, aber Rot muss weg. Das ist doch zu viel Aufmerksamkeit.

Ich bekomme die Antwort auf meine Anfrage bei der Lebensmittelkette per E-Mail:

Liebe Sabrina,

herzlichen Dank für Ihre Nachfrage nach unserer Schuhpolitik. Wir verlangen, dass unsere Kunden Schuhe beim Einkauf in unseren Geschäften tragen. Dies liegt daran, dass es Gelegenheiten geben kann, in denen Flaschen, Gläser oder Behälter brechen und unter anderem zum Beispiel giftige Haushaltsreiniger ausfließen könnten. Wir möchten Verletzungen vermeiden, die ohne Schuhe möglich wären.

Wir bedanken uns für Ihr Verständnis und Ihre Mitarbeit.

**»Wie interessant,
sie sehen ein bisschen wie Pfoten aus!«**

Ich habe einen Massagetermin bei Trace Albright, die meinen Körper schon seit knapp zwanzig Jahren massiert. Das letzte Mal hatte ich vor einem Jahr das Vergnügen. Sie weiß von meinem Barfuß-Abenteuer durch Richard.

Wie Lucy ist Trace in vielen Belangen des Körpers gebildet. Sie ist nicht nur Massagetherapeutin, sondern auch Yogalehrerin, Kräuterspezialistin und Akupunkteurin.

Ich lege mich auf die Liege und freue mich auf die Behandlung. Trace wendet sich sofort neugierig meinen Füßen zu und kann es nicht fassen: »Warum sind deine Füße so weich?« Sie streichelt mir immer wieder über die Sohlen: »Das hätte ich nie gedacht. Wie interessant, sie sehen ein bisschen wie Pfoten aus!«

Ich muss mich zusammenreißen, damit ich mich nicht entsetzt aufsetze. Meine Füße sehen wie Pfoten aus? Was sieht sie, was ich nicht sehe?

Nach meiner Session sitzen wir noch zusammen. Sie gibt mir ihre Zusammenfassung: »Da sind überhaupt keine Verhärtungen und Entzündungen in deinen Füßen. Die würde ich als kleine Knötchen spüren, deine Füße sind perfekt ausbalanciert und feinfühlig. Deine Mittelfußknochen haben alle eine ausgezeichnete Mobilität, was physiognomisch perfekt, aber wirklich sehr selten ist.«

»Hast du öfter solche Füße wie meine?«

»Noch nie! Wenn ich ein Fußgewölbe massiere, dann spüre ich, ob das weich oder angespannt ist. Bei dir ist da kein Widerstand. Mein Daumen kann dort tief einsinken. Bei den anderen spüre ich Widerstand und Anspannung. Dann drücke ich bei denen mehr, und das tut dann weh. Die meisten glauben, das tut weh, weil ich so tief massiere, aber sie haben vorher schon Verhärtungen, die sie gar nicht mitbekommen.«

»Wie fühlt sich der Rest von meinem Körper an?«

»Da ist eine definitive Veränderung in deiner Wirbelsäule. Besonders deine Halswirbel sind sehr viel besser ausgerichtet. Und an deinem unteren Rücken ist mir auch etwas aufgefallen: Der war immer schon gut und stark, aber jetzt ist da eine Leichtigkeit drin, als wenn da kein Druck mehr drauf wäre. Deine Wirbelsäule bewegt sich mühelos nach oben.«

Lucy und Trace. Beide kennen meinen Körper schon lange, und beide haben dasselbe festgestellt – bis auf die Pfoten.

Am nächsten Tag versuche ich, Fotos von beiden meiner Fußsohlen zusammen zu machen. Solch ein Fußselfie ist keine einfache Angelegenheit, und so bitte ich später Julia darum. Ich sitze auf einem Stuhl und strecke ihr meine Füße hin. Sie ist entsetzt von meinem Tuberositas, der Ausbuchtung des fünften Mittelfußknochens. Sie dachte, den habe ich erst seit dem Barfuß gehen. Sie ist beruhigt, als sie erfährt, dass ich den schon immer habe. Wir schauen uns die Bilder an, und jetzt bin ich entsetzt.

Ich war selbst mal Fotografin und weiß um Schatten und Licht und wie was in einer Stimmung so oder so aussehen kann – doch dies hier sind scharfe Fotos, die ich nicht von meinem Gesicht haben möchte. Meine Füße sehen wirklich langsam wie Pfoten aus. Jetzt weiß ich, was Trace gesehen hat. Die Ballen an der Seite sind dicker. Es lässt sich nicht verleugnen, dass hier jemand barfuß geht. Sie sehen nicht mehr so aus wie noch vor zwei Monaten, als ich bei Dr. Jordan war. Jetzt hat sich etwas Entscheidendes getan.

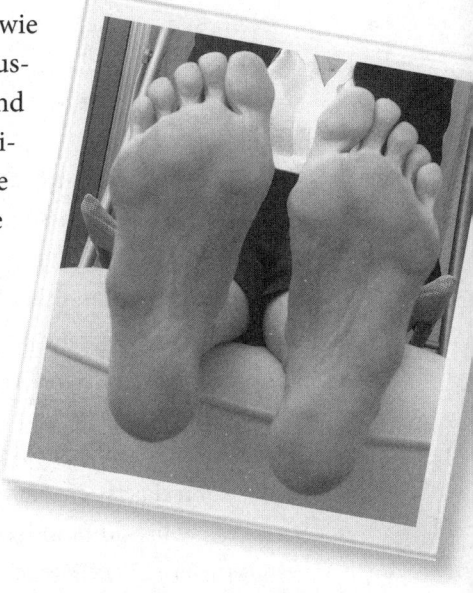

Wie Hände sich verändern, wenn sie durch andere Tätigkeiten von Bürohänden zu Bauarbeiterhänden werden, so haben sich meine Füße verändert. Kann ich sie so akzeptieren? Noch

irritiert es mich. Noch habe ich die Veränderung nicht voll-
zogen. Noch bin ich zu sehr Frau, die an ihren »Bürofüßen«
hängt. Meine Füße sehen jetzt wie die muskulösen Oberarme
eines Bodybuilders aus. Hier trainiert jemand erkennbar.

Tja. Die Eitelkeit.

Ich besuche für ein Wochenende enge Freunde in Palm Springs,
und am Abend schlendern wir durch ein Straßenfest. Wir unterhalten uns, und doch läuft parallel eine innere Unterhaltung in
mir ab:

»Der Boden sieht nicht gut aus.«

»Wir müssen eben nur etwas aufpassen.«

»Wir können doch jetzt einfach Schuhe anziehen.«

»Nein, wir schreiben ein Buch über das Barfußgehen. Da gehört das dazu.«

»Blödsinn! Dazu müssen wir doch nicht dauernd ohne
Schuhe sein.«

»Aber es fühlt sich toll an, barfuß zu sein.«

»Ja, doch es sieht nicht gut aus.«

»Was wissen die Augen schon vom Barfußgehen?«

»Die Augen sehen manchmal Gefährliches früher.«

»Ich will das aber noch weiter fühlen!«

»Du wirst damit keine Leute inspirieren, die glauben einfach
nur, du spinnst.«

»Es soll uns egal sein, was die Leute glauben.«

»Ja, doch das ist einfach dumm, hier keine Schuhe anzuziehen. Was willst du beweisen?«

»Dass man barfuß gehen kann.«

»Das hast du schon bewiesen.«

»Ist das nicht einfach nur Sturheit?«

Ich bleibe stehen und ziehe meine Xero-Schuhe an. Sofort wird es still in meinem Kopf.

Obwohl hier an der Westküste alles blüht, habe ich keinerlei allergische Reaktionen. Ist das jetzt »nur« die Akupunktur, die mir das die letzten Jahre ermöglicht hat, oder hilft da auch das Barfußgehen? Ich merke ebenfalls keine stimmungsmäßige Veränderung, seitdem ich die bioidentischen Hormone abgesetzt habe. Das erstaunt mich besonders, denn ich bin sehr sensibel, was meine Hormone betrifft. Ob das was mit der Thymusdrüse zu tun hat, die laut Solano durch das Barfußgehen ja auch wieder aus ihrem Schlaf erwacht?

Schade, dass man das nicht so einfach einer bestimmten Sache zuordnen kann. Unser menschlicher Organismus wird von so vielem beeinflusst. Nicht nur von dem, was wir an Nahrung oder eventuellen Zusatzstoffen oder Medikamenten zu uns nehmen, sondern auch den Gedanken, die wir haben, unserem Stresspegel, unserem energetischen Feld. Das Umfeld, in dem wir uns bewegen, kann zu unserer Unterstützung, aber auch zu unserer Schwächung beitragen. Unser eigener Wohlfühlzustand spielt ebenfalls eine Rolle: Fühlen wir uns wohl oder überfordert? Und natürlich hängt es auch davon ab, welche Sensibilität und Aufmerksamkeit wir für das Befinden unseres Körpers entwickelt haben.

Wirkt das Barfußgehen bei allen gleich? Ich glaube nicht. Auch da hängt es von dem einzelnen Organismus ab. Wir sind nun mal einzigartige Wesen mit einem unfassbar spannenden Instrument: unserem Körper.

Ich bin in Santa Monica und gehe in einen Buchladen. Am Eingang steht ein Sicherheitsmann. Nachdem ich ein paar Meter an ihm vorbeigegangen bin, höre ich ihn hinter mir rufen: »Ma'm!«

Ich weiß nicht, ob er mich meint, aber ich gehe einfach weiter. Frau Obrigkeitshörig ist in Panik, dass wir rausgeschmissen werden. Aber nichts dergleichen passiert.

Ich kaufe ein paar Bücher und gehe in die Fußgängerzone. Ich genieße den schönen Tag und lächle Menschen freundlich an, besonders auch diejenigen, die danach aussehen, als ob sie obdachlos sind und um eine Unterstützung bitten. Manchmal lächle ich, manchmal gebe ich Geld, manchmal unterhalte ich mich. Zwei sprechen mich auf meine nackten Füße an und finden es gruselig, dass ich barfuß gehe. Sie würden so etwas niemals machen.

Ich ziehe jetzt öfters die Xero-Schuhe an. Das hat ökonomische und zeitliche Gründe. Los Angeles hat gerade mal wieder eine Wasserknappheit. Und mein tägliches mehrmaliges Fußwaschen braucht eben auch einiges an Wasser. Gerade wenn ich nur mal kurz noch ins Auto muss, weil ich etwas im Kofferraum vergessen habe, ziehe ich mir Schuhe an. Das ist sehr viel weniger Zeit- und Wasseraufwand, als wenn ich mir für die zwei Minuten über den Tiefgaragenboden zehn Minuten die Füße waschen muss, selbst wenn ich das Wasser nicht durchfließen lasse, sondern ein, zwei Liter mit Stöpsel verwende.

Heute Morgen zeige ich Julia einen Ausschnitt aus dem Buch *Let's Just Say It Wasn't Pretty* der Schauspielerin Diane Keaton. Diane Keaton fällt nicht nur durch ihre großartige Schauspielkunst auf, sondern auch durch ihre ungewöhnlichen Outfits.

Sie beschreibt, wie ihr Teenagersohn Duke beim Essen im Restaurant selbst den gelegentlichen Zylinder auf dem Kopf oder die weiten Clownshosen seiner Mutter, ohne mit der Wimper zu zucken, hinnimmt.

Doch dann ging Diane Keaton mal ausnahmsweise barfuß in seine Schule, um ihn dort abzuholen. Er sah sie von Weitem, nahm Reißaus und tat so, als würde er sie nicht kennen. Zu Hause beschwerte er sich: Wie konnte sie ihm das nur antun! Barfuß in die Schule zu kommen! Ein paar Tage später wollte sie mit ihrem Sohn einen Spaziergang machen. Sie hatte mit Absicht keine Schuhe an, und er weigerte sich mitzugehen, wenn sie sich dazu keine Schuhe anzieht.

Ich weiß, wie es Ihnen geht, Diane! Nicht nur Sie wundern sich darüber. Warum zeigen wir unsere Füße so ungern her? Ohne den Schutz oder die Bedeckung sind sie nackt. Wir erlauben uns, schutzlos zu sein. Und doch auch offen. Wie viel Angst haben wir vor der Beurteilung anderer? Und wie oft hält uns das davon ab, Sachen zu machen, die uns Freude bereiten?

Füße. Meistens gut versteckt.

Wie wir auch?

Sheena, eine Freundin meiner Tochter, ruft mich an und wünscht mir einen guten Flug nach Deutschland. Sie bedankt sich für ein Abschiedsdinner zu dritt, das wir gestern hatten. Anschließend waren die Mädchen noch aus, und beiden taten ihre Schuhe weh.

»Übrigens hat Julia gestern gesagt, sie wünsche sich, dass sie wie ihre Mutter jetzt einfach die Schuhe ausziehen könnte.«

Darüber freue ich mich. Die Herbergsmutter mit ihrer übergroßen Harmoniesucht seufzt vor Glück.

Amerikaner haben überhaupt keine Probleme damit, mit Fremden an der Ampel oder im Aufzug ein Gespräch anzufangen. Wenn man eine witzige Jacke trägt, kommt garantiert irgendjemand und sagt, wie toll die ist. Das gefällt mir auch an meinen Kaliforniern: das zwanglose Miteinander-ins-Gespräch-Kommen. Gerade wir Deutschen, die weder in Aufzügen noch in U-Bahnen ein Wort miteinander wechseln, sind oft überrascht von diesen Gesprächen.

Ich wurde nicht ignoriert – aber meine Füße. Ich war dann doch überrascht, dass ich in den vier Wochen Los Angeles (bis auf die beiden Obdachlosen) von keinem sonst darauf angesprochen wurde. Ich stand an Ampeln, in Restaurants, ging spazieren, ging in die Drogerie, in Ausstellungen, ging in Parkhäuser, sang downtown mit ein paar Improv-Freunden, ich kam und verließ barfuß meine Yogaklassen. Niemand hat mich auf meine nackten Füße angesprochen. Sehr ungewöhnlich für meine Amerikaner, die gern mit Fremden sprechen. Und da meine bloßen Füße so ignoriert wurden, laufe ich jetzt auch im Flughafen barfuß.

Als ich durch die Sicherheitskontrolle gehe, hält mich am Schluss ein Mitarbeiter auf: »Wenn Sie Ihre Schuhe suchen, die sind vielleicht auf dem anderen Laufband.«

»Ich hab noch nie jemanden gesehen, der hier barfuß rausgeht«
– Mai –

Wieder zurück in München, hole ich meinen Elektroroller aus dem Winterschlaf. Um zu sehen, ob die Batterie auch genug aufgeladen ist, fahre ich vor meinem Atelier einige Male auf und ab. Ich habe für diese kurze Probefahrt keine Schuhe an, werde aber beim Fahren welche anziehen. Ich trage schließlich auch Handschuhe. Mit meinem still vor sich hin summenden Roller fahre ich zum Akupunkturtermin.

Ich schließe Helm und Schuhe in der Helmbox ein und bin ein paar Minuten später in der Praxis bei Frau Dr. med. Yanqing Wellenhofer-Li.

»›Kalte Füße‹ und ›kalte Füße durch das Barfußgehen‹ sind nicht das Gleiche«

Dr. Li sieht mich gleich und kommt nach vorn, um meine Füße zu inspizieren. Sie ist so begeistert davon, dass sie den Patienten im Wartezimmer von mir erzählt. Sie ist auch Qi-Gong-Lehrerin und gesteht: »Nach deiner Ausstellung und wie ich dich dort barfuß gesehen habe, hat mich das so inspiriert, dass wir jetzt auch Qi-Gong barfuß üben.«

Wir gehen in den Untersuchungsraum, und der Moment der Wahrheit naht. Sie will meine Zunge sehen. Sie war noch nie mit meiner Zunge zufrieden. Ich strecke ihr die Zunge hin, und sie betrachtet sie länger. Sie zeigt ein mildes Lächeln. Meine Hoffnung steigt.

»Gut. Viel besser. Ich sehe eine deutliche Änderung. Deine Zungenspitze war vorher immer mit vielen roten Punkten übersät, und die sind weg. Deine Zunge ist auch röter, das heißt eine bessere Durchblutung. Das ist gut.«

Sie fühlt meine Handgelenke und hört auf die verschiedenen Pulsfrequenzen. Auch hier nickt sie: »Alle deine Funktionskreise sind besser geworden.«

Wie schön! Sie mag meine Zunge und meine Funktionskreise. Das ist ja noch nie passiert. Bevor ich mich zur Akupunktur hinlege, habe ich noch ein paar Fragen: »Stimmt das, dass kalte Füße als Anzeichen eines schwachen Nierenfunktionskreises gesehen werden?«

»Das stimmt nur, wenn du zum Beispiel auch leicht erschöpft bist, bei leichter Bewegung gleich schwitzt, zu Atemnot und Herzrasen neigst oder Harntröpfeln nach dem Urinieren hast. Nur dann ist das ein Anzeichen eines schwachen Nierenfunktions-Qi und Yang-Mangels.«

»Das habe ich alles nicht. Werden denn durch kalte Füße auch die Nieren geschwächt? Meine Füße sind natürlich manchmal kühler als der Rest vom Körper.«

»›Kalte Füße‹ und ›kalte Füße durch das Barfußgehen‹ sind nicht das Gleiche. Kalte Füße gibt es oft wegen einer schlechten Durchblutung oder weil die Energieleitbahnen, also Meridiane, gestaut oder blockiert sind. Die Füße sind die Wurzeln. In den Füßen beginnen genauso viele Meridiane wie in den Händen. In der Geschichte der chinesischen Medizin – also immerhin seit mehr als zweitausend Jahren – wird dem Fußreflex eine wichtige Heilstellung zugewiesen. Durch das Barfußgehen, ob warm oder kalt, werden ständig die Fußreflexzonen beim Gehen selbst massiert. Das ist gut und gesund.«

Sie nickt mir aufmunternd zu.

»Jetzt habe ich aber eine Frage an dich«, sagt sie. »War dir im Winter barfuß nicht kalt?«

»Wenn es mir kalt war, dann habe ich Schuhe angezogen. Aber das ging erstaunlich gut. Unter null Grad konnte ich barfuß nur wenige Minuten gehen, aber ab zwei Grad noch einige hundert Meter. Auch meine Zirkulation wurde besser. Jetzt werden sie sehr schnell wieder warm, früher – als ich noch Schuhe trug – dauerte das ewig. Ist das in der chinesischen Medizin erklärbar?«

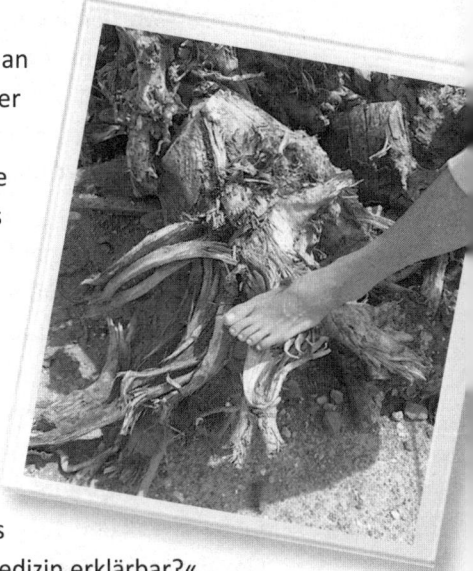

Dr. Li nickt. »Ja. Dein Eindruck ist richtig und aufmerksam. Das Barfußgehen wirkt ausgleichend auf sechs Fußmeridiane und dreißig Punkte, und durch die Vernetzung aller Körpermeridiane und Organe verbessert sich die Durchblutung des Fußes und des ganzen Körpers. Dadurch verbessert sich auch deine Abwehrfähigkeit.« Sie lacht. »Du bist einfach immer für eine Überraschung gut.«

Ich lege mich zurück auf die Liege, und sie setzt ihre Nadeln. Akupunktur und ich, wir mögen uns.

Eine halbe Stunde später verlasse ich selig den Behandlungsraum und finde Dr. Li im anregenden Gespräch mit zwei Patientinnen im Warteraum wieder.

»Sabrina, darf ich dich vorstellen?«

Die zwei Damen starren zuerst auf meine Füße, und dann lächeln sie mich neugierig an. Eine zieht sofort ihre Schuhe aus. »Das interessiert mich ja, was Sie da machen.«

Ich beantworte die üblichen Fragen, und am Schluss erkläre ich noch den Ballengang.

»Wie interessant«, bemerkt Dr. Li nach meiner Vorstellung begeistert, »wie ähnlich dieser Gang doch einer der berühmtesten und ältesten Qi-Gong-Übungen ist, der ›achten Brokat-Übung‹.« Sie stellt sich auf die Zehenballen. »Im Deutschen heißt das, glaube ich, ›auf den Zehenspitzen stehen‹.« Sie hebt und senkt die Ferse. »Diese Übung heißt übersetzt: ›Lass dich auf die Ferse fallen und vertreibe alle Krankheiten.‹ Durch diese Bewegung vibriert die Wirbelsäule, und die Lebensenergie Qi wird im ganzen Körper verteilt.«

Wir alle machen die Übung nach, und als der nächste Patient den Behandlungsraum betritt, ist er leicht überrascht, vier Frauen lachend und auf den Ballen wippend zu sehen.

Eine davon auch noch barfuß.

Es ist Muttertag, und ich fahre mit meiner Mutter zu ihrem Bruder und seiner Frau nach Erlangen. Wir freuen uns auf einen schönen Familientag. Meine Tante Elisabeth hatte erst vor Kurzem Geburtstag, und so ist ihre Familie mit einigen Kindern und Enkelkindern ebenfalls da. Die Kinder sehen mich barfuß und können es kaum glauben. Da wir mittags lange im Restaurant sitzen und die Kinder – wie ich – langsam unruhig werden, frage ich sie, ob sie Lust auf einen Spaziergang haben. Sie haben. Alles, nur um hier rauszukommen.

Kaum sind wir aus dem Restaurant draußen, fragen mich die Kinder aus. Es sind drei Mädchen. Eine etwas schüchterner als die anderen beiden. Die Erste zieht sofort ihre Schuhe und Kniestrümpfe aus und juchzt bei den ersten Schritten vor sich hin: »Das fühlt sich ja so angenehm an.« Jetzt wollen die anderen auch nicht mehr zurückstehen. Die Schüchterne hat allerdings eine lange Strumpfhose an. Sie geht zwar ohne Schuhe, aber auf der Strumpfhose. Ich bin nicht sicher, ob die Mutter von den Löchern in der Strumpfhose begeistert sein wird, und schlage ihr vor, sie auszuziehen. Aber das traut sie sich nicht.

Als wir wieder zurückgehen, sitzt die Geburtstagsgesellschaft draußen in der Sonne, und drei von uns kommen barfuß zurück. Das Strumpfhosenmädchen hat die Schuhe wieder angezogen. Ich suche die Augen der Eltern, um zu sehen, ob das jetzt für sie in Ordnung war, dass die Kinder barfuß sind. Alle sind recht entspannt. Das schüchterne Mädchen fragt jetzt die Mama, ob sie die Strumpfhose ausziehen darf, und diese meint, dafür sei es zu kalt.

Ja, das kenne ich. Das dachte ich auch. Ich erzählte der Mutter von meiner Erfahrung, und sie zieht jetzt selbst ihre Schuhe aus, um das mal auszuprobieren: »Du hast recht. Das ist ja gar nicht so kalt, wie ich das gedacht habe.« Nun ist auch das kleine Mädchen nicht mehr zu halten. Sie zieht jubilierend ihre Strumpfhose aus. Am Schluss machen wir noch ein paar schöne Fußbilder.

Meine Mutter sitzt dabei und lacht.

Es ist ja auch schon Mai und nicht mehr April, und da ist ja auch kein »r« mehr im Monatsnamen.

Fersengang mit Vorfußtechnik

Nach einigen Versuchen haben wir es jetzt doch geschafft. Ich treffe Carsten Stark, dessen Buch *Füße gut, alles gut* mich inspiriert hat, in seiner Praxis in München. Vor mir hat er noch zwei Klienten, die am Eingangsbereich ihre Schuhe hinterlassen haben. Ich putze mir meine Füße mit meinen Feuchtigkeitstüchern ab.

Carsten Stark ist ein sympathischer Mann, groß, schlank, sehr sportlich, dem man abnimmt, dass er weiß, was er tut. Seine Leidenschaft für die Füße ist ihm mit jedem Satz anzumerken, und er freut sich, dass er etwas entwickelt hat, was Menschen unterstützt. Er selbst kam zu seiner Begeisterung für den gesunden Fuß durch eigene Fußprobleme. Er entwickelte die Fußkartografie.

Als Erstes klärt er mich auf: »Mein Buch ist ja kein Barfußlaufbuch. Da ist ein Kapitel drin, wo es ums Barfußlaufen geht. Das Buch kaufen Menschen, die mit den Füßen oder bestimmten strukturellen Problemen zu kämpfen haben. Und sie interessieren sich dafür, weil sie sagen, bisher hat man alles angeschaut, nur nicht die Füße.«

»Dann haben Sie wahrscheinlich gar nicht so viele Leute wie mich, die kein Problem mit ihren Füßen haben?«

Er nickt. »Sie haben ja keinen Grund, zu mir zu kommen. Grundsätzlich gibt es ja zwei Beweggründe: ein positives Ziel zu haben, das mich motiviert. Aber achtundneunzig Prozent reagieren leider erst, wenn das Problem immer größer wird und der Schmerz mehr wird; und sie suchen nach Lösungen, um von etwas wegzukommen.

Bei Ihnen sagt man: ›Ich möchte gern barfuß laufen, weil die das toll macht. So eine attraktive Frau, die läuft barfuß, die ist mutig, das tut bestimmt gut, und das macht glücklich – das ist ein ›Hin zu‹.

Bei mir sind fast alle Leute, die sagen: ›Ich will weg von …‹ Das ist eine ganz andere Art der Motivation.«

»Es ist gar nicht einfach, bei Ihnen einen Termin zu kriegen. Sie sind ja ziemlich ausgebucht.«

»Ja, ich setze sehr hohe Hürden, bevor Klienten überhaupt zu mir kommen können. Wenn sie dann da sind, sind diese Menschen hoch motiviert. Und das sind dreißig bis vierzig

Prozent ihres eigenen Genesungsweges: reine Motivation. Der Rest ist Wissen, Umsetzung, das Richtige tun. Meine Arbeit ist Information.«

»Was machen Sie genau?«

»Ich schaue mir den Menschen an. Wie er steht, wie er geht, wie die Füße aussehen, schaue mir die Schuhe an, fasse die Füße an und versuche, aus meiner Sicht als Fußkartograf die Situation zu beurteilen. Er schildert mir ja dann auch, was sein Thema ist, und dann schätze ich die Situation ein. In der Regel ist das dann anders, als der Klient es sonst gehört hat. Dann versuche ich, Lösungswege zu entwickeln. Wie findet der Mensch zielgerichtet, schonend und nachhaltig eine Lösung für sein Anliegen, weswegen er gekommen ist? Ich habe eine große Bandbreite an Möglichkeiten aus ganzheitlicher Sicht an Bewegung, Balance, Koordination, Sensomotorik, Propriozeption [Eigenempfindung], Kräftigung, Beweglichkeit. Also auch die Wahrnehmung betreffend. Was der Klient sich besorgen soll, was er weglassen soll, wie er es sich zu Hause einrichtet, wenn er durch die Welt reist, wenn er läuft, was er anders machen soll, und das entwickle ich mit ihm. Der Klient kommt ja alle vier bis sechs Wochen für eine Einheit, und das dauert meistens ein halbes Jahr. Danach ist schon viel getan, weil der Körper sich umstellen konnte. Manche kommen dann später noch ein-, zweimal im Jahr vorbei. Die meisten brauchen das nicht.«

»Können Sie sagen, bei wie viel Prozent sich was Entscheidendes verändert hat?«

»Das kann ich nicht sagen. Aber was ich mit Stolz sagen kann, ist, dass bei hundert Prozent etwas Positives passiert ist. Es gibt Menschen, die sagen: ›Es hat sich so viel verbessert im Vergleich zu vorher, das ist zwar noch nicht ganz gut, aber damit kann ich leben.‹ Das betrifft hauptsächlich Menschen im höheren Alter. Also siebzig aufwärts. Manche fragen mich auch in der Altersgruppe: ›Ja kann ich da noch was tun?‹ Und man kann immer was tun. Natürlich hat dort der degenerative Prozess Jahrzehnte länger an der Gesundheit genagt. Einen alten, schiefen Baum können Sie nicht wieder gerade biegen, aber Sie können ihm die Nährstoffe geben, dass es ihm einigermaßen gutgeht. Das spreche ich auch immer an, damit es nicht zu hohe Erwartungen gibt, weit über das Realistische hinaus. Es gibt ja verschiedene Netzwerke von Berufen, die auch meine Arbeit schätzen und die nicht wie die Masse denken, sondern sagen: ›Lasst uns mal eine Alternative ausprobieren.‹ Das ist immer besser als eine Operation. Es wird ja schon bei Kindern operiert. Eine Operation sollte immer erst am Schluss kommen.«

»Bei Kindern?« Ich bin überrascht. »Da ist doch das ganze Wachstum noch nicht abgeschlossen?« Ich bin auch als Kind mit einem Senkspreiz- und Plattfuß diagnostiziert worden und habe Einlagen verschrieben bekommen. Da ich erst elf Jahre alt war und wuchs, waren die Einlagen schnell ausgewachsen, und außerdem haben sie mich gestört. So habe ich sie weggelassen. Immer wieder höre ich, dass diese Diagnosen gar nicht so dramatisch sind, wie es sich anhört. Da ist nicht zwangsläufig etwas falsch mit dem Fuß. Er ist eben nicht die Norm. Es kommt mehr darauf an, ob der Fuß gut funktioniert. Und das kann er auch als Plattfuß. Und wie ich selbst erfahren habe, wird durch das Barfußgehen das Fußgewölbe stärker und höher.

Carsten Stark erzählt: »Ich habe früher im ersten schuhfreien Kindergarten Deutschlands Schuhwochen gemacht, Elternabende zur Information dazu gegeben, die Kinder lernten Fußlieder, sind barfuß durch die Farbe gestiegen, und die Eltern mussten dann ihre Kinder anhand der Fußabdrücke herausfinden. Die Kinder liebten das. Das Problem waren die Eltern. Die wussten alles besser. Es tat mir für die Kinder sehr leid, aber man kommt da gar nicht dran, weil die Eltern dazwischenstehen.

Die Kinder bekommen gar keine Chance. Das ist sehr, sehr schade. Aber ich habe es lange versucht.«

»Sie sind ja hier in Ihrer Praxis auch barfuß. Wann ziehen Sie Schuhe an und wann nicht?«

»Ich gehe nicht barfuß in der Stadt, weil es für mich unangenehm ist. Ich muss mich dauernd Argumenten aussetzen, aktiven oder passiven, warum soll ich mich ständig erklären? Zum anderen ist es bequemer, weil ich über die Ferse laufen kann. Gerade wenn man langsam geht, ist es für mich leichter und angenehmer, über die Ferse zu gehen ...«

Wie interessant. Ich hatte den Eindruck, dass er immer mit dem Ballen geht. Und auch ich habe ja im Winter unter null Grad in meinen Uggs die Erfahrung gemacht, dass der Fersengang ganz angenehm sein kann, wenn man an der Ferse genug Federung hat.

»... zum anderen ist es auch eine hygienische Frage. Und ein Punkt ist, dass ich viel mit meinem Hund unterwegs bin und der mir mit seinen Krallen auf den Füßen rumlatschen würde, und das tut weh und macht böse Kratzer. Also gehe ich gern barfuß, wenn ich mich bewegen kann. Wenn ich viel gehe. Im Englischen Garten, durch die Bäche, in den Bergen, quer durch den Wald, ist auch egal, wo. Gletscher, mäßige Klettersteige – das ist so mein Ding. Das ist für mich Freiheit. Denn in der Stadt bewege ich mich meistens auf dem Rad, besorge was und fahre mit dem Rad zurück. Dann gehe ich in meine Praxis, und hier ziehe ich eh die Schuhe aus. Und so muss ich die Füße auch nicht ständig putzen und waschen – es ist für mich einfach leichter.«

»Ja diese Putzerei ist schon etwas mühsam. Ich habe auch immer Feuchtigkeitstücher dabei.«

»Schauen Sie, und dann müsste ich ein Täschchen mitnehmen, das ist für mich als Mann nicht so machbar.« Er lacht. Dann, ganz Mann: »Und ich sehe die Frauen auch gerne mal in High Heels.

Da sind sie schick, das macht ein langes Bein. Sie sind weiblich. Ich finde das ganz toll, aber ich sage: ›Kannst du tragen, wenn die Füße fit sind. Ein paar Stunden, dann passt das. Da spricht nichts dagegen.‹«

High Heels habe ich jetzt schon seit Juli nicht mehr getragen. Und im Moment reizt es mich auch nicht. Vielleicht kommt das ja wieder?

Wir unterhalten uns über die Balance des Schuhean- und -ausziehens. Ich probiere gern mal die Endpunkte einer Situation aus, um dann für mich in der Mitte wieder anzukommen. Carsten Stark kennt seine Klienten, und für die wäre mein Ansatz schwierig.

»Wenn ich meinen Klienten sagte: ›Jetzt müssen Sie nur noch barfuß laufen!‹, dann wirkte das fanatisch. Und die Menschen sind ja nicht innerlich von etwas überzeugt, sondern sie wollen von etwas weg. Wenn sie also dann zurück nach Hause kommen und nur barfuß laufen würden, dann halten die anderen das für eine Spinnerei, und sie glauben, er hat irgendeinen Guru kennengelernt, und es fehlt nur noch, dass er Räucherstäbchen in den Ohren trägt. Da ist es viel besser, wenn die Menschen in ihrem Umfeld sehen: ›Genial, du kannst die Schuhe wieder tragen und hast keine Schmerzen. Wie machst du das?‹ Das soll es sein.«

Ich sehe eine ganze Batterie von Barfußschuhen, die er zur Information in seiner Praxis hat.

»Welche davon tragen Sie denn?«, frage ich ihn.

»In der Stadt trage ich auch ganz normale Schuhe, die den Fuß nicht einschränken: Also breiter vorne sind, bequem sind, leichter Absatz, damit die Ferse nicht so hart aufsetzt. Barfußschuhe sind für mich eher wie Handschuhe für den Fuß, und das heißt für mich minimales Schuhwerk. Minimal ist nichts dran außer einer Sohle.«

Ich zeige ihm meine Xero-Schuhe.

Er trägt ganz gern die FiveFingers (»Weil die ein bisschen verrückt sind, und ich bin ja auch sportverrückt«) und die Sole Runner, gerade im Winter.

Ich wollte noch mal wegen des Ballengangs nachfragen: »Sie wechseln von Fersengang auf Ballengang?«

»Ja, das ist ganz wichtig für den Fuß, damit er nicht nur einseitig belastet wird, sondern eben vielseitig.«

»Also gibt es für Sie nicht einen richtigen Gang? Nur den Ballengang zum Beispiel? Manch andere schlagen eine komplette Änderung der Gangart vor.«

»Das macht auf Gras nicht wirklich Sinn. Wenn Sie auf einer weichen Fläche langsam gehen, dann sind Sie im Ballengang labiler und mit dem Fersengang stabiler. Auf dem Sand zum Beispiel gehe ich nicht mit dem Vorfuß, sondern mit dem Mittelfuß. Da schaffe ich eine große Fläche und sinke nicht so tief ein.«

Wie interessant! Auch etwas zum Nachdenken für meinen gelegentlichen Perfektionswunsch. Frau Obrigkeitshörig wie Frau Pflichtbewusst mögen klare Regeln: Das macht man nur so und nicht anders. So bin ich aufgewachsen. Mein inneres Kind ist das gewöhnt. Die weise alte Frau in mir schmunzelt darüber.

»Meinen Klienten will ich weitergeben, dass es möglich ist, neue Bewegungsmuster in alte Systeme zu integrieren. Nicht das eine abschaffen und mit dem anderen ersetzen. Das ist mir zu einseitig. Der Fuß verändert sein Gehverhalten intuitiv, je nachdem, was er braucht. Ich denke darüber nicht nach, sondern es passiert einfach, der Fuß sieht ja. Das sind meine Augen. Er nimmt den Untergrund wahr, und dementsprechend bewegt er sich. Wenn der weiche Boden kommt, gehe ich über die Ferse, kommt harter, steiniger Boden, dann gehe ich über den Mittel- oder Vorderfuß. Da denke ich nicht mehr nach, und das muss man erreichen, dass der Körper es selbst macht. Das geht relativ schnell.«

Wir beginnen mit der Untersuchung. Zuerst muss ich mich normal hinstellen. Dann bittet er mich, jeweils auf einem Bein zu stehen. Ich merke selbst, dass ich links besser stehe als rechts.

»Das linke ist stabiler, und auch Ihr Längsgewölbe ist stärker.«

»Obwohl ich Rechtshänder bin?«

»Das ist genau der Grund. Sie gleichen es aus. Jetzt bitte umdrehen.«

Ich drehe mich um, und er schaut sich genau meine Ferse und meine Sehnen an. »Durch das Barfußgehen haben Sie schöne, kräftige Achillessehnen bekommen.« Das hat auch noch kein Mann zu mir mit solch einer Begeisterung gesagt. Dann bittet er mich, in der Praxis auf und ab zu gehen. Er schmunzelt: »Ach, lustig.«

Lustig?

»Ihr Vorfußgang ist ein Fersengang mit Vorfußtechnik.«

Wie bitte? Ich schwanke noch zwischen Entsetzen und Überraschung.

Er schmunzelt. »Für mich ist das kein Vorfußgehen. Wenn Sie mit dem rechten Fuß losgehen, dann legen Sie Ihr Körpergewicht auf den linken Fuß, und erst dann strecken Sie Ihren Fuß nach vorn aus. Das ist Fersengang.«

Ich konzentriere mich auf den ersten Schritt. Es stimmt. Ich lege mein Gewicht auf den linken Fuß, wenn ich mit dem rechten losgehe. Und ja, ich strecke den Fuß nach vorn aus. Er ist vor meinem Körpermittelpunkt.

»Ich bin jetzt natürlich überrascht. Ich übe das seit elf Monaten, und jetzt erfahre ich, dass das falsch ist?«

»Gehen Sie mal mit der Ferse.« Ich gehe ein paar Schritte. »Und jetzt gehen Sie mal mit Ihrem Ballengang. Und beobachten Sie sich dabei genau.«

Eindeutig: Ich gehe mit dem gleichen Bewegungsablauf den Ballengang wie den Fersengang. Der einzige Unterschied ist,

dass ich mit dem Ballen zuerst aufkomme. Aber Hüfte, Gewichts-
verlagerung, Kniestreckung sind fast identisch.

Er macht mir seine Vorfußtechnik vor. Er geht ein paar Schritte,
und ich sehe, dass sein Oberkörper immer über dem vorderen
Fuß steht. Sein Oberkörper, im Gegensatz zu meinem, kippt
nicht nach vorn. Er erklärt mir dabei den Unterschied: »Ihr Fuß
ist weit vor Ihrem Körper, und meiner ist unter meinem Körper.«

Ich versuche, so zu gehen wie er. »Stimmt das so?«

»Eigentlich ja, aber das ist wirklich harte Arbeit.«

»Das andere war schon harte Arbeit, bis ich mir das angewöhnt habe.« Wir beide lachen.

»Den Gang, den Sie gehen, der kostet Sie viel zu viel Kraft.
Weil Sie den Fuß vor den Körper setzen. Und Sie sind auch langsam damit. Mit der Technik, die ich mache, da gehe ich bis zu
acht Kilometer die Stunde, wenn ich schnell gehe, und das mit
weniger Kraftaufwand.«

Das möchte ich natürlich lernen.

»Wenn man einmal etwas Falsches gelernt hat, zum Beispiel
in einer neuen Sprache oder einem neuen Sport, dann dauert es
ewig, bis man das rauskriegt. Das müssen Sie in Schritten lernen.
Da nützt es wenig, wenn ich Ihnen das einfach nur vormache,
sondern es muss in jede Zelle hineinprogrammiert werden.«

Das berühmte Muskelgedächtnis.

»Stellen Sie sich bitte noch mal hin. Füße nebeneinander.
Konzentrieren Sie sich auf den rechten Fuß. Bitte alle Zehen
hoch. Jetzt nur die große Zehe hoch. Und jetzt die zweite Zehe
über den ersten Zeh legen.«

Das klappt alles prima bei mir. Zum Angeben zeige ich ihm
noch das Winken mit den Mittelzehen.

»Sehr gut. Barfußläufer! Jetzt wieder in die Ausgangsposition. Beide großen Zehen hoch und jetzt eine nach der anderen
runter.«

Die linke große Zehe braucht ein bisschen. So als ob in meinem Hirn die Windungen noch nicht auf Automatik stehen. »Das können Sie noch etwas üben.« Ja, das kann ich.

Ich setze mich wieder, und Carsten Stark schaut sich meinen Fuß an, drückt, erspürt und bestätigt, was ich durch das Tangotanzen schon weiß und auch bei der Fußanalyse gehört habe: Ich setze meine Zehen zu wenig ein. Er deutet auf den Ballenanfang unter den Zehen, an den Stellen, an denen ich mir ab und zu wehtue. »Das ist dadurch entstanden, dass Sie Ihre Zehen nicht richtig auf dem Boden ablegen. Bis wir uns das nächste Mal sehen, üben Sie bitte, die Zehen bei jedem Schritt leicht auf den Boden anzudrücken. Nicht verkrampfen. Und wenn die Ferse hinten hochgeht, dann die Zehen wieder loslassen. Üben Sie das immer mal wieder für zehn Minuten zu Hause. Lassen Sie es sich durch den Kopf gehen, was Sie eigentlich vorhaben. Der Körper braucht ein inneres Bild, damit er Ihnen folgen kann.«

Ich übe das, und er beobachtet mich.

»Mit dem kleinen Zeh des rechten Fußes tun Sie sich etwas schwer. Dadurch wird das, was Sie jetzt tun – also den verkrampften Fersengang mit dem Ballenauftritt –, noch schwieriger. Wenn Sie die Zehen aktivieren, fällt es Ihnen noch schwerer, so zu gehen. Es wird für Sie noch alberner.«

Dann stelle ich mich in den Fußscanner, der meine Fußsohlen erfasst. Seine Analyse erfolgt aufgrund der verschiedenfarbigen Druckstellen an den Füßen. Auch damit ist er zufrieden: »Ihre Füße machen einen guten Eindruck! Also bei Ihnen geht es um die Zehen und den Gang, und das können Sie optimieren.«

Wir verabschieden uns, und als ich die paar Treppen zur Praxistür gehe, lacht er: »Ich habe noch nie jemanden gesehen, der hier barfuß rausgeht.«

Draußen vor der Tür begrüßt mich die Sonne. Also gut, dann werde ich mich jetzt noch mal umgewöhnen. Typisch ich, statt auf zu Hause zu warten, probiere ich es gleich hier vor seiner Praxis aus. Ich versuche mir vorzustellen, ich würde nach vorn fallen, damit mein Körpermittelpunkt nicht zu weit hinter jedem Schritt liegt. Das fühlt sich am Anfang so an, als ob ich mit meinen Füßen schlürfe. Aber der Gedanke daran hilft mir erst mal.

Wenn ich die Zehen auf den Boden aufmerksam aufsetze, merke ich, wie mein Oberschenkel weniger belastet wird. Das hat Carsten Stark also gemeint, als er sagte, dass meine Version vom Vorfußgang anstrengender ist. Ja, mein »Fersenvorfuß-gang« war mehr ein Staksen, während das andere mehr ein Gleiten ist.

Ich übe mal wieder. Zehen unten aufsetzen. Alle machen nett mit, bis auf den kleinen rechten Zeh, der so tut, als hätte er mich nicht gehört. Ich beuge mich zu ihm herunter: »Ja, mein Lieber, die Zeiten sind vorbei, wo du einfach so rumhängen konntest. Komm! Hilf mal mit.«

Sein Seufzen höre nur ich.

Am Wochenende bin ich bei Stanko auf dem Land. Sein von ihm selbst großartig renoviertes Atelier ist jetzt fertig, und ein paar Zimmer werden im Haus von ihm, Melia und mir um-gestellt. Beim Möbelschleppen bin ich vorsichtig. Mir ist die Verletzlichkeit meiner Füße bewusst.

Beim Aufräumen geht es immer mal wieder über die Hof-einfahrt zu den Mülltonnen. Seit fast einem Jahr gehe ich auf diesen komischen Betonplatten mit den scharfen Kieselsteinen barfuß, und jeder Schritt ist anstrengend. Am Abend wird es im Haus plötzlich kühler, und ich ziehe meine dünnen Lederschlappen an. Ich habe einiges für den Kompost, und als ich noch mal über die Hofeinfahrt gehe, bin ich glücklich.

Mir tut beim Gehen nichts weh. Herrlich! Schuhe sind schon etwas Praktisches. Als ich zurückkomme, strahle ich immer noch selig, und Stanko und Melia fragen mich, warum. Ich erzähle ihnen von meinem Hofeinfahrterlebnis.

Beide sind überrascht. »Spürst du das noch? Bist du da nicht schon abgehärtet?«

Leider nicht. Wahrscheinlich braucht man dazu eine dicke Hornhaut, die ich weder habe noch haben will. Da ist es doch einfacher, gelegentlich Schuhe zu tragen.

Stanko und ich fahren nach Slowenien. Er möchte mir zeigen, wo er geboren ist. Wir fahren durch Graz und machen dort kurz Halt. In einem vegetarischen Restaurant sehe ich, wie eine Mutter ihren barfüßigen Sohn – circa vier Jahre alt – durch den Raum trägt.

Wie schön, denke ich mir, ein Kind, das barfuß gehen darf.

Zehn Minuten später geht sie ein weiteres Mal vorbei, das Kind immer noch auf dem Arm und immer noch barfuß.

Zwanzig Minuten später geht der Vater mit dem Kind vorbei. Auch er trägt es.

Fünf Minuten später kommt er wieder zurück, das Kind auf dem Arm.

Langsam dämmert es mir. Der Bub ist zwar barfuß, aber gehen darf er trotzdem nicht.

Nach dem Essen machen wir einen kleinen Spaziergang und stoßen auf einen Vivobarefoot-Laden. Endlich kann ich deren Schuhe mal vorher anprobieren! Ich hatte schon einige Male welche bestellt, aber die Sohle war mir nicht flexibel genug. Da ich nach den zwei Tagen in Stankos Heimat für eine Woche zum Wandern und Fasten fahre, überlege ich mir, ob ich nicht doch zusätzlich zu meinen Xero-Schuhen welche mit stärkerem Profil mitnehmen soll. Ich habe mit dem Barfußwandern noch überhaupt keine Erfahrung und möchte die Gruppe nicht aufhalten. Bevor ich Schuhe anprobiere, mache ich mir erst einmal die Füße sauber.

Zunächst probiere ich normal aussehende Turnschuhe an, die zwar von der Sohle beweglicher sind, aber nicht mehr Profil als meine Xero-Schuhe haben. Die bringen mir wahrscheinlich nichts.

Dann zeigt mir der Verkäufer Wanderschuhe, aber die Sohle ist unbeweglich und erinnert mich an normale Wanderschuhe. Es gibt noch eine dritte Version: sehr bewegliche Sohlen mit Profil. Die gibt es allerdings nur in zwei Farben. Grün mit Orange und Blau mit Grün. Neutral ist etwas anderes.

Ich bin unschlüssig und entscheide mich dann doch dafür. Ich erinnere mich, dass Martl Jung gesagt hat, Profilschuhe seien ganz praktisch beim Abstieg. Wieder mal bin ich einfach eine Frau, die Schuhe kauft.

Wir fahren nach Ptuj, einer entzückenden Kleinstadt in Slowenien. Nette Leute. Noch etwas leer, bevor die Feriensaison beginnt. Dicke Pflastersteine. Barfuß ganz gut begehbar, mit dünnen Absätzen wäre das eine Katastrophe.

Wenige schauen, keiner fragt.

Wir fahren aufs Land und erfreuen uns an unseren Entdeckungen, besuchen den kleinen Ort, in dem Stanko geboren wurde, und finden von dem kleinen Weinberg, der damals um sein mittlerweile abgerissenes Elternhäuschen steht, gerade noch fünf Rebstöcke.

Wir genießen unseren Aufenthalt und die Übernachtungen im entzückenden Muzikafe. Wir sind begeistert von dem Wohlfühlambiente und dem Service und regelrecht geplättet von der grandiosen Musikalität des »Vasko Atanasovski Trio«, das im großen Keller des kleinen Hotels ein Konzert gibt.

Am Nachmittag gehen wir in der Stadt spazieren, und wir überqueren eine Straße mit einem tieferen Grasstreifen. Ich überlege mir kurz, doch meine Schuhe anzuziehen. Ich lasse es bleiben … und trete in etwas Schmerzhaftes. Mist! Nicht auf meine Intuition gehört.

»Es ist nichts passiert. Kaum der Rede wert. Das ist gleich wieder vorbei. Wahrscheinlich nur ein spitzes Steinchen!«, meint das Ego.

Ich erinnere mich an Regel Nummer zwei: *Wenn etwas an der Fußsohle schmerzt, schau sofort nach.*

Ich humple zu einer Bank in der Nähe und schaue mir meinen Fuß an. Ich sehe einen kleinen roten Punkt in der Mitte des linken Ballens. Ich reinige meinen Fuß mit einem Feuchtigkeitstuch, und Stanko schaut mit mir auf meiner Fußsohle nach. Ich nehme meine spitze Pinzette und mein Desinfektionsmittel, das ich in einem kleinen Fläschchen in meiner Handtasche habe, und zupfe in dieser kleinen Wunde herum. Ich sehe nicht wirklich, was ich da mache. Ich klebe ein Pflaster drauf und ziehe meine Xero-Schuhe an.

Beim ersten Auftreten spüre ich einen leichten Schmerz. Schon wieder die Frage: Wundschmerz oder ist da noch was drin? Offensichtlich habe ich immer noch nicht genug Erfahrung, dies zu unterscheiden.

Morgen wird mich Stanko im TamanGa abliefern, dem Gesundheitsresort von Dr. Ruediger Dahlke, wo ich seine Partnerin Rita Fasel treffen werde. Sie hat mit Ruediger zusammen das Buch *Die Spuren der Seele. Was Hand und Fuß über uns verraten* geschrieben. Wir sind schon seit einiger Zeit im Austausch und wollten uns unbedingt treffen. Rita bot mir an, eine Fußanalyse zu machen. Und da Ruediger zur gleichen Zeit mit den Fastenwanderleitern Simone Vetters und Gebhard Gediga eine Fasten-Wander-Woche anbietet, haben wir das miteinander verbunden. Slowenien und die Südsteiermark sind nah beieinander.

Am Abend denke ich darüber nach, dass diese Verletzung wieder in einer Situation passiert ist, wo ich sehr investiert bin, die kommende Zeit barfuß zu gehen. Das letzte Mal war es mein Wunsch, in Marokko barfuß zu gehen. Jetzt ist es mein Wunsch, in der Fasten-Wander-Woche barfuß zu wandern. Was genau habe ich da noch nicht verstanden?

Das Zentrum ist wunderschön, die Natur beeindruckend, die Schwingungen sind leicht, das Wetter ist angenehm, die anderen Teilnehmer sind es auch, und wir beginnen unser Fasten mit einem Glas biologischem Prosecco. Die Mönche haben sich schließlich auch mit Starkbier über die Fastenzeit gerettet, da dürfen wir mit einem Glas anfangen.

Ab dann gibt es salzlose Kohlsuppe, grüne Smoothies und literweise Kräutertee und natürlich Wasser. Wir meditieren morgens, wandern tagsüber, und zwischendurch erzählt Ruediger Wissenswertes über das Fasten. Auch er spricht oft über das Barfußgehen und geht selbst viel barfuß.

Es werden zwei verschiedene Wanderlängen angeboten.

Simones Routen sind kürzer, und da sie auch Expertin für Kräuter ist, gibt es immer mal wieder Pausen, in denen wir uns die Wiese anschauen und auch von dort etwas probieren. Klee schmeckt herrlich, Löwenzahn interessant, und ich habe das

Gefühl, als ob ich mich durch ein grünes Salatbuffet probiere. Der Spruch meines Vaters, dass er in der Kriegsgefangenschaft Gras gegessen hat, verliert seinen Schrecken.

Gebhards Routen sind ambitionierter und länger. Es ist erstaunlich, wie kräftig und wohl wir uns trotz beziehungsweise wegen des gleichzeitigen Wanderns fühlen. Ich fühle mich leicht und fit beim Gehen und schaue auch ganz entspannt anderen Wanderern zu, wenn sie ihre mitgebrachte Brotzeit vertilgen (wir dagegen haben jeder in einer Thermoskanne einen Liter Tee dabei) und dann im Gegensatz zu uns danach nur noch mühsam nach der Rast wieder hochkommen. Ja, ja, die Verdauung.

Mein linker Ballen tut mir beim Auftreten immer noch weh, und auch der rechte Ballen ist nicht ganz glücklich. Nach ein paar Minuten Wandern beruhigen sich aber beide wieder, und es geht sehr gut. Manche Wege sind grüne herrliche Wiesen, manche erdige Trampelpfade und manche eben die üblichen Spazierwege: Schotter. Ich merke, meine Fußsohlen sind doch glattere Wege gewohnt.

Am Ende eines langen Wandertages kommt mir der Gedanke, jetzt meine Xero-Schuhe anzuziehen. Frau Pflichtbewusst ist unwillig: »Wir schreiben ein Buch über das Barfußgehen! Was würden die Leute denken, wenn du schlappmachst? So inspirierst du keinen!«

Frau Obrigkeitshörig scheint das Lager gewechselt zu haben: »Also jetzt, wo wir Expertin im Barfußgehen werden, sollten wir auch immer barfuß gehen.« Und mein Ego ist auch nicht besonders zufrieden, weil ich gerade ein paar Kursteilnehmern erzählt habe, dass ich vor ein paar Tagen in eine Glasscherbe getreten bin. Mein Ego bevorzugt es, wenn wir vor Weisheit ein paar Zentimeter über dem Erdboden schweben.

Ich muss alle drei mal wieder daran erinnern, dass wir auf unseren Körper hören, und wenn er Schutz braucht, dann kriegt er den auch. Alle drei halten daraufhin den Mund, als ich meine Xero-Schuhe anziehe, sie wissen ja, dass mit mir da weiter nichts zu machen ist.

Unsere Wanderleiterin Simone Vetters trägt wie ich Minimalschuhe – passend »freeToes« genannt, von Joe Nimble, die so ähnlich wie meine Xero-Schuhe aussehen. Manche Wanderer, die uns entgegenkommen, sind völlig überrascht, dass es offensichtlich möglich ist, auch mit minimalem Schuhwerk zu wandern.

Das erinnert mich an die Empfehlung auf einer Bergwanderer-Internetseite, die mir im Gedächtnis geblieben ist: Bei einem guten Bergschuh sei die Sohle steif und lasse sich zwischen Ferse und Zehen kaum durchbiegen. Das verhindere schmerzende Zehengelenke, die sich durch das ständige Abrollen entzünden könnten. Wie bitte? Dann heißt es am Schluss noch, meistens spare die Schuhindustrie an den Einlagesohlen. Deshalb solle man extra Sportschuheinlagen dazu kaufen oder sogar orthopädische Einlagen mitnehmen. Das glauben leider noch viele. Auch deswegen leihe ich immer mal wieder meine Xero-Schuhe an andere Teilnehmer aus, damit sie ausprobieren können, ob und wie man damit gehen kann. Das hätte mir gerade in Graz wieder Geld gespart, denn die neuen Schuhe brauche ich nicht. Ich probiere sie trotzdem für eine kurze Strecke aus, und es geht sich mit ihnen ganz angenehm. Das Profil meiner Xero-Schuhe reicht aber völlig aus.

Die Wanderwege zeigen sich in aller Unterschiedlichkeit, und mein Gefühl, dass ich entweder barfuß oder mit meinen dünnen Minimalschuhen gut ausgestattet bin, bestätigt sich hier wieder. Erstaunlich, wie wenig Schuhwerk man wirklich braucht.

Lebensthemen wirklich anschauen

Ich freue mich auf die Fußanalyse und mache mich auf den Weg in Rita Fasels Praxisraum. Rita ist eine wunderschöne, strahlende Frau, und es ist ein großes Vergnügen, in ihrer Nähe zu sein. Schon als junges Mädchen hat sie sich für Füße und Hände interessiert, und seither erforscht sie deren Botschaften. Ihr Hauptaugenmerk liegt aber auf der Augendiagnose (Augenkunde, Skleralogie und Iridiologie). Sie ist Professorin für innovative Therapien in der Komplementärmedizin in der Schweiz.

Wir sitzen in ihrem entzückenden Büro oben in einem Giebelzimmer in TamanGa und reden über Füße.

»Du siehst ja ziemlich viele Füße. Was fällt dir da besonders auf?«

Rita seufzt: »Über die Hälfte sind richtig vernachlässigt. Ich rede jetzt nicht von manikürten Nägeln. Viele stehen nicht zu ihren Wurzeln, was die Füße ja sind, und können sich das überhaupt nicht vorstellen, dass man sich darum kümmert, und schauen dich wahrscheinlich auch völlig unverständlich an, denn auf die Idee, ihre Füße zu zeigen, würden sie nie kommen. Sie kappen sich dabei einen Teil ihrer Freiheit oder ihrer Vergangenheit weg. Es sind auch keine Leute, die nicht gebildet sind. Ich arbeite ja viel mit Ärzten zusammen, und das ist manchmal erschütternd, was ich da sehe.«

»Für welche Leute ist das Fußlesen denn am nützlichsten?«

»Sicher Jugendliche, die auf dem Weg zur Berufsberatung sind, weil ich da sehe, was blockiert ist. Da nehme ich allerdings auch die Hände dazu. Können sie Chefs sein oder brauchen sie eher ein Team oder gute Partner zum Beispiel?«

Ich bin erstaunt. »Das siehst du an den Füßen?«

Rita nickt. »Ja, wenn die zweitgrößte Zehe größer als der große Zeh ist, dann arbeitet man besser in einem Team oder mit guten Partnern zusammen. Fußlesen ist ein uraltes persisches Wissen, das auch auf Chakrenlehre basiert. Das findest du bei den australischen Buschlehren, bei den Sinti und Roma in Südfrankreich, bei den Indern, und ich habe überall geschnüffelt und recherchiert und dieses Wissen in meiner Arbeit mit Menschen natürlich auch immer wieder überprüft. Ich weiß nicht, woher das Wissen ursprünglich kommt, aber sie sind sich alle erstaunlich ähnlich und über Kontinente hinweg einig. Ich schaue auf einen Fuß, und dann rattert es bei mir schon. Jeder Zeh hat ein bestimmtes Thema von Urvertrauen, Kreativität, Tatendrang, Kummer, Liebe et cetera. Je nachdem, wohin sie sich neigen – nach innen oder nach außen –, haben sie ihr Thema in der Vergangenheit oder Zukunft. Das Fußlesen ist wie das Zusammenfügen eines Puzzles, und ich liebe das schon seit dreißig Jahren.«

»Was ist dir am wichtigsten dabei?«

Rita denkt kurz nach: »Es erleichtert die Leute, wenn sie sehen, dass ihr eigener Körper etwas zeigt, was auch jemand Fremdes verstehen kann. Das hilft vielen, mehr Mut zu haben oder sich durchzusetzen und die anstehenden Veränderungen auch durchzuziehen. Die eigene Ehrlichkeit ist ein großer Aspekt. Es gibt Menschen, die wollen vielleicht zuerst auch gar nicht hinschauen; doch wenn wir miteinander arbeiten, dann beginnt der Ehrlichkeitsprozess mit sich selbst. Viele verurteilen sich dann zuerst einmal, und es wird viel geweint. Aber es geht eher darum, was man ab jetzt anders machen will und dass man sich eben ab jetzt selbst treu bleibt. Mein Ansatz ist nicht: ›Das sind Ihre Füße, und das war es jetzt‹, sondern: ›Das sind Ihre Füße, und die zeigen Ihnen jetzt im Moment, wie es aussieht; und da gibt es Möglichkeiten, Lebensthemen wirklich anzuschauen.‹«

Sie holt ein DIN-A4-Blatt heraus, auf dem rechts einzeln die verschiedenen möglichen Formen von Zehen (zum Ende hin breiter werdend, rundlich oder in der Mitte schmal) und ihre Endungen (spitz, flach oder rundlich) aufgezeichnet sind. Ich merke schon, wie wenig aufmerksam ich bisher meine Zehen betrachtet habe.

Der größte Teil des Blattes nimmt eine Zeichnung von allen Zehen ein, und jeder Zeh hat eine Bestimmung.

Auf der linken Seite gibt es noch drei Darstellungen von Füßen mit einem gezeichneten Bogen über den Zehen. Auch hier gibt es wieder drei Möglichkeiten. Die erste: Die Zehen sind so, wie wir es gewohnt sind, in Reih und Glied von größeren zu schmäleren. Die zweite: Der zweite Zeh ist größer als der große Zeh. Oder die dritte: Der große Zeh ist wirklich riesig, und die anderen sind entscheidend kleiner.

Rita erklärt: »Wenn der große Zeh zum Beispiel übergroß und die anderen zu klein sind, dann sind das die ›Monologhalter‹. Da muss man aufpassen, damit man je ein Wort dazwischenkriegt. Wenn ich mit Teams arbeite, dann sehe ich das öfter. Dann kann ich dir nach einem Blick auf die Füße sagen, wer hier am meisten redet. Der übergroße Zeh gehört eher dem Patriarchen. Es sind übrigens viel mehr Männer, die diese Form haben.«

Sie beugt sich über meine Füße. »Dann wollen wir mal schauen.«

»Wo siehst du denn jetzt zuerst hin?«

»Als Erstes möchte ich mir die Hornhaut anschauen.«

Ich hebe meinen Fuß, sodass sie die Fußsohle sehen kann.

»Du hast eine Schutzhornhaut vom Barfußgehen, das ist nicht die gleiche wie die trockene, aufgespaltene Hornhaut, nach der ich suche.«

»Was sagt dir denn so eine richtig dicke Hornhaut?«

»Wenn ich sie zum Beispiel nur an der Ferse sehe, dann weiß ich, da wird der Körper vernachlässigt, oder er hat begonnen, einen Schutzmechanismus zu entwickeln. Zum Beispiel Frauen, die nicht glücklich sind in ihrer Beziehung. Sie haben meistens viel Hornhaut an der Ferse. Oder der zweite große Punkt ist die Mitte des großen Ballens sowie seitlich am großen Zeh. Wenn sich da eine grobe Hornhaut bildet, dann ist es meiner Erfahrung nach ein verletztes Herz – und die wollen sich schützen.«

Sie nimmt meinen Fuß und streicht an der äußeren Seite entlang: »Da ist die gesamte Wirbelsäule abgebildet.« Sie berührt meinen Tuberositas-Knochen und stutzt. »Hast du öfter Rückenschmerzen?«

»Früher schon, doch jetzt eigentlich nicht mehr. Aber den Tuberositas-Knochen habe ich immer schon so ausgeprägt.«

Sie bittet mich, die Füße nebeneinander auf den Boden zu stellen. »Jetzt schaue ich mir den Harmoniebogen an, also ob die Zehen einen Bogen formen, und da bist du ja ganz harmonisch unterwegs. Du hast eine Harfe vom großen bis zum kleinen Zeh. Wenn da der Partner zum Beispiel eine ganz andere Konstellation hat, also entweder der zweite Zeh größer ist oder die anderen Zehen sehr viel kleiner sind als der große, dann wird es schon schwieriger. So schön es auch sein mag in diesem Harmoniebogen, so gibt es natürlich wie in allen Bereichen eine Schattenseite, und die ist ...«

»... die Harmoniesucht. Die kenne ich.«

Die kenne ich zu gut.

»Wenn man so einen Harmoniebogen wie du hat, dann nimmt man alles wahr. Du gehst in einen Raum und weißt sofort, was das für Stimmungen sind. Das kann Segen oder Fluch sein. So feinfühlig, aufnahmefähig, aufmerksam zu sein, und wenn man dann zu achtsam den anderen gegenüber ist, dann nimmt dir das viel Energie.«

Meine innere Herbergsmutter mit ihrem Harmoniebedürfnis fühlt sich ertappt. Dieses Sich-zu-sehr-um-andere-Kümmern begleitet mich als Seelenhausaufgabe schon mein ganzes Leben. Seelenhausaufgaben sind ja Herausforderungen, die immer wieder kommen und die gelöst werden wollen. Die sind auch ganz einfach zu ermitteln: alles, was schwerfällt. Als Tochter eines Alkoholikers gewöhnte ich mir sehr früh an, meine Antennen nach außen auszufahren und dafür zu sorgen, dass die anderen glücklich sind. Ich hoffte, dass, wenn sie das endlich wären, dann auch Ruhe gäben. Das passiert natürlich nicht. Und erst als ich über dreißig Jahre alt war, begann ich mir dieses Muster anzusehen und es zu korrigieren.

»Jetzt schauen wir uns mal an, welcher von deinen Füßen größer ist.«

Bei mir ist das der rechte. Nicht viel, aber doch sichtbar.

»Der rechte steht für Beruf und Berufung und der linke für Familie. Familie ist dir wichtig, aber deine Berufung ist dir wichtiger.« Dann deutet sie auf meinen Spann. »Du hast einen gleichmäßigen Spann, da sieht man dir deine Selbstständigkeit an. Wenn der eingedrückt ist, dann fühlt man sich auch so. Verliert ein Kind den Spann, dann ist es richtig niedergedrückt worden – vielleicht von den Eltern oder der Schule. Manchmal ist das Deuten derart banal, weil man glaubt: So einfach kann es nicht sein! Aber oft ist es so.«

Sie deutet auf meine Zehen. »Siehst du, dass der linke große Zeh etwas breiter als der rechte ist?«

Ich nicke.

»Die großen Zehen stehen für das Kehlkopf- beziehungsweise Hals-Chakra, also den Ausdruck. Links ist der Kummerzeh, und der rechte ist der Freudenzeh. Der rechte große Zeh ist schmäler. Daraus lese ich, dass du Freude gut kommunizieren kannst. Mit der gehst du auch raus. Und auch in Partnerschaft teilst du die Freude. Aber beim linken Kummerzeh hast du einen leichten Flaschenhals – also eine Verengung –, und das interpretiere ich so, dass du deinen Kummer nicht immer mitteilst. Du gehst damit nicht hausieren.« Sie schaut mich an.

»Ja, das stimmt. Ich mache viel mit mir selbst aus. Aber da bin ich schon besser geworden. Das ist doch wahrscheinlich nicht so selten, oder?«

»So extrem wie bei dir eher schon.«

Oh.

Ich schaue mir zum Vergleich Ritas Zehen an. Bei ihr sind beide Zehen gleich. Rita beobachtet meinen Blick: »Ich behalte auch viel für mich. Aber beides gleich: Freude und Kummer.«

Sie deutet auf die Kuppe meines linken Kummerzehs: »Siehst du, dass die rund ist? Das bedeutet: Wenn du etwas von deinem Kummer erzählst, ist es schon diplomatisch abgeschmirgelt. Wäre die Kuppe gerade und glatt, dann würdest du einfach so damit rausplatzen.«

Ich schaue auf den rechten großen Zeh. Er ist oben viel flacher.

»Bei der Freude ist der Bogen nicht so rund. Siehst du das? Da bist du mehr die Draufgängerin und enthusiastisch. Du kannst Leute begeistern. Das sind die Kommunikationsausgleichszehen.«

Rita deutet auf den Bereich vom inneren Ballen unter dem großen Zeh. »Du hast keinen Hallux. Ich kann dir gar nicht sagen, wie viele Leute Hallux haben, und auch, wie viele Männer.«

»Was bedeutet Hallux valgus, außer dass es was mit den Schuhen zu tun hat?«

Rita schüttelt den Kopf. »Es hat nie etwas mit den Schuhen zu tun. Klar bremst der Schuh, aber man kann die gleichen Schuhe weitertragen, und dann geht der Hallux trotzdem weg. Das sind Leute, die nicht auf ihrem eigenen Lebensweg sind, und eigentlich weiß das die innere Stimme. Und wenn du nicht glücklich bist, wie du auftreten darfst – sei es zu Hause, im Büro oder wo immer –, verkürzt du deinen Fuß auch.«

Bei Ritas Zehen sehe ich an beiden Seiten eine leichte Ausbuchtung. Sie fährt fort: »Ich hatte einen großen Hallux während meiner Geschäftsjahre und habe ihn mit Yoga wegbekommen. Es gibt viele gute Übungen, und man braucht ein halbes Jahr Geduld und muss mit sich selbst ehrlich sein. Den Job langsam wechseln, wie ich das eben auch getan habe, bis man wieder ein Ziel vor Augen hat. Irgendetwas machen, damit man aus dieser verfahrenen Situation wieder herauskommt. Man hat viel zu wenig kommuniziert, was nicht richtig ist und was einen stört oder verletzt. Es ist enorm wichtig, darüber zu sprechen und sich mitzuteilen.«

»Der große Kummerzeh.«

Rita nickt. »Wenn der Hallux links ist, dann betrifft es die Partnerschaft und das Innenleben, rechts betrifft es den Beruf. Wenn man zu lange wartet, dann kann das auch beide betreffen. Es ist übrigens nicht nur durch Stress bedingt, sondern ebenso durch Langeweile, wenn man nicht auf seinem Lebensweg ist. Manchmal sehe ich das bei Ehefrauen, die zwar sonst keine Sorgen haben, aber sich beruflich ebenfalls verwirklichen wollen, es jedoch nicht tun. Also kriegen die das auch.«

Rita schaut besorgt und fährt fort: »Ein weiteres dramatisches Problem, das ich gelegentlich sehe, sind verkrampfte und verbogene sogenannte Hammerzehen. Vorher bekommt der Zeh einen Flaschenhals, er wird also in der Mitte viel dünner und oben breiter; und wenn dann nichts passiert, man das Problem nicht angeht, dann kommt man in eine Resignation, Frustration oder Depression, und der Zeh wird dicker und dicker. Wenn die Person dann keine Lösung mehr sieht, dann wird der Zeh ein verkrampfter Hammerzeh. Das Problem hat sich regelrecht festgekrallt.«

»Kann sich das wieder lösen?«

»Ja, aber nur, wenn man das Problem löst. – Jetzt wieder zurück zu deinen Zehen.«

Sie deutet auf den zweiten rechten Zeh. »Der zweite Zeh korrespondiert mit dem Herz-Chakra und zeigt deine Wünsche. Deiner hat eine Zukunftsvision.«

»Eine Zukunftsvision? Wo siehst du denn das?«

»Alles, was vom großen Zeh zum kleinen hinweist – also nach außen schaut –, blickt in die Zukunft.« Rita deutet auf meinen zweiten und dritten Zeh. »Dein zweiter (Herz-Chakra) und dein dritter Zeh (Solarplexus) sind miteinander verbunden, siehst du das?«

Im Verhältnis zu den anderen Zehen sehe ich das ganz deutlich. Es sieht so aus, als ob sie bei ihrem Ansatz ein V bildeten.

»Du entscheidest wahrscheinlich ganz selten gegen dein Herz. Wenn du nicht dazu stehen kannst, dann machst du es nicht. Das habe ich auch.«

Rita zeigt auf die mittlere Zeichnung auf ihrem Blatt. Über dem zweiten Zeh steht »Wunsch/Verlangen« und über dem mittleren »Tatendrang/Aggression«.

»Wenn diese zwei Zehen zusammenstehen, dann sind auch die vier Themen ein Doppelpaket«, erklärt Rita. »Das heißt, wenn du einen Wunsch hast, dann aktivierst du deine Kraftzentren, damit es auch passiert. Der Zeh ist schnurgerade und biegt sich erst ab der Mitte in die Zukunft. Dazu musst du wissen, dass auch der Zeh sich in drei Teile teilt: Körper, Geist, Seele. Ganz oben ist die Seele, im mittleren Bereich der Geist – Verstand – und da am Ansatz der Körper. Dein Zeh ist gerade und biegt erst ab der Mitte ab. Deine Seele hat die inneren Wünsche, die sie weit in die Zukunft gesteckt hat und die sie sich erfüllen möchte.«

Rita deutet auf das Ende meines zweiten Zehs. »Du hast ein gerades Ende an der Zehenkuppel, und das ist zielgerichtet und führt dich auch dahin. Und beim Aggressionszeh – also deinem Mittelzeh –, da hast du eine kleine Spitze, eine kleine Ausbuchtung an der Kuppel. Die sitzt aber nicht in der Mitte, sondern links. Das heißt, sie sitzt in der Vergangenheit. Das bedeutet, dass deine Aggression früher explosiver war als jetzt.«

Ich bin verblüfft. Das stimmt.

Rita fährt fort: »Du bist gelegentlich laut geworden, wenn das Fass voll war und wenn es sich zu lange gestaut hat.«

Ich bin völlig erstaunt, was sie da in meinen Zehen lesen kann.

»Es kann auch sein, dass die kleine Spitze noch ganz verschwindet«, fährt Rita fort. »Und der Zeh ist auch völlig gerade. Alle geraden Zehen haben auch etwas mit Geradlinigkeit zu tun. Einem Guru mit verkrumpelten Zehen würde ich nicht zuhören.« Sie lacht.

Ich deute auf meinen zweitkleinsten und kleinsten Zeh auf der rechten Seite. »Also, die beiden sind ja nicht besonders gerade.«

»Die sind beide unter Druck. Am linken Fuß ist es weniger. Aber rechts sind sie fleischiger, und das erstaunt mich bei einer so schlanken Person wie dir. Die beiden anderen sind im Zweierpack: Der vierte Zeh steht für Zuneigung und der kleine Zeh für Angst und Respekt. Die sind beide gestaut und biegen sich beide in die Vergangenheit.«

Jetzt erst fällt mir auf, wie dick die zwei eigentlich sind. Das habe ich noch nie bemerkt. Und ja, beide schauen nach innen, Richtung großer Zeh. »Was bedeutet das?«, frage ich Rita.

»Dass du zu viel Respekt vor anderen hast, besonders vor Autoritätspersonen. Aber das kann ich mir bei dir gar nicht vorstellen.«

Ich lache laut auf: »*Frau Obrigkeitshörig! Hast du das gehört?*« Ich wende mich an Rita: »Das stimmt. Ich habe das.«

»Wirklich?« Rita schaut erstaunt. »Im kleinen Zeh ist auch viel von den Kinderjahren drin. Strenges Elternhaus. Starke Lehrer.«

»Strenger Pfarrer«, werfe ich ein.

»Man wird unterdrückt. Du musstest als Kind wahrscheinlich oft warten, musstest brav sein und wurdest zurückgedrängt.«

Ja, ja und ja.

Rita schaut mich neugierig an: »Aber mich erstaunt das jetzt schon bei jemandem wie dir, der so viel auf Bühnen steht und öffentlich spricht. Du hast spitze Enden an den kleinen Zehen. Ich nenne die spitzen Enden ›Buchhalterzehen‹: Informationen werden gesammelt, und dann wird aufgeräumt: Jahresabschluss und Neubeginn.«

»Und was heißt das am vierten Zeh, der mit dem Thema ›Zuneigung‹ in die Vergangenheit schaut?«, frage ich weiter.

»Die Zuneigung hat ja auch ihre Schattenseite.«

»Kontrolle?«

»Ja.« Rita nickt. »Und Perfektion. Und je mehr man da loslassen kann, desto mehr Zuneigung fließt. Das liegt bei dir aber auch mehr in der Vergangenheit. Dein Perfektionismus ist wahrscheinlich in der Pubertät entstanden.«

»Den habe ich heute schon auch noch. Aber ich bemühe mich, ihn loszulassen.«

»Die Zehen werden sich nicht mehr ändern. Aber wenn du an dem Thema noch arbeiten willst, das kannst du gern tun.«

»Was kann ich da jetzt machen?«

»Massieren.«

Eine herrliche Idee, mir Frau Obrigkeitshörig wegzumassieren.

Rita greift zwischen ihre Zehen: »Siehst du die Schwimmhäutchen zwischen den Zehen? Drück sie mal.«

Ich greife mit Daumen und Zeigefinger das kleine Schwimmhäutchen zwischen kleinem und zweitkleinstem Zeh – auch noch nie gesehen, dass ich das habe – und drücke. »Das schmerzt ein bisschen.«

»Drück sie so lange, bis es nicht mehr wehtut. Das Ende vom Stau ist das Ende vom Schmerz.«

Rita deutet zum Vergleich auf den kleinen Zeh am linken Fuß: »Der kleine Zeh an deinem linken Fuß ist viel schlanker. Der hat nichts an Rückstau und ist schnurgerade. Du hast also viel Urvertrauen mitbekommen.«

»Damit bin ich, glaube ich, schon gekommen. Das stammt nicht aus meiner Kindheit.« Ich lache.

»Lass mal sehen.« Rita bittet um meine Hand und schaut in meine Handflächen: »Ja klar!« Sie deutet auf meine Lebenslinie, die einen weiten Bogen um meinen Daumenballen macht. »Siehst du die vielen parallelen dünneren Linien daneben? Da steht jemand neben dir. Da hast du eine andere Unterstützung. In der linken hast du sogar noch mehr als in der rechten. – Aber jetzt weiter mit den Zehen.«

Der vierte Zeh am linken Fuß ist der Liebeszeh.

»Er ist breiter und hat auch keinen Flaschenhals, aber er fängt an, Gefühle zu sammeln. Das sehe ich, weil er oben dicker ist. Oben, du erinnerst dich, da ist der Bereich der Seele, da sammelst du Liebeserfahrung. Jede Erfahrung, die du machst, fließt in eine neue Beziehung mit ein, aber es bedeutet eben auch, dass du in einer neuen Beziehung nicht mit einem neuen frischen Blatt beginnst. Der Zeh schaut auch ein bisschen in die Vergangenheit.« Wir starren beide auf meine Zehen. »Dabei kannst du dir deinen Kummerzeh auch anschauen. Zeigst du deinem Partner auch deinen Kummer? Du weißt ja, dass ausgesprochener Kummer auch Barrieren aufbricht.« Rita fängt zu husten an. Als sie fertig ist, erklärt sie: »Ich muss nur husten, weil ich einen größeren Flaschenhals habe als du.«

Wir lachen beide und haben beide etwas zum Nachdenken.

»Schau dir deinen tollen linken Mittelzeh an. Der steht für die Kreativität. Das ist dein stärkster Ausdruck. Das ist dein Ventil.«

Ich habe wirklich einen schönen linken Mittelzeh. Und ja, meine Kreativität ist mir sehr wichtig. Sei es das Schreiben, das Modellieren, das Singen oder das Improvisieren. »Wenn du ein Problem hast: Mach spontan was Kreatives. Das ist immer eine Lösung für dich.« Das stimmt. Den Satz schreibe ich mir auf. Der gefällt mir.

Wir kommen zum letzten Zeh, dem zweitgrößten, der für Gefühle steht: »Schau, dein Zeh hat oben ein flaches Ende. Das heißt, wenn du etwas kapiert hast, dann ziehst du das auch durch. Wenn du dich für etwas noch nicht entschieden hast, dann bist du in einer Abwägungsphase; und das ist ja auch ganz in Ordnung.« Das stimmt ebenfalls. Meine Entschlüsse setze ich ohne Zögern um – allerdings erst, wenn ich sie nach längerem Nachdenken und Erspüren getroffen habe. Wir lächeln uns an, und alles in allem bin ich doch erstaunt, wie kongruent ihre Deutung mit meiner Eigenwahrnehmung ist.

Rita gibt mir den Zettel mit ihren Notizen mit: »In der Sammelbilanz ist alles recht entspannt, und es zeugt von einem schönen, harmonischen und geradlinigen Leben. Es freut mich, dass wir doch noch ein paar Sachen gefunden haben.«

Ja. Das freut mich auch. Ich lerne gern dazu.

In Ritas und Ruedigers Buch steht ein Satz, der ihren Blick darauf zusammenfasst: »Die Hände zeigen unser Verhältnis zur Welt, die Füße unser Verständnis von uns selbst. Für ein erfolgreiches Leben mag Ersteres entscheidend sein, für ein glückliches Leben aber ist Letzteres mindestens genauso wichtig.«

Am nächsten Morgen nehme ich meinen Kummer und teile ihn Rita mit. Der Schmerz im linken Ballen lässt nicht wirklich nach, und das ist nun doch ein Zeichen dafür, dass da was nicht stimmt. Vier Tage später hätte mein Fuß sich schon erholt haben müssen. Der Schmerz behindert mich nicht. Er ist wie House-Music in einem Aufzug. Der Aufzug fährt, aber die Musik irritiert mich. Ich erspüre nur, dass da etwas noch nicht in dem mir gewohnten harmonischen Gleichgewicht ist. Und was mich normalerweise an der Herbergsmutter stört – das Es-allen-recht-machen-Wollen –, schätze ich hier an ihr. Denn sie gibt eben nicht Ruhe, bis die Harmonie wiederhergestellt ist.

Rita hilft gern, und so liege ich kurz danach in ihrer wunderschönen Wohnung auf einem weißen Sofa. Sie ist mit heller Lampe, Lesebrille und Desinfektionsmittel ausgerüstet und bringt mir auch noch eine selbst gemachte Notfall-Zugsalbe, die sie mir für die nächste Nacht zum Einwirken mitgibt. Ich komme mit meinem komischen Auftrittsgefühl, einer spitzen Pinzette und ein paar Pflastern.

Sie sucht und bohrt – für mich völlig schmerzfrei – und holt dabei diverse dünnste Dinger raus, von denen weder sie noch ich sagen können, was das ist. Ein dunkler Punkt. Ein kleiner Eiterpunkt. Irgendetwas Flauschiges. Zwischendurch stehe ich auf und gehe. In dem rechten Ballen schmerzt auch etwas – allerdings sehr viel weniger –, und ich sehe auch auf dem Ballen schon seit ein paar Tagen einen schwarzen Punkt. Aber da er nicht halb so stört wie der andere, habe ich mich darum nicht gekümmert. Ich weiß, dass sich die Haut von unten erneuert und dass dann, was immer sich festgesetzt hat, mit der Zeit in den äußeren Hautschichten und damit auch draußen landet.

Aber da Rita gerade so schön bei der Sache ist, bitte ich sie, sich den rechten Fuß auch gleich anzuschauen. Ein paar Sekunden später hält sie triumphierend ein kleines schwarzes Teil hoch, und das war es dann. Ich stehe auf und gehe herum, und jetzt ist alles in Ordnung.

Meine Haut ist dick. Wirklich dick. Und gerade wieder bemerke ich einmal mehr, wie viele Nervenzellen wir doch in unseren Füßen haben, dass etwas offensichtlich so Minimales und Kleines einen irritierenden Auftrittsschmerz auslösen kann. Ich erfahre mehr über meinen Körper. Ich merke jetzt ganz deutlich, dass nur dann etwas nicht mehr drin ist, wenn ich es beim Auftreten nicht mehr spüre. Das hat nichts mit dem Wundschmerz zu tun. Der ist anders. Der Wundschmerz summt irgendwie, pulsiert leicht und fühlt sich flächiger an. Dieser Auftrittsschmerz jedoch ist ein scharfes, punktuelles Schmerzgefühl. Gut zu wissen. Das zeigt mir ganz deutlich, dass links im Fußballen noch etwas drin ist.

Wer weiß, wie häufig ich diese Klarheit noch brauchen werde. Was ich aber auf jeden Fall in meiner Handtasche haben muss, ist eine kleine handliche Lupe mit Licht. Oder vielleicht eine extrem starke Lesebrille, die eine Lupenfunktion übernehmen kann? Ich habe zwar weniger Schuhe, bekomme aber dafür mehr Werkzeug. Und mehr Pflaster. Allerdings dieses Mal nicht für die Blasen, sondern für die Fußsohlen.

Abends reibe ich sie mit Lavendelöl ein. Ich benutze gern ätherische Öle. Lavendelöl habe ich immer dabei. Ich verwende es oft am Abend, indem ich mir ein paar Tropfen auf die Handflächen gebe und sie verreibe. Und dann atme ich für eine halbe Minute den Geruch ein. Das ist besonders entspannend vor dem Einschlafen. Lavendelöle haben eine antiseptische Wirkung, und da meine Ballen gerade viel erlebt haben, massiere ich sie damit.

Es liegt eine Liste in dem gemütlichen Speiseraum aus, bei der man sich zu einer Rückenbehandlung und einer Atlas-Energetik eintragen kann. Mathias Sen Aring aus Österreich bietet unter anderem die sanfte Wirbeltherapie nach Dieter Dorn an, dessen Behandlungsmethoden ich durch Lucy und meine eigene

Kniescheibenbehandlung kenne. Ich trage mich für den nächsten Tag ein.

Auf der Massageliege bekomme ich zuerst eine Auflockerungsmassage, dann überprüft Mathias Sen Aring Beinlänge und Hüfte. Anschließend werden stehend die Wirbel meines Rückgrats untersucht. Oben im Atlas wird etwas eingerenkt, und auch unten am Kreuzbein hat es eine sehr leichte Verschiebung gegeben. Ich frage nach dem Steißbein und dem siebten Halswirbel, aber beide sind da, wo sie hingehören. Wie schön!

Am Schluss notiert Mathias auf einer Grafik der Wirbelsäule die Wirbel an, die ihm aufgefallen sind, und er reicht sie mir mit den Worten: »So wenig Wirbel musste ich noch nie korrigieren.«

Ich komme zwei Tage früher vom Fasten zurück, weil ich seit Längerem ein Wochenende in Dänemark in meinem Kalender notiert habe. Vor Monaten habe ich mich mit einigen meiner Improv-Freunde zum Aarhus Vocal Festival verabredet. Beinah wäre ich nicht gefahren. Frau Pflichtbewusst bestand darauf, dass wir mit dem Fasten weitermachen und ohne Unterbrechung am Buch schreiben. Es hat eine Weile gedauert, bis ich merkte, dass ich mich schon wieder für die Pflicht und gegen die Freude entscheide. Nicht, dass ein Buch zu schreiben für mich keine Freude wäre – das ist es sogar sehr –, aber das Singen hat für mich noch mal einen anderen Stellenwert. Es ist nur für mich und meinen Genuss. Ich freue mich auf ein Wochenende voll Musik und Workshops.

Ich packe eine kleine Reisetasche und fliege am nächsten Morgen nach Hamburg, um dann in den Zug umzusteigen. Ich kann die lange Fahrt über im Zug schreiben, und so ist Frau Pflichtbewusst etwas beruhigter. Besonders als sie merkt, dass ich erst mal in der Lounge am Hamburger Hauptbahnhof festsitze, weil mein Zug durch den Streik ausgefallen ist und wir noch mal drei Extrastunden zum Warten und Schreiben haben.

Auch in Dänemark bin ich kein Barfußgespräch wert. In einem der Workshops meint jemand zu mir: »Sie sollten sich Schuhe anziehen«, weil wir eine Übung machen, in der wir uns alle auf engem Raum bewegen. Zwei FiveFingers-Träger fallen mir auf.

Einer der A-cappella-Chöre, die großartigen »Vivid Voices«, gehen barfuß auf die Bühne. Ich bin so erfreut darüber, dass ich Fotos mache und sie auf meiner Facebook-Seite poste: »Endlich nicht mehr die Einzige barfuß im Raum.«

Nach drei Tagen, viel Musik und viel Freude geht es wieder zurück. Ich arbeite gern in Zügen. Vielleicht sollte ich einfach nur hin und her fahren.

Ich komme abends nach Hause und steige in meiner Küche wahrscheinlich in einen kleinen Glassplitter. Keine Ahnung, wo der herkommt. Meine neuen Lupen sind noch nicht gekommen, und mit der alten sehe ich nicht genug. Ich hole mir die Stirntaschenlampe raus, um wenigstens genug Licht zu haben. Ich nehme eine kleine Stecknadel, desinfiziere sie und versuche herauszunehmen, was ich finde. Ich weiß noch nicht, ob der dunkle Punkt unter der Haut ein Blutfleck ist oder ob da was drinsteckt.

Beim Auftreten erkenne ich jetzt den Unterschied zwischen Wundschmerz und Fremdkörper. Trotzdem, ich habe mich schon wieder leicht verletzt. Ist das ein Zeichen dafür, dass ich aufhören soll? Ich stelle mir die Frage in der Ruhe meines Seins und beobachte dabei – ohne mir ein bestimmtes Ergebnis zu wünschen oder zu erwarten – meinen Körper. Ich weiß, wie er mit mir kommuniziert: Ein »Ja« kommt immer mit Freude und auch oft zusätzlich mit einem Gefühl der Erleichterung, wie ein innerlicher Tusch eines Orchesters.

Ist es still in mir und kommt dieses Gefühl nicht, dann ist das ein »Nein«.

In mir ist es still. Also ein Nein.

Warum trete ich also trotzdem rein, obwohl mein Energiefeld aktiviert ist? Gerade eben gab es keine Warnung meiner Intuition, die mir sagte, zieh – noch dazu in meiner eigenen Küche – Schuhe an.

Trete ich nur rein, weil ich lernen muss, was Wundschmerz und was Fremdkörper ist?

Ist es ein Lernprozess wie Muskelkater, den man bekommt, wenn man etwas Neues macht?

Bin ich nicht aufmerksam genug?

In meinem Selbstverständnis gibt es keine Zufälle. Wenn mir oder in meinem Leben etwas passiert, dann hat das mit mir zu tun, denn es betrifft mich. Also habe ich offensichtlich etwas noch nicht verstanden. Ich kann mir nicht vorstellen, dass ich jetzt mehrmals in Scherben trete, nur damit ich lerne, sie wieder rauszuholen. Mir ist allerdings schon ein paarmal aufgefallen, dass gelegentlich der Gedanke hochkommt, die Xero-Schuhe anzuziehen, und ich ziehe sie dann doch nicht an. Eben weil Frau Pflichtbewusst mir sagt, dass wir darüber ein Buch schreiben und wir gefälligst barfuß bleiben müssen.

Soweit ich mich erinnere, habe ich mich zweimal verletzt, weil ich nicht auf meine Intuition gehört habe. Einmal nach der Beerdigung, als ich mir beim Verlassen doch die Schuhe auszog, obwohl sich in mir der Gedanke geformt hatte: »Die paar Meter kann ich sie jetzt auch anlassen.« Und das zweite Mal während eines Stadtbummels in Ptuj, als ich über einen

Grasstreifen ging und den Gedanken hatte, mir Schuhe anzuziehen, und es doch nicht tat.

Andererseits bin ich sehr viel öfter barfuß geblieben – obwohl ich den Gedanken hatte, mir Schuhe anzuziehen –, und
mir ist überhaupt nichts passiert. Wie soll ich mich verhalten?
Ich schaue nach draußen. Es regnet. Herrlich! Ich muss noch
Lebensmittel einkaufen und zum Sonnenstudio. Ich möchte
barfuß gehen, denn ich liebe das Gefühl. Doch dieser Wunsch,
wo kommt der her?

Ist es mein freudiger Wunsch? Ein Wunsch, der frei aus
meiner Seele kommt? Oder ein »Wir-gehen-barfuß-und-basta-
Wunsch« von Frau Pflichtbewusst?

Gleichzeitig kommt der Gedanke hoch, dass ich gerade drei
kleine Wunden am Fuß und noch keine haltbaren Pflaster bei
Feuchtigkeit gefunden habe und es besser wäre, wenn ich
Schuhe anzöge. Was ist das jetzt? Mein Verstand? Meine Intuition? Wie wir wissen, ist die Intuition häufig auch sehr logisch.
Jetzt, wo ich das schreibe, scheint sie geradezu übermächtig
logisch zu sein. Und in dem Moment erinnere ich mich an
Solanos Warnung: »Wenn du anfängst, dich von einer Sache zu
begeistern, dann erforschst du sie gründlich. Es ist wichtig, dass
du dich dabei nicht selbst in eine Ecke hineinmanövrierst …
Mich kümmert es mehr, dass du weiterhin Spaß damit hast.
Dass du flexibel bleibst, dich wohlfühlst und nicht das Gefühl
hast, als ob du dich erklären oder beweisen müsstest.«

Genau das ist passiert! Ich habe mich in eine Ecke hinein-
manövriert, obwohl ich gedacht hatte, ich habe das noch im
Blick. Ich habe mir die Freiheit genommen, Schuhe anzuziehen, wenn ich sie brauche oder einfach nur will. Ich wollte doch
irgendwie zum »Barfuß-Botschafter« werden.

Ich habe gerade drei kleine Wunden am Fuß, und deshalb
brauche ich Schutz. Punkt.

Wie gut, dass ich mich verletzt habe! Denn diese drei kleinen Wunden an meinem Ballen sind drei kleine Erinnerungen daran, dass ich sorgfältiger sein muss: eben nicht auf Frau Pflichtbewusst zu hören, die glaubt, dass wir jetzt *immer* barfuß gehen müssen, sondern auf die Freude: Hier macht es Spaß, und dort ist es praktischer, Schuhe anzuziehen.

Das Pendel schwingt langsam in die Mitte. Dahin, wo ich es brauche. Dahin, wo ich mich wohlfühle. Ich habe es bis zur anderen Seite hin ausprobiert, und ich spüre in mir Freude und eine Leichtigkeit. Ein gutes Zeichen. Ein wirklich gutes Zeichen.

Es ist Frühling, und der Splitt ist weg. Einen herzlichen Dank an die Münchner Straßenreinigung!

Meine Fußsohlen gefallen mir wieder. Ich hatte mir angewöhnt, die Füße unter der Dusche mit Birkensalzpeeling abzuschrubben, und damit bekomme ich die kleinen dunklen Schlieren weg. Sie fühlen sich wieder weicher an. Sie sind auch heller geworden, und der muskulöse Eindruck von vorher ist abgeflacht. Meine Fußsohlen haben wieder etwas Fließendes bekommen.

Vielleicht auch, weil ich von meiner Sturheit oder meinem Pflichtbewusstsein wieder in meinen Fluss komme.

Ich fahre mit dem Rad zum Arzt wegen einer Blutuntersuchung. Mittlerweile sind drei Monate nach dem Absetzen meiner bioidentischen Hormone vergangen, und ich spüre immer noch keinen Unterschied im Wohlbefinden. Wir wollen anhand der Blutuntersuchung sehen, ob ich doch noch Hormone übrig habe (was ein Grund dafür sein kann, dass ich keinen Unterschied spüre) und ob sich meine Thymusdrüse aktiviert hat. Es stellt sich heraus, dass das gar nicht so einfach festzustellen ist, denn die Thymusdrüse ist relativ wenig erforscht, weil man davon ausgeht, dass sie sowieso nichts mehr macht. Wir werden also die Lymphozyten untersuchen.

»Ach, du hast ja Schuhe an.«
»Gerade habe ich mir gedacht, irgendwas ist anders. Du hast Schuhe an?«
»Wieso trägst du wieder Schuhe?«

Frau Pflichtbewusst zuckt jedes Mal zusammen, wenn mich jemand auf meine Schuhe anspricht. Ich ignoriere sie, und doch besteht sie darauf, dass wir erklären, warum:»Ich trage sie, um meine kleinen Wunden zu schützen.«
Manchmal erkläre ich es und manchmal nicht. Frau Pflichtbewusst wird sich daran gewöhnen müssen, dass ich wieder meinem Fluss folge.

Veränderungen beim Immunsystem

Eine Woche später sind die Laborergebnisse da, und ich telefoniere mit Dr. Martin Gschwender.
»Also, deine Hormone haben sich labormäßig ziemlich verabschiedet. Da ist nicht mehr viel nachweisbar. Aber dir geht's gut, dann lassen wir das mal dabei.«
Ich stimme ihm zu, aber frage mich laut: »Warum habe ich keinen Unterschied gespürt? Sonst kriege ich jede noch so kleine Hormonschwankung mit. Wie kann das sein?«
»Das ist nicht ganz zu klären. Jeder Mensch reagiert auch anders. Und du machst ja auch viele Dinge, die macht eben

nicht jeder. Allein jetzt mit deinem Barfußgehen. Für mich ist das auch superspannend. Auch wegen deiner Thymusdrüse.«
Auf das Ergebnis bin ich nun wirklich sehr gespannt.

»Wie ich dir schon bei der Blutabnahme gesagt habe, gibt es für die Funktion der Thymusdrüse keine direkt spezifische Untersuchung. Beim Blutdruck zum Beispiel messe ich den, dann habe ich einen Wert, und dann weiß ich, der Blutdruck stimmt oder nicht. So etwas gibt es für die Thymusdrüse nicht. Wie du weißt, ist die Thymusdrüse eigentlich beim Erwachsenen ein verkümmertes und vergessenes Organ. Die Thymusdrüse ist aber entscheidend – so wird zumindest diskutiert – in der Prägung der weißen Blutkörperchen, sprich der Lymphozyten. Die Thymusdrüse sagt denen, was die machen sollen. Das ist einer der wenigen Werte, wo man so ein bisschen einen Einblick kriegt, wo die Thymusdrüse eine Rolle spielt.«

»Also Lymphozyten gehören zu den weißen Blutkörperchen und umfassen die Killerzellen und die B- und T-Zellen, oder?«

»Ja. Also schauen wir uns die Lymphozyten an, und die sind bei dir höher als normal, nämlich bei einundfünfzig Prozent. Also Lymphozyten steigen an, wenn das Immunsystem gefordert wird. Zum Beispiel bei Infekten.«

»Das klingt ja gar nicht gut.«

»In deinem Fall schon. Deine natürlichen Killerzellen sind wenig ausgeprägt, weil du sie momentan auch gar nicht brauchst. Die steigen normalerweise bei einer Infektion oder bei einer Tumorerkrankung ebenfalls an.«

»Das klingt schon besser.«

»Ich muss da ein bisschen ausholen. Es gibt im Blutbild Leukozyten, also weiße Blutkörperchen. Das musst du dir als Begriff vorstellen wie ›Europäer‹. Und jetzt schauen wir uns an, woraus diese Europäer denn bestehen. Unter diesen Europäern gibt es eben die Franzosen, die Deutschen, die Liechtensteiner et cetera. Also, die Lymphozyten sind ein Teilbereich der Leukozyten. Wie Liechtenstein für Europa. Wie sieht denn die Volksgruppe der Liechtensteiner aka Lymphozyten eigentlich aus? Von diesen Leukozyten sind deine Lymphozyten jetzt am ausgeprägtesten mit einundfünfzig Prozent.«

»Sind die Lymphozyten denn seit letztem Jahr gestiegen?«

Ich höre ihn übers Telefon an seiner Computertastatur nach meinen alten Blutwerten suchen. »Ja. Ich habe Blutwerte von dir vom März letzten Jahres vor deinem Barfußgehen. Da warst du auf neunzehn Prozent. Nach fünf Monaten Barfußgehen warst du im November schon bei 39,9 Prozent Lymphozyten, und jetzt nach fast einem Jahr bist du bei einundfünfzig Prozent.«

»Das ist ja erstaunlich.«

»Ja. Damals im März letzten Jahres, also vor deinem Barfußgehen, waren es neunzehn Prozent Lymphozyten, zweiundsiebzig Prozent Neutrophile.«

»Also die Neutrophile wurden reduziert. Ist das gut? Ist das schlecht?«

»Das kann man so direkt nicht beantworten, da wir über prozentuale Verteilungen sprechen. Wenn wir von hundert Prozent als Gesamtpool ausgehen und die Lymphozyten sich prozentual vermehren, so muss eine andere Subpopulation prozentual gesehen weniger werden – hier die Neutrophilen. Es hat auf jeden Fall eine Verschiebung Richtung Lymphozyten gegeben. Grundsätzlich gibt es zwei Hauptklassen von Lymphozyten. Die B-Lymphozyten (B-Zellen) reifen im lymphatischen Gewebe der Schleimhäute und in den Lymphknoten heran und produzieren spezifische Antikörper gegen fremde Antigene. Und die T-Lymphozyten (T-Zellen) erkennen direkt fremde Zellen und werden in der Thymusdrüse gebildet ...«

»... das heißt, die Thymusdrüse ist wieder aktiver?«

»Ja. Das deutet für mich indirekt darauf hin, dass irgendwo in dem Immunsystem eine Aktivierung der Thymusdrüse erkennbar ist.«

Er schickt mir die Befunde gleichzeitig per E-Mail, und ich schaue bei den Lymphozyten nach. Es gibt da so eine Spalte, in der sich die Normwerte befinden (vierundzwanzig bis vierzig Prozent), und ich bin mit meinen einundfünfzig Prozent weit außerhalb der grafischen Darstellung der Spalte.

»Also, wenn du dir das jetzt als Arzt anschaust, was ist dann das Spannende für dich daran?«

»Dass wir sehen, dass sich in deinem Körper in dieser Ebene tatsächlich Veränderungen in diesem Zeitraum deines Barfußgehens ergeben haben, die darauf hindeuten, dass dein Immunsystem währenddessen seine Aktivität in eine bestimmte Richtung verändert hat. Und zwar in eine Richtung, die auch einen Zusammenhang mit der Thymusdrüse haben kann. Es ist natürlich immer ein bisschen schwierig abzugrenzen, ob du dich zur Zeit der Blutabnahme vielleicht mit einem Erreger auseinandergesetzt hast.«

»Ich glaube nicht. Ich fühle mich gut.«

»Weißt du, es gibt wenige Patienten, bei denen man das so wie bei dir so im Detail beobachten kann. Normalerweise kommen die Leute erst, wenn sie schon manifest krank sind; und dann muss man mit dem Blutbild arbeiten, das eben da ist. Aber bei dir können wir einen Verlauf sehen, und das ist schon extrem selten und für mich als Arzt natürlich sehr interessant. Spannend ist für mich, dass diese Blutbildveränderungen sich so gleichläufig mit den Aussagen von Solano decken.«

Ich bedanke und verabschiede mich. Leider weiß man offensichtlich noch zu wenig über die Thymusdrüse. Ich selbst kann das auch nicht beurteilen. Klar, ich war jetzt die ganze Zeit nicht krank, obwohl ich fast immer barfuß unterwegs war, aber offensichtlich sind meine Abwehrkräfte noch stärker geworden.

Und das ist auf jeden Fall ein gutes Zeichen.

Im Bad lehnt meine Akupunkturmatte schon seit einiger Zeit nur noch an der Wand. Ich sollte sie mal wieder benutzen, denke ich und lege sie vor mein linkes Waschbecken, vor dem ich mir meine Füße wasche. Ich stelle mich drauf und spüre … nichts.

Also, etwas spüre ich natürlich schon, meine Füße sind ja nicht abgestorben, aber nichts Schmerzhaftes. Ich wasche mir einen Fuß im Waschbecken und kann, ohne mit der Wimper zu zucken, auf einem Bein meine sechzig Kilo draufdrücken. Ja, meine Haut ist eindeutig dicker und meine Füße sind eindeutig stärker geworden.

Als Stanko die Akupunkturmatte entdeckt, stellt er sie wieder an die Wand.

»Achtung! Achtung!
Das ist ein Test!«

– Juni –

Eine Freundin ruft mich an und erzählt mir, dass es die Leguanos jetzt in Schön gibt. Und zwar als Schnürschuhe. Ich schaue auf die Website und mag es kaum glauben. Sie sehen wie normale Sportschuhe aus. Ich bestelle mir ein Paar schwarze. Das wäre wirklich herrlich, wenn sie auch so bequem sind wie die Sockenvariante.

Bei Stanko im Garten ist neuerdings ein Reiher morgens auf der Terrasse. Rote Beine, roter Schnabel, so groß wie ein sechsjähriges Kind. Großartig anzusehen. Er schaut von der Terrasse morgens durch die Glasschiebetüren in die Küche hinein, als wolle er fernsehen.

Wir sind sein neues Restaurant. Das heißt, nebenan bei der Forellenzucht holt er sich sein Essen, und bei uns geht er zur Toilette. So toll er anzuschauen ist, diesen Aspekt finden wir nicht sehr angenehm. Unser Nachbar übrigens auch nicht.

Ich bin mit Wasser und hartem Besen dabei, die weißen Flecken wieder wegzumachen, und trage dazu meine Gartenschuhe, die ich früher benutzt habe. Ich muss einige Male hin und her gehen und erspüre ein Gefühl, das ich schon seit einem Jahr nicht mehr hatte: Meine Haut reibt schmerzhaft an Schuhen. Dies ist eine Erinnerung an die Hunderte von Blasen, die sich im Laufe meines Lebens an dieser empfindlichen Haut oberhalb meiner Fußsohlen entwickelt haben. Nur vier Minuten in Schuhen, und schon ist meine Haut unglücklich.

Kurz danach ist die Terrasse sauber, und ich bin wieder barfuß. Als wir die Gartenstühle auf die Terrasse stellen, ist auch die Landebahn des Reihers nicht mehr verfügbar. Er schaut uns missbilligend vom nächsten Dach aus zu.

Frau Pflichtbewusst und die Herbergsmutter sind erstaunlich still. Sie wissen, es ist jetzt Zeit. Zeit, um Abschied zu nehmen. Ich habe mit meinem Barfußgehen Normen durchbrochen. Ob das gesellschaftliche Veränderungen gibt, mag sehr bezweifelt werden, aber es gibt auf jeden Fall persönliche. Durch mein Barfußgehen wurden mir meine Obrigkeitshörigkeit und die übertriebenen Aspekte meines Pflichtbewusstseins noch klarer. Ich denke über ein passendes Abschiedsritual meiner alten Strategien und Angewohnheiten nach.

Ich habe einige Rituale, die ich gelegentlich durchführe. Bei einem davon schreibt man auf einen Zettel das auf, was man loswerden möchte, und verbrennt ihn an einem offenen Feuer. Der Juni zeigt sich strahlend, und wir erwarten einen milden Abend. Zusätzlich ist heute auch noch Vollmond. Später in Stankos Garten um ein offenes Feuer zu sitzen scheint mir eine gute Idee. In der indianischen Kultur macht der Rauch das Gebet sichtbar. Wenn man etwas in einem Abschiedsritual verbrennt, dann verändert sich das, was man loswerden möchte, durch das Feuer und wird mit dem Rauch erlöst. Es steigt nach oben.

Abends fängt es völlig überraschend zu gewittern an. Ich stehe unter der geschützten Terrasse und schaue mir den Sturm an. Blitz. Donner und jede Menge Regen.

Regen ist Wasser. Ich lächle und spüre in mir eine Gewissheit: Ich brauche keine Feuerzeremonie. Ich brauche eine Wasserzeremonie. In meiner Abendmeditation kommt mir der Gedanke, dass ich am nächsten Tag die Kraft des abnehmenden Mondes nutzen und mich barfuß in den kleinen Bach stellen soll. Alte Angewohnheiten sollen aus mir herausfließen. Der abnehmende Mond wird das Loslassen unterstützen.

Am nächsten Morgen schreibe ich bei herrlichem Sonnenschein im Garten und hole mir so auf natürlichem Weg die Sonneneinstrahlung, um die Vitamin-D-Produktion anzuregen. Als ich Hunger bekomme und ins Haus gehen will, bleibe ich ruckartig stehen. Ich spüre, nun ist der richtige Zeitpunkt für das Ritual.

Ab jetzt übernimmt meine Intuition. Das bedeutet, dass ich das tue, was mir gerade als Bild oder Gedanke geschickt wird. Wie ich damals Gurkenscheiben auf mein Knie legte, so bin ich auch jetzt ganz offen für das, was aus der Tiefe meines Seins angeboten wird. Dies ist eine Erfahrung, der ich vertraue. Über Jahre habe ich immer wieder erleben dürfen, dass das Ergebnis mich weiterbringt. Dazu muss mein Verstand in die zweite Reihe hinter meine Seele. Denn für ihn ist das, was ich jetzt tue, völlig absurd.

Ich habe mir über meinen Bikini eine lange Bluse gezogen und setze mich ins Gras. Ich schließe die Augen und spüre mich in meinen Körper ein. Kaum in der Stille, merke ich, dass mein Bikini-Oberteil – hinter dem Hals gebunden – stört. Ich löse die Schleife und fühle mich leichter. Alles Zerrende will losgelassen werden.

Ein weiteres inneres Bild formt sich. Ich erahne einen Halbkreis von Wesen, die mich begrüßen. Viel erkenne ich dabei nie. Ich weiß aber, dass diese Wesen mich wohlgesinnt begleiten. Sie sind meine Meister (weder männlich noch weiblich) und meine Engel, die mich in diesem Leben bei meinem Wachstum unterstützen. Dieses Bild kommt meistens nur dann in meinen Meditationen hoch, wenn ich etwas Entscheidendes verändere. Was allerdings immer passiert, ist das Erwachen einer inneren Freude und zutiefst erspürter Dankbarkeit. Die Begrüßung ist stets die gleiche: Wir verbeugen uns voreinander.

Dann wendet sich das Bild, und das, was jetzt geschieht, erfahre ich parallel als Erlebende wie als Beobachterin. Ich bitte Frau Obrigkeitshörig, sich zu zeigen. In dem Moment taucht links neben mir ein verschüchtertes kleines Mädchen auf. Das ist Frau Obrigkeitshörig? Sie, die ich als Erwachsene erlebe, ist ein angestrengtes Kind. Ich erkenne mich als Sechsjährige in ihr. Ich umarme mein früheres Selbst, tröste es und sage ihm, dass seine Aufgabe jetzt erledigt ist. Ich spüre seine Erleichterung, und es lässt mich wissen, wie mühsam diese Aufgabe immer war. Ich zeige ihm mein Verständnis und meine Anerkennung für seine Arbeit, und ich verspreche ihm, dass es wieder Kind sein darf und sich bald im Bach vergnügen kann. Es freut sich drauf und jauchzt.

Neben mir rechts erscheint jetzt eine alte Frau, die stark gebückt mir gerade mal bis zu den Hüften reicht. Sie hat rund um ihren Kopf unendlich viele Augen, die in alle Richtungen blicken. Sie fühlt sich ebenfalls angestrengt an. Ich erspüre die Müdigkeit, die sie als Herbergsmutter über all die Jahre angesammelt hat. Ich bedanke mich auch bei ihr und schlage ihr vor, die vielen zusätzlichen Augen zu schließen. Sie ist beruhigt. Auch sie freut sich, wenn sie später im Wasser das natürliche Fließen erleben darf.

Vor mir erscheint mein Ego und präsentiert sich als dreijähriger, lauter Fratz. Ich tätschele ihm über den Kopf und küsse ihn. Er will auf keinen Fall ins Wasser. Ich bin amüsiert über die Ähnlichkeit mit einem kleinen Trotzkopf. Er bekommt von mir

eine Rassel zum Spielen und ist damit beschäftigt. Ich bin überrascht, dass er hier aufgetaucht ist. Ich weiß, dass ich damit
noch nicht abgeschlossen habe. Ein Ego, eine Persönlichkeit, zu
haben ist für menschliche Wesen zu einem gewissen Grad notwendig. Es kommt allerdings auf die Größe an. Und meines
versuche ich schon seit einer Weile herunterzufahren.

Ich spüre, dass noch eine vierte Persönlichkeit fehlt, frage, ob
noch jemand von meinen inneren Aspekten etwas loswerden
möchte, und sehe zu meiner großen Überraschung Frau Schönermachen, die ihren Werkzeugkasten anschleppt. Sie möchte
den gern loswerden. Ob man ihn vielleicht mit ins Wasser nehmen könne. Sie möchte jetzt mit Leichtigkeit verschönern und
nicht mehr mit Anstrengung. Ich nicke ihr zu, und sie tanzt vor
Freude.

Ich öffne meine Augen und gehe die paar Schritte zu dem
kleinen Bach. Der Weg dorthin ist fast zugewachsen, und statt
über kleine Steine gehe ich jetzt über eine sehr viel weichere
Pflanzenbewachsung. Dann stehe ich bis zu den Knöcheln im
Bach und spüre an meinem linken Bein das kleine Mädchen
Obrigkeitshörig. So viele Jahre hat es sich damit beschäftigt, so
ein kleines Wesen! Ich bin gerührt von ihm und seinem Bemü-
hen. Mir kommen die Tränen. Aus der Tiefe meines Herzens
bedanke ich mich für seine Mühe über all die Jahre und küsse
es noch mal auf die Stirn.

Ich betrachte die Blätter und Büsche um das Bachbett und
bitte, einige davon benützen zu dürfen, um dieses Ritual zu
beginnen. Ich erspüre ein »Ja« in mir. Dann nehme ich mir ein
Blatt, das an einem Busch hängt und wie ein kleines Boot aussieht. Das wird mein Sinnbild für die sechsjährige Obrigkeitshörigkeit. Als ich es in der Hand halte, spüre ich, dass ich dreimal auf dieses Blatt blasen soll, um die Obrigkeitshörigkeit aus
mir zu lösen. Nachdem ich das getan habe, lege ich das Blatt aufs

Wasser, und mit großer Dankbarkeit lasse ich es ins Wasser gleiten. Die kleine Sechsjährige darf jetzt spielen und kann endlich die Angst vor den übermächtigen Autoritären loslassen. Ich sehe das Blatt auf dem Wasser hüpfen und höre ein Lachen in mir. Nach ein paar Metern verfängt es sich in einem Pflanzenfeld in der Mitte des Bachs. Es dreht sich im Kreis. Es scheint Spaß dabei zu haben. Nach einer Weile gehe ich hin und mache Platz, damit es weiterfließen kann. Kurz danach ist es um eine Biegung verschwunden.

Ich schaue mich in der Bepflanzung um, um etwas Geeignetes für die alte gebeugte Herbergsmutter zu finden. Mir fällt ein langer dünner Halm auf, der viele kleine abstehende Verästelungen hat. Diese erinnern mich an die vielen Augen und Antennen der Herbergsmutter. Wir haben gestern beim Unkrautjäten zwischen den Stachelbeeren eine Unmenge davon entfernt, und sie haben sich leicht und einfach aus dem Untergrund gelöst. Als ich ihn ebenfalls herausziehen will, spüre ich einen Widerstand. Ich ziehe mit mehr Kraft und hole mir einen blutenden Kratzer am Zeigefinger. Wie passend! Wie oft habe ich mich verletzt – und bestimmt die anderen auch –, weil ich mich zu viel um Dinge kümmere, die mich eigentlich nichts angehen.

Ich nehme die meisten der Verästelungen vom Halm weg und lege sie aufs Wasser. Auch sie können jetzt von mir wegfließen. Der biegsame Stängel bleibt übrig, und ein paar Antennen habe ich noch mit Absicht behalten. Ich will nicht alles von meiner Aufmerksamkeit verlieren; nur den Aspekt, der übertrieben und ungesund ist. Ich erinnere mich daran, dass wir beim Fastenwandern an diesem Halm herumgekaut haben. Die vielen Verästelungen, die dem Stamm immer wieder Kraft entzogen haben, sind nun weg. Was übrig bleibt, ist die jetzt gebündelte Kraft im Stängel, und ich empfange das Bild, am Stängel zu kauen.

Das ist spätestens der Moment, in dem mein Verstand früher eingesprungen wäre, um mir zu erklären, dass ich auf nun verrückt geworden bin und dies jetzt wirklich völliger Schwachsinn ist. Doch mein Verstand hat in über zwanzig Jahren Ritualen einiges gelernt: nämlich, sich da rauszuhalten. Er konnte sich von den Ergebnissen meiner Rituale schon viele Male überzeugen. Und offensichtlich bin ich sehr wohl in der Lage, ein funktionierendes und gesellschaftlich akzeptiertes Leben zu führen.

Übrigens gelingen solche Rituale am besten, wenn man die Informationen der Intuition auch erwartet und nicht dauernd daran zweifelt (»Hm, ich weiß nicht, ob ich da etwas kriegen würde«, »Andere Leute erleben so was, aber bei mir klappt das nie«, »Ich habe dazu keine Begabung«). Wenn ich ins Wasser gehe und mir einrede: »Ich werde niemals lernen zu schwimmen!«, dann wird das auch nichts. Ein »Schauen wir mal, was kommt, und dann probieren wir das einfach mal aus« bringt die Intuition zum Fließen. Ich erwarte, dass ich keinen Durst mehr haben werde, wenn ich etwas trinke – und so erwarte ich auch, dass Visionen und Informationen zu mir kommen, wenn ich ein Ritual beginne.

Ich spüre, dass ich zum Loslassen meine Hände in den eiskalten Bach legen soll. Ich lasse die Herbergsmutter aus mir hinausfließen. Bei ihr wird's nicht emotional. Es ist eher ein Gefühl des Aufräumens und Ausatmens. Ich stehe wieder auf und frage mich, was es als Symbol für den Werkzeugkoffer von Frau Schönermachen braucht. Ein Bild von einem Stein zeigt sich. Ich suche mir einen passenden aus, bedanke mich auch bei ihm und werfe ihn weiter weg ins Bachbett.

Am Ende des Rituals singe ich im Wasser. Ich hebe meine Hände nach oben und strecke mich. Ich erspüre neue Kraft und Leichtigkeit. Dann falte ich meine Hände, lege meine Stirn an und bedanke mich bei aller erlebten Unterstützung.

Ein Ritual fördert den Abschluss eines Lernprozesses. Natürlich gibt es auch Rituale für einen Neubeginn, aber selbst da ist das, was vorher war, abgeschlossen. Frau Pflichtbewusst hat sich in diesem Ritual nicht gemeldet, denn mein Lernen daraus ist noch nicht beendet. Mir ist klar, dass der Raum, den sie weiterhin einnimmt, enorm schrumpfen wird, wenn ich mich mehr für die Freude statt für die Pflicht entscheide. Noch ist sie eine gute Lehrerin, denn sie wird immer dann auftauchen, wenn ich es mit der Pflicht übertreibe.

Und dazu brauche ich sie noch.

Dem Nabel folgen

Ich habe einen weiteren Termin mit Carsten Stark, um meinen Ballengang zu korrigieren. Die Aufgabe der letzten Wochen war, meine Zehen bei jedem Schritt mehr einzusetzen und sie entspannt auf dem Untergrund zu platzieren. Das hat ganz gut geklappt.

Er lässt mich in seiner Praxis mehrmals auf und ab gehen und beobachtet mich dabei. Mal schaut er auf meine Füße, dann auf meine Beine, meinen Rumpf oder meinen Kopf. Zwischendurch nickt er – mehr zu sich selbst als zu mir –, und ich erkenne, dass er meinen jetzigen Zustand analysiert. Er hat genug gesehen und hält mich an.

»Ich zeige Ihnen jetzt zwei Übungen, die Sie bitte bis zu unserem nächsten Termin in zwei Wochen sehr oft üben. Dazu stellen Sie Ihre Beine in Hüftbreite auf.«

Wir stehen uns gegenüber. »Jetzt stellen Sie sich vor, Sie würden Ihrem Nabel folgen, der zuerst nach vorn geht. Als hätten Sie einen Gürtel um und jemand würde Sie daran ziehen. Sie gehen noch keinen Schritt. Das ist erst die Vorbereitung.«

Ich konzentriere mich auf meinen Nabel. Strecke ihn nach vorn und lasse meine Schultern und meinen Oberkörper leicht hinter mir.

»Wenn Sie den Impuls bekommen, einen Schritt zu gehen, dann warten Sie noch. Erst wenn es nicht mehr geht, Sie also das Gefühl haben: ›Jetzt falle ich gleich‹, erst dann setzen Sie den ersten Schritt, und zwar nur einen! Und dann bitte den Fuß wieder zurück zur Ausgangsstellung, also nicht einfach weitergehen. Das geht hier jetzt wirklich Schritt für Schritt.«

Ich bitte ihn, mir das mehrmals vorzumachen. Ich bin ein visueller Mensch. Ich beobachte ihn, und mir fällt auf, dass sein Oberkörper sehr viel gerader ist als meiner. In meiner Ganganalyse wurde das ja auch schon beschrieben, dass ich mit Oberkörper und Kopfstellung zu weit vorne bin, allerdings mit dem Vermerk, dass ich das wahrscheinlich schon immer hatte.

Ich konzentriere mich auf meinen Nabel und gehe den ersten Schritt.

»Das reicht noch nicht. Nabel noch viel mehr raus. Es muss sich eigenartig anfühlen. Wenn es sich normal anfühlt, dann machen Sie was falsch.« Er grinst.

Also: gerade stehen. Kopf zurück. Schultern entspannt. Konzentration auf den Nabel. Mit dem *ganzen* Körper nach vorn …

»Der Oberkörper bleibt da, wo er ist!«, korrigiert er mich. Er schiebt ihn zurück und legt seine Hand auf meinen Nabel. »Da drücken Sie dagegen, wenn Sie gehen.«

Tja, Frauen und Bauch. Als junge Frau habe ich ihn jahrelang eingezogen, die letzten Jahre durfte er ganz entspannt sein, und nun soll ich ihn nach vorn ausstrecken? Gar nicht so einfach. Vielleicht muss ich mir vorstellen, eine stolze, schwangere Frau zu sein?

»Sie haben sich angewöhnt, den Oberkörper nach vorn abzubiegen. Das gewöhnen wir Ihnen mit dieser Übung jetzt wieder ab. Ihr Oberkörper geht weder voraus, noch hängt er nach. Wir brauchen den Oberkörper stabil über der Achse.«

Also noch mal von vorn: gerade stehen. Kopf zurück. Schultern entspannt. Gefühl des Ziehens am nicht vorhandenen Gürtel. Einen Hauch länger warten, bevor ich den ersten Schritt gehe.

Linker Fuß. Konzentrieren. Ein Schritt. Zurück zur Ausgangsstellung.

Rechter Fuß. Konzentrieren. Ein Schritt. Zurück zur Ausgangsstellung.

Linker Fuß. Konzentrieren. Ein Schritt. Zurück zur Ausgangsstellung.

Gut, dass ich nirgendwo hinmuss.

Carsten Stark korrigiert meine Schultern und schiebt mich ins Hohlkreuz: »Wir übertreiben hier ein bisschen. Das macht gar nichts. Sie behalten dann noch achtzig Prozent davon, wenn Sie sich daran gewöhnt haben.«

Mein Schritt hat roboterhafte Züge. Wenn ich es richtig mache und nach dem Schritt in der Position verharre, dann sehe ich meinen Fuß unten nur zur Hälfte. Wenn ich es falsch mache, sehe ich meinen ganzen Fuß oder – im schlimmsten Fall – das ganze Bein! Daran erkenne ich, ob ich über meiner Achse bin oder nicht.

Der Nabel findet den Weg, und der Körper folgt in einem Stück und nicht wie bei mir – der Fuß kommt zuerst, dann das Bein, dann schon der Kopf, danach gleich der Oberkörper, und am Schluss darf dann die Hüfte auch noch nachrutschen.

Die nächsten zehn Minuten verbringen wir mit dieser Übung, bis Carsten Stark zufrieden ist. »Üben Sie das, bis es Ihnen zu den Ohren rauskommt. Erst dann und bitte wirklich erst dann können Sie in einer Woche den zweiten Schritt setzen und müssen nicht wieder in die Ausgangsposition zurück. Aber auch da nach jedem Schritt immer noch warten, Haltung korrigieren, am Gürtel ziehen lassen und dann erst gehen.«

Auf dem Weg nach Stuttgart zu einer Podiumsdiskussion warte ich auf den Zug und übe das auf dem Bahnsteig. Ich sehe aus den Augenwinkeln, wie ich mich im Zugfenster am Nebengleis spiegle. Mit Überraschung stelle ich fest, dass mein Körper immer noch nach vorn abknickt, obwohl ich mich darauf konzentriere, ihn hinten zu lassen. Und ich dachte, ich mache das ganz gut. So kann man sich täuschen. Also mehr Hohlkreuz. Mehr Schultern zurück. Nabel intensiver nach vorn. Oberkörper bewusster nach hinten und dann eben noch … einen Schritt und zurück. Ich bemerke, dass ich beobachtet werde, und schmunzle, als ich mir vorstelle, was die zu Hause erzählen: »Da war so eine arme verwirrte Frau auf dem Münchner Bahnhof. Sie ging immer nur einen Schritt und das Ganze auch noch barfuß.«

Zu Hause gewöhne ich mir an, dieses tägliche Viele-Male-Üben neben einem Spiegel auszuprobieren. Ich kann mich auf meine innere Wahrnehmung nicht verlassen. Ich glaube, ich stehe gerade, aber ich tue es nicht.

Tagsüber massiere ich immer mal wieder liebevoll meine kleine rechte Zehe. Mir fällt auf, wie viel schlanker sie schon geworden ist, und ich erfreue mich daran. Wie von Rita vorgeschlagen, drücke ich jeden Abend alle meine Schwimmhäutchen zwischen den Zehen, bis sie schmerzfrei sind. Auch dort merke ich eine spürbare Leichtigkeit und Veränderung. Manche sind von Anfang an völlig schmerzfrei; manche surren noch etwas angestrengt. Aber auch diese entspannen sich sehr viel schneller.

Ich telefoniere mit Claudia, und nachdem wir das Berufliche besprochen haben, frage ich sie nach dem Barfußgehen.

»Alles gut. Wir hatten ja in Berlin die letzten Tage tolles Wetter, und ich habe gemerkt, dass da die Fußsohlen ganz schön heiß werden können. Auch eine ganz neue Erfahrung.«

»Wie sehen denn deine Fußsohlen aus? Meine sind Body-builder-Fußsohlen geworden.«

Sie lacht. »Ja, man merkt schon, dass da unten was passiert ist. Ich habe allerdings richtig sportliche Waden bekommen. Und ich hatte für eine Weile irgendwas am Ballen, das mich etwas gestört hat, aber das ist jetzt ganz weg. Wie geht es denn deinen Ballenwunden?«

»Verheilen gut. Links ist alles wieder prima. Rechts noch nicht ganz. Ich habe gestern noch mal nachgeschaut und die Stelle etwas aufgekratzt, weil ich immer noch, wenn ich drauf-drücke, etwas spüre. Dafür ist es erstaunlich schmerzfrei, wenn ich an meiner dicken Lederhaut rumkratze. Jetzt habe ich ätherisches Lavendelöl und ein Pflaster drauf. Die Stelle ist immer noch sensibel, und irgendwas habe ich dabei noch nicht verstanden. Bist du eigentlich irgendwo reingetreten in diesem Jahr?«

»Nicht ein einziges Mal, und zwar weder in Scharfes noch in Stinkendes.« Sie lacht. »Damit hatte ich eigentlich am meisten gerechnet. Berlin ist nicht so sauber wie München und …«

Sie erzählt noch, aber ich bin kurzfristig abgelenkt. Claudia ist nirgendwo reingetreten. Ich schon. Warum? Da ich nicht an Zufälle glaube, ist es eine Frage wert. Die Antwort ahne ich: Ich war barfuß zu sehr in der Pflicht. Ich wollte nicht nur selbst barfuß gehen, sondern auch andere inspirieren – und das dann auch noch dokumentieren. »Sag mal, Claudia, wolltest du die Leute eigentlich auch mit deinem Barfußgehen inspirieren?«

Sie denkt kurz nach. »Nein. Ich mache das nur für mich. Klar gab es ab und zu Gespräche, aber sonst …«

Ihre Antwort bestätigt mir, was ich geahnt habe: Claudia geht aus Freude barfuß. Ich zwar auch, aber nicht nur. Ich werde mich von meinem übertriebenen Pflichtbewusstsein verabschieden und es auch nur aus Freude tun. Ich bedanke mich bei den kleinen Scherben, in die ich reingetreten bin, sie haben mir geholfen, das zu begreifen.

Der Splitt ist weg, aber dafür kommt Dr. Martin Daumer mit seinen Running-Pads. Er hat sie jetzt für mich selbst gemacht, denn die Zusammenarbeit mit dem Handwerksbetrieb klappte nicht so wie erhofft. Etwas Neues zu erfinden gelingt in den seltensten Fällen beim ersten Mal. Dazu braucht es einen langen Atem und oftmals viel Geduld. Bei jedem Versuch lernt man etwas dazu und vervollkommnet das Werk. Dr. Daumer ist Physiker mit Lehraufträgen an der Technischen Universität in München und offensichtlich handwerklich geschickt, denn er hat sein Werkzeug mitgebracht: Leder, Färbemittel, Schneidewerkzeug, Zangen.

Wir sitzen bei mir und schauen uns seine Pads an, die er jetzt an meine Füße anpassen will. Er hatte zwei verschiedene Arten von Pads entwickelt. Die Running-Pads mit Namen »Flips« haben mir schon auf seiner Website gefallen: elegantes, sehr weich aussehendes helles Hirschleder für die Ballen und eine schwarze Schlinge für die Ferse. Beim Weiterstöbern entdeckte ich damals auch die zweite Version: Sie heißen »Ashinaka«. Sie sind zwar rustikaler, aber eher das, was ich suche: wirklich nur Schutz für den Ballen. Und den Rohling dazu hat er mir mitgebracht. Er besteht aus extrem widerstandsfähigem Rindsleder, das er in einem Stück vor mir hinlegt. Alles so ausgeschnitten, dass man nichts mehr nähen muss. Die Schlinge für die Ferse drangelassen, falls ich sie behalten will. Nach einigem Hin und Her entscheide ich mich dagegen. Ich probiere die Ashinakas an. Die Ledersohle bedeckt den halben Vorderfuß. Ich brauche so viel Schutz nicht, und er verkleinert die Ledersohle. Ich probiere sie wieder an und glaube, dass es mit noch weniger Sohle geht. Er schneidet noch mal was weg.

Wir versuchen, so wenig Leder wie möglich zu benutzen und ihn möglichst minimal zu gestalten, ohne dass ich den Ballenschutz beim Gehen verliere. Das Endprodukt ist ein robustes Stück Leder für die Zehen und für die Ballen mit einem schmalen Lederriemen, der enger als bei Flipflops den »Schuh« hält. Die beiden dünnen Lederriemenenden werden in zwei gestanzte Löcher an der Seite der Sohle durchgesteckt und stehen einen Zentimeter ab, als wenn sie kleine verhärmte Flügelchen hätten.

Dr. Daumer bemerkt meinen überraschten Blick. »Das hält. Sie werden sehen. Und wenn Sie für eine Weile damit gegangen sind, machen Sie die Enden einfach feucht und klopfen sie in den Schuh wie ein Steak beim Weichmachen. Aber erst dann, wenn sich der Schuh Ihrem Fuß angepasst hat.«

Ich bin gespannt.

Am Schluss frage ich ihn, was er denn bei kleinen Verletzungen macht. Schließlich ist er Marathonläufer und läuft entweder in seinen Pads oder barfuß. Er benutzt ab und zu eine Zugsalbe und rät mir das auch für meine Ballen.

Bevor ich sie abends auftrage, ritze ich mir an der empfindsamen Stelle am Ballen die Haut noch mal ein bisschen auf, damit die Zugsalbe das, was sie rausziehen will, auch aus meiner Haut kriegt.

»Achtung! Achtung! Das ist ein Test! Das ist dir doch klar, oder?«
Ja. Das ist mir klar. Mein rechter Ballen schmerzt immer noch
etwas. Der linke ist wieder glücklich. Laut meiner Erfahrung
gibt es nach einem Lernprozess immer noch eine Prüfung hin-
terher, damit man gleich erkennt, ob man das Verstandene auch
wirklich umsetzt.

Als Beispiel: Angenommen, Sie haben jetzt wirklich kapiert,
dass der Typus Mann »wilder Einzelgänger mit Beziehungs-
problemen« Ihnen nicht guttut, dann wird Ihnen genau so ein
Typ noch mal über den Weg laufen, und zwar in einer besonders attraktiven Version. Das ist dann der Test: Fallen Sie da
ein weiteres Mal drauf rein, oder sagen Sie entschieden: »Nein
danke, dich hatte ich schon mal in Grün, Blau und Rot; das
war's für mich – und tschüs!«?

Ich bin auf dem Weg nach Wiesbaden zum fünfzigsten Geburtstag meiner Freundin Andrea. Das Motto der Party: »Traum-
berufe – was ich als Kind werden wollte«. Ein rauschendes Fest,
und »wild tanzen« steht auf der Einladung. Für mich heißt das
jetzt: wild tanzen in Schuhen. Ich werde auch in Schuhen hin-
fahren, und ich werde auch in Schuhen wieder zurückfahren.
Ich mache Urlaub vom Barfußgehen, und zwar so lange, bis
mein rechter Ballen wieder glücklich ist.

Ich kenne diese Aufgaben. Ich habe keine Lust, gleich noch
mal in was reinzusteigen. Passend zu dieser Aufgabe sind auch
die neuen Schnürschuhe von Leguano gekommen. Sie sehen
wie relativ normale Turnschuhe aus. Klar muss man die vorn
zubinden, und man kann nicht wie in die Socken-Leguanos
einfach reinschlüpfen, aber sie sehen einfach besser aus und
fühlen sich gut an. Die kann ich gleich ausprobieren … beim
Wildtanzen in Wiesbaden.

Da es sehr warm ist, entscheide ich mich doch für Flipflops mit einer weichen Sohle. Die Xero-Schuhe habe ich auch dabei und lache, denn ich bin schon lange nicht mehr mit zwei Paar Schuhen verreist. Ich fahre mit dem Zug nach Wiesbaden und fühle mich wirklich komisch – so mit Schuhen. Im Hotel ziehe ich mich um, was nicht viel Aufwand ist: Ich werde als Sängerin verkleidet zur Party gehen – das wollte ich als junges Mädchen werden – und ziehe mich so an, wie wir das eben als Mädchen vor dem Spiegel geübt haben: Glitzeroberteil von Mama aus dem Schrank (jetzt meinem eigenen), rote Federboa um den Hals und die Haarbürste in der Hand als Mikrofon. Meine Frau Freude ist glücklich darüber, dass ich trotz baldigem Manuskriptabgabetermin für einen Abend zum Feiern nach Wiesbaden gefahren bin.

Die Party ist im Café »Heimathafen«, sehr individuell und sehr gemütlich. Andrea fragte mich nach der stürmischen Begrüßung, warum ich denn Schuhe anhabe. »Du kannst sie hier ruhig ausziehen. Das ist eine Hippieparty.«

Kurz danach treffe ich Susanne, eine Autorenkollegin, die ich sehr mag, und auch sie schaut auf meine Füße. »Ich verfolge das ja auf Facebook mit dem Barfußgehen. Du hast ja heute Schuhe an«, stellt sie verwundert fest.

Frau Pflichtbewusst würde jetzt eigentlich zur Höchstform auffahren (»Siehst du, die Leute denken, dass du gar nicht barfuß gehst, wenn sie dich hier mit Schuhen sehen. Sie glauben, du lügst!«), aber sie knirscht nur leise. Andrea wie Susanne sind keine »Leute«, sondern Frauen, die mich kennen. Die Prüfung hatte ich also bestanden: zuerst mit dem Zug fahren und dann die Fragen aushalten, warum ich Schuhe anhabe.

Der Abend ist fröhlich, gemütlich und herzlich. Alle Gäste sind gut gelaunt, und es ergeben sich nette Gespräche. Viele von uns tanzen zur hervorragenden Livemusik der Band »Jammin'

Cool« aus Mainz, und kurz vor Mitternacht habe ich große Lust, meine Schuhe auszuziehen. Warum nicht? Ich schone meine Füße jetzt schon seit ein paar Tagen, meine Ballen fühlen sich wunderbar an, und die Prüfung hatte ich ja schon bestanden.

Ich suche nach meiner Handtasche, die ich in der Nähe einer Sitzgruppe abgelegt hatte, um dort meine Schuhe einzustecken. Als ich mich bücke, entdecke ich am Boden ein zerbrochenes Weinglas und dessen weit verstreute Glassplitter. Ich lache laut auf. Okay, verstanden. Da gibt es noch einen zweiten Teil der Prüfung. Ich drehe mich weg, sage den Jungs vom Restaurant Bescheid, dass da Glasscherben liegen, und gehe – mit Schuhen natürlich – zurück auf die Tanzfläche.

Später gehe ich mit Schuhen ins Hotel.

Am nächsten Morgen mit Schuhen in den Zug.

Prüfung bestanden.

»Keine Zunahme von irgendwelchen Verschleißerscheinungen«

Ich habe noch einen Abschlusstermin mit Dr. Jordan in der Hessingpark Clinic. Über vier Monate sind seit unserem letzten Treffen vergangen, und ich bin neugierig, ob sich da noch etwas an meinen Füßen verändert hat. Ich trage jetzt seit drei Tagen weiche Flipflops, um meine Füße zu schonen, denn ich habe die Zugsalbe nicht nur nachts, sondern auch tagsüber unter einem Pflaster aufgetragen. Ich spüre ganz deutlich, dass mein Ballen auf dem Weg zur Heilung ist.

Ich werde in Dr. Jordans Untersuchungszimmer geführt, und da ich noch Zeit habe, übe ich auch hier den »ersten Schritt«, den ich von Carsten Stark als Hausaufgabe bekommen habe. Ich kann mich im Fenster spiegeln und sehe, dass mein Oberkörper gerade ist. Na also, geht doch. Man muss nur oft genug üben.

Dr. Jordan kommt zur Tür herein und mit ihm die Assistentin, welche die Untersuchungsergebnisse in den Computer eingibt. Wieder fallen mir seine sehr aufmerksamen Augen auf. Wir begrüßen uns, und er lacht. »In ungewohnter Weise in Badelatschen.« Ich erzähle ihm von meinem rechten Ballen und der Zugsalbe und frage, ob das denn auch okay so ist.

»Die Zugsalbe ist prima. Machen Sie weiter damit.«

»Soll ich dann den Ballen noch mal aufkratzen?«

»Nein. Einfach die Zugsalbe drauf. Das reicht.«

Offensichtlich hatte ich das Zugsalbensystem nicht richtig verstanden. Ich dachte, die Zugsalbe zieht etwas raus, was ja dann offensichtlich irgendwohin muss. Deshalb mein Aufkratzen, um das wieder rauszuholen. Das hat man davon, wenn man Medizin selten braucht. Man weiß nicht, wie sie funktioniert.

Dr. Jordan untersucht meinen Fuß. »Er zeigt überhaupt keine Verschleißerscheinungen, keine Schwellung und keine Schorfbildung, die man hätte vermuten können durch das lange Barfußgehen. Er steht vom Längsgewölbe super aufrecht, und die Verdickung an der Ferse, die wir alle durch die Mehrbelastung haben, ist bei Ihnen weniger geworden. Ich finde es toll.«

Ich bitte ihn, den Step-down-Test, also die Übung mit dem Schemel, noch mal zu wiederholen, weil ich neugierig bin, ob sich in den letzten vier Monaten etwas an meinen Außenrotatoren getan hat.

Ich steige auf den Schemel und tue wieder so, als ob ich runtergehe: wie beim Treppensteigen das eine Knie beugen und den anderen Fuß fast am Fußboden aufkommen lassen. Dann den Fuß wieder hochziehen und das Bein wechseln. Dr. Jordan beobachtet mich aufmerksam und bittet mich, das im Zeitlupentempo zu machen.

Er diktiert seiner Assistentin: »Kontrolle des Step-down-Testes. Keine pathologische Linksgewölbe-Einsinktendenz. Gute Beckenstabilisierung.«

»Gute Beckenstabilisierung?«, frage ich. »Das klang doch letztes Mal noch anders. Ist es besser geworden?«

»Ja, stabiler. Haben Sie die Übungen gemacht, die ich Ihnen vorgeschlagen habe, Sie erinnern sich? Mit dem Fuß nach hinten, drehen und in Widerstand gehen. Wie beim Inlineskaten.«

»Noch nicht. Ich wollte auch sehen, ob es nicht doch nur durch das Barfußgehen besser wird.«

»Es ist besser geworden, aber es geht noch was. Das Barfußgehen hat schon einen Effekt auf den Gang, aber diese speziellen Hüftrotatoren werden beim Geradegehen nicht ausreichend trainiert. Machen Sie das ruhig noch.«

Wir verabschieden uns, und am Schluss sagt er mir noch: »Schreiben Sie, es hat sich wirklich klar herausgestellt, dass es da überhaupt keine Zunahme von irgendwelchen Verschleißerscheinungen gibt oder dass da Gelenke kaputtgehen würden, gar nichts! Sie haben einen gestärkteren, völlig gesunden Fuß durch das Barfußgehen.«

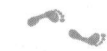

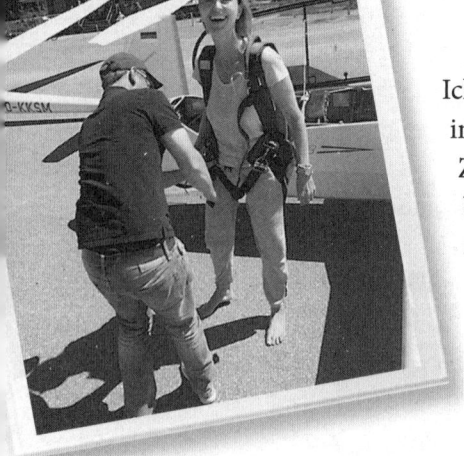

Ich halte Vorträge in der Schweiz und in Hamburg, fliege und fahre mit dem Zug, habe Termine in München, bin bei Stanko auf dem Land, gehe spazieren, einkaufen, mache Yoga, tanze, probiere Segelfliegen aus, fahre mit dem Rad, und beide Fußballen sind glücklich – und ich bin es auch. Mein Gang ist leicht und entspannt, und ich erfreue mich an allem, was ich erspüre. Ich habe zum ersten Mal wirklich das Gefühl, als ob meine Haltung gut und richtig ist. In mir ist eine Leichtigkeit, die ich genieße. Jetzt gehe ich wieder nur für mich barfuß. Ich bekomme kaum mehr mit, ob jemand schaut oder nicht, und wenn, ist es mir keinen Gedanken wert. Das ist das Wunderbare an Erkenntnissen und auch an Ritualen: Das Ergebnis ist erlebbar. Da ist eine Last von mir abgefallen – oder abgeflossen –, die ihren Zweck hatte und die ich jetzt nicht mehr brauche.

Ich habe meinen letzten Termin bei Carsten Stark und bin gespannt, was er sagt. Geübt habe ich wirklich viel. Er ist zufrieden mit mir, und während er mich beim Hin-und-her-Gehen beobachtet, höre ich ihn sogar zwei Mal »Super!« rufen. Beinah wäre ich ihm vor Freude um den Hals gefallen. Damit ich nicht ganz so übermütig werde, gibt er mir ein paar Übungen mit, um die Waden und die Füße noch weiter zu stabilisieren.

Ich gehe glücklich aus seiner Praxis, und zu meiner großen Freude regnet es auch noch.

Wie herrlich!

Ich stehe wieder vor meinem Schuhschrank. Zwanzig Paar Schuhe habe ich im ersten Monat schon weggegeben. Unter anderem meine Bergstiefel. Jetzt wird es Zeit, noch mal durchzuschauen. Etwa achtzig Paar Schuhe habe ich noch. Keines davon habe ich im letzten Jahr getragen.

Ich entschließe mich, die Schuhe auf die Seite zu legen, die ich behalten möchte. Das sind als Erstes meine Xero-Schuhe. Eindeutig. Davon habe ich jetzt zwei Paar: meine schwarzen und meine mit einem lila Band.

Dann die Leguanos – zwei Paar – als Socken und in der gebundenen Variation.

Dann meine Uggs. Die mag ich, und die behalte ich.

Die Fellschuhe Vivobarefoot Variation »Karma« für den Winter.

Meine Birkenstock-Filzhausschuhe, die haben sich als nützlich erwiesen, wenn irgendetwas schmerzt, und ein Paar weiche Flipflops aus dem gleichen Grund.

Die zwei kleinen Ballerinas mit dem faltbaren Säckchen behalte ich auch.

Ich lasse meine Augen über meinen Schuhschrank wandern. Jede Menge High Heels, und da sind noch ein Paar schöne, entzückende, künstlerisch-wertvolle Abendsandaletten drin. Emma Hope. Sie erinnern sich? Bestickt. Irgendjemand wird sich sehr darüber freuen.

Sonst brauche ich nichts. Oder?

Ein Paar elegante Stiefel behalte ich. In Schwarz.

Und für meine Abend- und Cocktailkleider ein Paar neutrale beige Abendschuhe.

Meine Augen bleiben an meinen witzigen lila High Heels aus London hängen. Die behalte ich auch. Die erfreuen mein Herz.

Ja, und sonst?

Soll ich nicht wenigstens ein Paar schwarze High Heels behalten?

Nee, wozu?

Die Entdeckung
eines neuen Sinnesorgans

Das Jahr meines Barfuß-Experiments ist vorbei – vieles hat sich in den letzten zwölf Monaten getan:

- Ich habe ein neues Sinnesorgan entdeckt: meine Füße. Das allein war es schon wert! Schuhe zu tragen ist, wie auf einen der Sinne zu verzichten, das Schmecken, das Hören oder das Riechen. Barfuß gehen ist, als ob man eine tiefdunkle Sonnenbrille absetzt und plötzlich Farben sieht. Ich habe gemerkt, wie warm die Fliesen in U-Bahnhöfen sind, wie kalt so eine eingeschaltete Heizung im Auto erst mal bläst und wie toll sich Regen anfühlt.

- Ich habe meine Wurzeln aktiviert. Meine Füße sind aufgewacht. Ich spüre sie, selbst wenn sie ruhen, als ein angenehmes Summen. Der ganze untere Körperbereich ist mir dadurch bewusster geworden. In meinen Meditationen werden meine Füße jetzt immer mit einbezogen, und mein Fuß-Chakra fühlt sich nicht mehr wie ein Neben-Chakra an. Mein ganzer Körper ist verbundener, und die Sinne an meinen Füßen haben mir viel Freude geschenkt. Nicht nur in der warmen Jahreszeit.

- Ich gehe leichter. Mein Fuß berührt den Boden sanfter. Mein ganzer Bewegungsablauf ist angenehmer. Ich mache nicht mehr so viel Lärm, wenn ich mich bewege, was nicht nur meinen Körper, sondern auf jeden Fall auch meine Nachbarn erfreut, die das Stockwerk unter mir bewohnen. Früher wussten sie immer genau, wann ich wieder von einer Reise zurückkam. Jetzt nicht mehr.

- Zum ersten Mal in meinem Erwachsenenleben habe ich das Gefühl, dass meine Haltung natürlich und richtig ist. Wenn ich gehe, wenn ich stehe, selbst wenn ich sitze, scheint mein Körper sich in einer natürlichen Bewegung wohlzufühlen. Da ich immer wieder und so viele Jahre an meiner Haltung herumgeübt, herumgeprobt und herumgedoktert habe, bin ich jetzt wirklich sehr glücklich darüber.

- Meine ganze Wirbelsäule ist glücklicher, und mein siebter Rückenwirbel – der früher enorm herausstand – ist jetzt da, wo er hingehört. Dadurch bin ich auch sehr viel entspannter bei einigen Yogaübungen wie zum Beispiel dem Schulterstand. Wenn ich stehe, fühle ich mich wohler und aufrechter, und meine Knie sind nicht mehr durchgedrückt.

- Mein Brustkorb ist offener, und meine Schulterblätter sind sehr viel entspannter.

- Mein Becken ist gelöster, und meine Hula-Hoop-Möglichkeiten sind enorm gestiegen. Wer weiß, wozu ich das noch mal brauchen kann?

- Ich habe mich in den Regen verliebt. Klar, ich wusste, dass Regen lebensnotwendig ist, aber Spaß hat er mir nicht gemacht. Ohne Schuhe ist Regen pures Vergnügen, und sauber bleibt man oberdrein. Pfützen machen Spaß, und im Regen zu gehen ist ein sehr sinnliches Erlebnis.

- Ich habe mich am Schnee erfreut. Zugegebenermaßen nicht stundenlang, aber lange genug, um Spaß daran zu haben. Und hundert Meter gehen immer.

- Ich habe keine kalten Füße mehr. Damit hatte ich nun überhaupt nicht gerechnet. Ich, Sabrina, die gelegentlich sogar Socken im Bett trug, deren Männer sich immer mal wieder über eiskalte Füße beschwert haben, die glaubte, dass ohne dicke Filzhausschuhe ein Leben überhaupt nicht möglich sei, und die ihre Fellschuhe auch gern mal im Sommer getragen hat – ich habe durch das viele Barfußgehen gut durchblutete und warme Füße bekommen. Und selbst wenn sie kühler sind, dann empfinde ich das nicht mehr als störend. Außerdem werden sie in Sekundenschnelle wieder warm, einfach nur, wenn ich sie in eine wärmere Umgebung stelle. Der Körper hat rasend schnell gelernt, dass meine Füße stärker durchblutet werden müssen, weil da unten plötzlich mehr passiert. Vorher, als sie doch relativ eingeschlafen in Schuhen steckten, war das ja auch nicht nötig. Das ist schon genial!

- Ich habe Platz und Geld gespart. Nun ja, ein Paar Schuhe habe ich mir zwar auch in diesem Jahr gekauft – die eindeutig viel weniger Platz brauchen –, doch das sind jetzt Investitionen in die Zukunft. Und damit doch etwas völlig anderes, oder etwa nicht?

- Mit den Schuhen habe ich auch meine Socken verloren. Ein Industriezweig wird durch meinen Wegfall als Kundin enorme Einbußen verzeichnen. Schließlich hatte ich nicht umsonst drei Sockenschubladen.

- Ich habe keine Blasen mehr. Wahrscheinlich wird auch die Blasenpflasterindustrie darüber jammern, aber ich bin sehr erleichtert. Ich war immer auf der Suche nach dem idealen Schuh, der nicht drückt und mir nicht wehtut, und jetzt habe ich ihn endlich gefunden: gar keinen.

- Meine Zehen sind beweglicher geworden. Ich kann mit meinen drei mittleren Zehen winken und den großen Zeh wieder nach außen bewegen – nicht viel, aber immerhin – und hebe vieles mit ihnen vom Boden auf,. Eine sehr praktische Angelegenheit ist es auch, dass ich mit den Füßen Türen aufmachen kann. Allerdings (noch) nicht den Schlüssel umdrehen.

- Meine Sehnen – besonders meine Achillessehne – sind stärker und flexibler geworden. Meine Sehnenverkürzungen haben sich nur durch das Barfußgehen aufgelöst.

- Mein Fußgewölbe ist jetzt stärker, stabiler und höher und von meiner damaligen Diagnose als Kind (Plattfuß) überhaupt nichts mehr übrig.

- Ich haue mich nur noch ganz selten an, denn meine Füße wissen jetzt, wo sie sind. Früher war das fast ein monatliches, wenn nicht sogar wöchentliches schmerzhaftes Ereignis.

- Und es ist mir in diesem Jahr niemand auf die Füße gestiegen. Mit Schuhen ist mir das gelegentlich passiert.

- Meine Beine sehen von hinten besser aus. Das habe ich gestern festgestellt. Ich überprüfe meinen Körper nicht regelmäßig im Spiegel, deshalb fiel es mir erst jetzt auf. Nicht übermäßig wichtig, aber doch nett.

- Meine Thymusdrüse wurde und wird auch weiterhin durch das Barfußgehen angeregt. Und dass ich keine Reaktion auf den Wegfall meiner Hormone habe, hat – so vermute ich – auch etwas mit den Füßen zu tun. Was immer das alles langfristig bedeuten mag, ist noch nicht genug erforscht. Weder von mir noch von der Wissenschaft. Aber da ich vorhabe, noch eine Weile zu leben, erfahre ich es ja vielleicht noch. Natürlich hoffe ich auch, dass dieser Zusammenhang zwischen Thymusdrüse und Barfußgehen den einen oder anderen Forscher interessiert und wir dadurch allgemein mehr darüber erfahren.

- Dicke Hornhaut, Fußschweiß, Fußpilz – diese drei wäre ich auf jeden Fall losgeworden, wenn ich sie gehabt hätte. Aber ich finde, es hat auf dieser Liste doch etwas zu suchen. Eben weil ich Leute kenne, die das alles durch das Barfußgehen verloren haben.

- Da es ja völlig unmöglich war, eine Blasenentzündung durch kalte Füße oder durch das Barfußgehen zu bekommen, hatte ich natürlich auch keine.

- Und auch für den großen Zeh und die Auswirkungen eines Hallux valgus ist es nützlich. Wie nützlich, muss jeder für sich selbst herausfinden. Wie Sigrid, die mir auf Facebook schreibt: »Durch Dein Barfußlaufen wurde ich inspiriert. Das Ergebnis: Meine Füße haben wieder Kraft bekommen. Als (ehemaliger) Einlagenträger war die Kraft weg. Die Schmerzen im Großzehengelenk sind fast verschwunden. Ich kann wieder auf Zehenspitzen stehen. Und ich kann wieder völlig normal vom Boden aufstehen. Früher musste ich immer umständlich über das linke Bein aufstehen. Danke!« Wie schön!

- Alle meine Funktionskreise sind – meiner chinesischen Ärztin Dr. Li zufolge –besser geworden, und meine Zunge hat ihr auch gefallen. Halleluja!

- Ich fühle mich freier, wenn ich barfuß gehe. Leichter. Das ist eine enorme Veränderung. Nicht, dass ich mich vorher dauernd unfrei gefühlt hätte, aber mit diesem Barfußgehen entstand eine Beschwingtheit, die ich zuvor in diesem Maße nicht verspürt hatte.

Gehe ich weiterhin barfuß? Ja.

Ziehe ich weiterhin Schuhe an? Ja. Wenn ich sie für nötig befinde, nicht auffallen will oder einfach nur Lust dazu habe.

Eine Bitte hätte ich: Wenn Sie mir begegnen und ich trage Schuhe, glauben Sie nicht gleich, dass ich nicht mehr barfuß gehe. Und wenn Sie mir begegnen und ich bin barfuß, gehen Sie nicht davon aus, dass ich keine Schuhe mehr trage.

Gar nicht so einfach, nicht wahr?

Jemanden so wahrzunehmen, wie er ist.

Mit oder ohne Schuhe.

Dank

Als Erstes danke ich meinen Füßen: *Ihr seid einfach großartig. Was würde ich nur ohne euch machen? Ich habe euch in diesem Jahr noch mehr zu schätzen gelernt. Danke für eure Unterstützung und euer Sein. Danke, dass ich mich durch euch jeden Tag wach fühlen darf.*

Ich bedanke mich bei meiner Familie, bei meinen Freunden, bei meinen Nachbarn und bei den Menschen, die mich gesehen haben und mir mit ihrer Großzügigkeit das Barfußgehen leicht gemacht haben. Herzlichen Dank! Ich weiß das zu schätzen.

Lieber Carsten Stark, ich danke Ihnen von Herzen für Ihr Buch, das nicht nur mich, sondern auch viele andere Menschen inspiriert hat.

Danke an alle, die mir erlaubt haben, ihre Eindrücke hier in diesem Buch wiederzugeben.

Danke auch allen Mitgliedern vom »Hobby? Barfuß!-Forum« und der »Society for Barefoot Living«. Eure Erfahrung war mir eine große Stütze. Danke für eure Zeit und eure Begeisterung.

Herzlichen Dank an alle Straßenreiniger (nicht nur die Münchner). Eine Bitte hätte ich noch: Könntet ihr vielleicht weniger Splitt im Winter ausstreuen? Denkt einfach an uns Barfußgeher und … die Hunde.

Ich bedanke mich bei Karin Stuhldreier, meiner Verlegerin, und ihrem Team Patricia Holland Moritz und Jutta Naumann für ihren Enthusiasmus und ihre Neugier an dem Thema.

Herzlichen Dank an Ralf Lay, meinen Editor, der dieses Mal doch etwas über das Thema gestaunt hat. Danke, dass du wie immer meine Arbeit verbesserst und großartige Ideen mitbringst.

Und ich danke Ihnen für Ihre Zeit und Ihr Interesse.

Anhang

Wie fange ich mit dem Barfußgehen an?

Sie möchten mehr barfuß gehen und jetzt gern wissen, wie Sie damit beginnen können?

Erzählen Sie davon. Sagen Sie Ihrer Familie, Ihren Freunden und Ihren Nachbarn Bescheid: »Ich möchte gern barfuß gehen und bräuchte etwas Unterstützung.« Erzählen Sie, warum Sie es machen möchten. Vielleicht ist es die Neugier. Vielleicht haben Sie konkrete Probleme, und auch die kann man gern benennen. Man muss die Leute mitnehmen, sonst gibt es nur sinnloses Getratsche und Unverständnis. Es ist nicht praktisch, wenn die anderen raten müssen, warum wir etwas tun. Unsere Mitmenschen sind großzügiger, als wir vielleicht glauben. Nehmen Sie Ihr Leben und Ihre Füße »in die Hand« und kümmern Sie sich um beides. Ja, es erfordert mehr Aufmerksamkeit, aber es bringt uns eben auch viel.

Beginnen Sie, zu Hause mehr barfuß zu gehen. Sie können sich so eine Akupunkturmatte besorgen, einige runde Steine vom Baumarkt holen oder – die besondere Variante – rohe Halbedelsteine und in eine flache Wanne legen und dann darauf stehen. Nicht so, dass Sie vor Schmerzen zusammenzucken, sondern so, dass Sie Ihre Füße trainieren. Es gibt auch runde, genoppte Plastikbälle, die Sie sich unter den Schreibtisch oder einfach nur auf den Boden legen können und über die Sie dann Ihre Fußsohlen rollen.

Seien Sie nicht zu ehrgeizig! Besonders wenn Sie unbedingt gleich joggen wollen. Der Körper braucht Zeit, sich umzustellen; und »von jetzt auf gleich« fünf Kilometer auf dem Vorderfuß zu laufen sind auf jeden Fall viereinhalb Kilometer zu viel. Ja es braucht Geduld, aber die haben Sie doch bestimmt, oder? Carsten Stark hat mir von zweien seiner Freunde erzählt, die sich von seiner Warnung nicht haben abhalten lassen und bei denen dann, durch die überraschende Überbelastung, die Achillessehne gerissen ist.

Ganz wichtig: *Gehen* Sie zuerst barfuß, bevor Sie barfuß *laufen*.

Schauen Sie sich Ihre Füße genau an: Kann man sie herzeigen? Und damit meine ich nicht den üblichen Schönheitsstandard, sondern: Sind die Zehennägel geschnitten und sauber? (Ich bin nicht die Einzige, die lange Zehennägel nicht so recht toll findet.) Wenn Sie sich um Ihre Füße nicht besonders gekümmert haben, dann gönnen Sie sich eine gute Pediküre und schauen Sie genau zu, wie die das machen. Lassen Sie sich Tipps zur Pflege geben. Dazu braucht es gute Scheren, Nagelclipper oder Feilen und keine Kettensägen. Sofern man sich der eigenen Füße schämt, macht es keinen Spaß, sie zu zeigen. Wenn Sie ein Mann sind, fragen Sie die Frauen in Ihrer Nähe, ob sie Ihre Füße gepflegt genug finden, sie unbeschuht zu präsentieren. Sie werden Ihnen (hoffentlich) die Wahrheit sagen. Sie werden sehen, je gepflegter sie sind, desto mehr Freude haben nicht nur Sie, sondern auch die anderen. Wenn Sie eingerissene und schmerzhafte Hornhaut haben, dann kann eine medizinische Fußpflegerin oder ein Fußpfleger eine große Unterstützung sein. Das braucht vielleicht etwas Zeit (und Fürsorge), bis die »Styroporferse« wieder gesund aussieht, aber irgendwann einmal muss man ja anfangen. Ein Hallux valgus ist kein Grund, seine Füße nicht zu zeigen.

Apropos zeigen. Gerade fahre ich im Zug in die Schweiz, und ein Mann zwei Reihen vor mir hat sich seine Schuhe ausgezogen, als er mich sah. Dann setzte er sich in meine Reihe (er dachte wohl: ›Die ist entspannt‹) und legte seine nackten Füße auf den gegenüberliegenden Sitz! Das ist weder mit noch ohne Schuhe akzeptabel. Da bin ich spießig. Jedes Mal, wenn ich von meinem Computer hochschaute, sah ich seine Füße. Es gibt eine Barfußetikette: Nur weil wir barfuß sind, heißt das noch lange nicht, dass wir unsere Füße allen Leuten präsentieren sollen. Seien Sie diskret mit Ihren Füßen. Ihre Mitmenschen werden es Ihnen danken. Und ich auch.

Ich bin keine Expertin für Hallux valgus, aber ich weiß, dass es viel Bewegung und vieler Übungen bedarf und laut Rita Fasel auch eines genauen Hinschauens auf die eigenen Lebensumstände. Wie Sie schon selbst gemerkt haben, wird etwas nicht besser, wenn wir es ignorieren. Ein Hallux valgus fällt nicht unter die Kategorie »Ich kann meine Füße nicht herzeigen«. Ein Hallux valgus sieht nicht hässlich aus, sondern schmerzhaft.

Falls Sie nicht freiberuflich oder selbstständig arbeiten und es gern an Ihrem Arbeitsplatz machen möchten, tauchen Sie nicht einfach barfuß auf, sondern warnen Sie die Leute vor. Fragen Sie, was Ihr Chef oder Ihre Chefin und Ihre Kollegen denn davon halten würden, wenn Sie öfter barfuß gingen. Schlagen Sie vor, das auszuprobieren und zu schauen, ob es jemanden stört. Die anderen brauchen vielleicht Zeit, sich daran zu gewöhnen – oder gewöhnen sich nie dran. Vielleicht hat ja jemand Lust mitzumachen? Gerade wenn Sie selbst im Gesundheitsbereich arbeiten, mag es eine perfekte Inspiration für Ihre Klienten und Kunden sein.

Und geht es partout nicht, dann besorgen Sie sich Barfußschuhe, die Ihnen guttun: sehr dünne und flexible Sohle und keinen Absatz. Heutzutage kann man sich Sachen schicken lassen und dann wieder zurückgeben, wenn sie nicht passen. Und Sie machen ja garantiert nicht meine Fehler: sie auf der Straße auszuprobieren.

Fangen Sie mit den schönen Barfußerlebnissen an. Wenn wir uns verlieben, dann zeigen wir uns ja auch von unserer besten Seite, und wenn wir mit unseren Füßen flirten, dann wollen wir sie nicht gleich mit dem Anstrengendsten konfrontieren. Es gibt tolle Barfußwanderwege und herrliche Wiesen und Wälder. Auch der Boden des Münchner Flughafens ist sehr zu empfehlen ...

Lassen Sie Ihre Kinder barfuß gehen. Nein, Sie sind keine schlechten Eltern, wenn Sie das machen. Im Gegenteil! Sie möchten nicht nur Ihre Kinder, sondern auch die Füße Ihrer Kinder aufgeweckt haben. Sie setzen damit einen Grundstein für gesunde, starke und bewegliche Füße. Und ja, sie werden sich vielleicht gelegentlich verletzen; so, wie wir das auch an den Händen tun. Das kann man überleben.

Überprüfen Sie sich, wenn Sie automatisch Sätze wiederholen wie »Zieh dir Schuhe an, es ist zu kalt«, »Wenn du kalte Füße hast, wirst du krank« oder »Wenn ich kalte Füße habe, dann kriege ich sofort eine Blasenentzündung«. »Sich selbst erfüllende Prophezeiungen« nennt man das (der Körper hat Ohren und hört, was wir sagen), und es stimmt keine davon. Immer wieder gab es Untersuchungen, in denen zum Beispiel zwei Personen mit feuchter Bekleidung lange in die Kälte geschickt wurden, um zu sehen, ob sie davon krank werden (wurden sie nicht).

Besorgen Sie sich für Ihre Handtasche feuchte Abwischtücher, eine kleine Pinzette oder Nadel, eine kleine Lupe, Pflaster und ein winziges Fläschchen Desinfektionsmittel (die kleiner als ein Lippenstift sind). Und denken Sie wegen eventueller Probleme an eine gute Zugsalbe.

Üben Sie den Ballengang. Strecken Sie dabei nicht – wie ich es die ersten elf Monate getan habe – den Fuß nach vorn aus. Verbringen Sie etwas Zeit damit, Ihren Gang zu überprüfen.

Melden Sie sich bei einem Barfußforum (oder über Facebook) an und lernen Sie von den Erfahrungen anderer. Suchen Sie sich eine entspannte Gruppe, damit Sie nicht das Gefühl bekommen, Barfußgehen sei eine militante Angelegenheit. Dort kann man auch Fragen stellen, und begeisterte Barfußläufer möchten Sie unterstützen.

Barfußbücher und empfehlenswerte Links

Bücher

Dahlke, Ruediger, und Rita Fasel: *Die Spuren der Seele. Was Hand und Fuß über uns verraten*, Gräfe und Unzer, München 2010

Greb, Peter: GODO. *Mit dem Herzen gehen. Der Gang des neuen Menschen*, Koha, Burgrain 2000

Jung, Martl: *Barfuß über die Alpen*, Bergverlag Rother, Oberhaching, im Erscheinen

Kulin, Katja: *Barfuß zu mehr Gesundheit und Lebensfreude*, Fidibus, Halle/Saale 2012

Kulin, Katja: *Laufen? Aber natürlich!*, Fidibus, Halle/Saale 2013

Kerscher, Lorenz: *Barfuß werden wir beweglich. Anleitungen für Sporterziehung, Therapie, Naturerfahrung und Familienspaß*, Fidibus, Halle/Saale 2014

Luijpers, Wim: *Die Heilkraft des Gehens*, Goldmann, München 2014

McDougall, Christopher: *Born to run. Ein vergessenes Volk und das Geheimnis der besten und glücklichsten Läufer der Welt*, Karl Blessing, München 2010

Reinberg, Burkhard: *Bigfoot, Unten ohne durchs Leben*, RaBaKa Publishing, Neuenkirchen 2011

Soeffker, Eduard und Sigrid: *Barfußwandern. Münchner Berge und Alpenvorland*, Bergverlag Rother, Oberhaching 2012

Stark, Carsten: *Füße gut, alles gut. Ganzheitlich gesund ohne Einlagen, Medikamente und OP*, Südwest, München 2014

Empfehlenswerte Links

Barfuß-Infos:
www.hobby-barfuss.de
www.barfuss.net
www.barfusslaufen.com
www.barfusspark.info

Barfuß-Foren:
www.hobby-barfuss-forum.de
www.hobby-barfuss-renaissance-forum.de
Barefooters.org (Society for Barefoot Living)

Barfußschuhe

Die ich benutze:[1]
- Karma von Vivobarefoot
- Leguanos
- Xero

Die andere benutzen:
- Feelmax
- Feiyue
- FiveFingers von Vibram
- freeToes von Joe Nimble
- Furoshiki von Vibram
- Jika-Tabi
- Lizard
- Skora
- Sole Runner
- Trail Freak von Vivobarefoot
- Trail Glove von Merrell

---

[1] Ich habe keine Werbeverträge und auch sonst keine persönlichen oder geschäftlichen Interessen und Verbindungen mit den hier genannten Firmen.

Über die Autorin

Sabrina Fox beschäftigt sich seit fast fünfundzwanzig Jahren mit ganzheitlichen Themen. Sie ist erfolgreiche Autorin von mittlerweile vierzehn Büchern, beliebte Rednerin und erfahrener Coach. Sie absolvierte Ausbildungen als klinische Hypnosetherapeutin, Mediatorin, Konflikt-Coach und studierte Bildhauerei und Gesang. Von 1984 bis 1994 arbeitete sie als Fernsehmoderatorin für die ARD, das ZDF und Sat.1. Sie ist Mutter einer erwachsenen Tochter, lebte sechzehn Jahre in Kalifornien und ist seit 2005 wieder in München.

www.SabrinaFox.com
www.facebook.com/Sabrina.Fox.Spirit
www.youtube.com/user/sabrinafoxspirit

MIT DEM KÖRPER IM EINKLANG

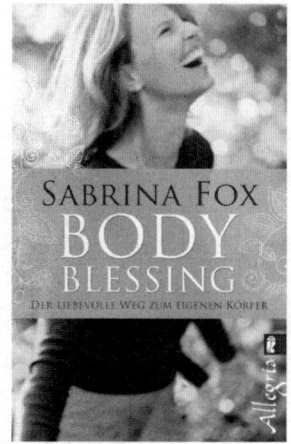

Sabrina Fox
BODYBLESSING
Der liebevolle Weg
zum eigenen Körper

Warum sehe ich so aus, wie ich aussehe? Warum zeigt mein Körper Schwächen? Warum macht er nicht, was ich will?

In der einfühlsamen und humorvollen Art, die sie zu einer Ikone der spirituellen Frauenszene gemacht hat, beschreibt Sabrina Fox, wie sie ihren eigenen Körper zu verstehen und lieben gelernt hat – dabei gibt sie den Leserinnen eine Fülle von Anregungen für den richtigen Umgang mit sich selbst und dem eigenen Körper, denn er ist ein Geschenk. Das Geschenk unserer Seele.

320 Seiten
€ [D] 8,99 / € [A] 9,30 / sFr 10,50
ISBN: 978-3-548-74577-0
Auch als E-Book erhältlich.
www.allegria-verlag.de

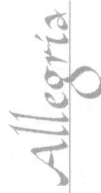

PAM GROUT

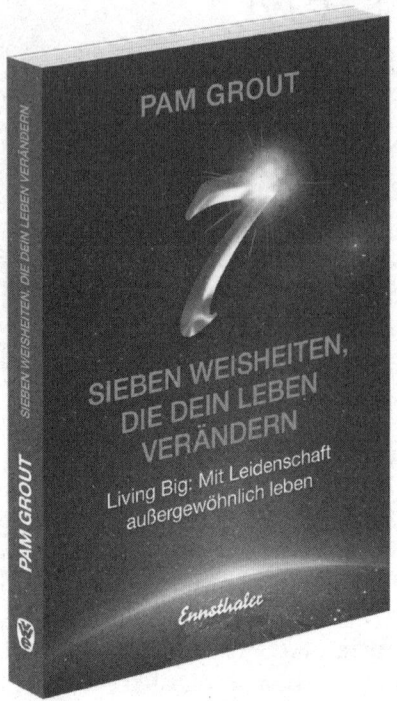

Pam Grout
Sieben Weisheiten, die dein Leben verändern
Living Big: Mit Leidenschaft außergewöhnlich leben

176 Seiten, ISBN 978-3-85068-941-0

Sieben Weisheiten, die dein Leben verändern handelt von gewöhnlichen Leuten, die außergewöhnliche Dinge tun. Von Visionären, Träumern und Menschen, die das Bequeme und Glamouröse durch eine sinnvolle Vision ersetzt haben. Dabei ist es ein Buch nicht nur über heldenhafte Menschen, sondern darüber, was Sie selbst auch könnten, ein Buch über Ihre ungenutzten Möglichkeiten. Wenn Sie Ihre Leidenschaften finden und verfolgen, wird sich Ihr Leben grundlegend verändern.

Pam Grout fordert Sie auf, aus der Reihe zu tanzen und ein großartiges, sinnerfülltes Leben zu beginnen.

ENNSTHALER VERLAG STEYR